CHIRURGIE IN EINZELDARSTELLUNGEN

G. JORNS

ARTERIELLE THERAPIE

ARTERIELLE THERAPIE

VON

PROF. DR. G. JORNS
ARNSTADT

Mit 15 Abbildungen

1950
WALTER DE GRUYTER & CO.
vorm. G. J. Göschen'sche Verlagshandlung, J. Guttentag, Verlagsbuchhandlung,
Georg Reimer, Karl J. Trübner, Veit & Comp.
BERLIN W 35

Archiv-Nr. 51 52 50 / 22 Printed in Germany
Druck : Ernst Hedrich Nachf. (Druckerei A. Seemann), Leipzig C 1 M 308
Genehm.-Nr. 5797/49 — 7765/49
Zahlungsgenehmigung 13/05 V

Vorwort

Als „arterielle Therapie“ bezeichne ich Heilmitteleinspritzungen in Hauptschlagadern des Körpers, mit denen allgemeine oder örtliche therapeutische Ziele verfolgt werden. Als Behandlungsverfahren noch jung, ist die gedankliche Grundlage der Stoffzuführung auf arteriellem Wege schon sehr alt, läßt sich doch die Auffüllung der Schlagadern mit fäulniswidrigen konservierenden Lösungen zur Erhaltung tierischer oder menschlicher Leichen bereits als Vorläufer des Verfahrens ansehen. Nimmt man dazu das ärztliche Bemühen der Gegenwart, soeben Verstorbene durch intraarterielle Blutzuleitung in das Leben zurückzurufen, dann spannt sich der Gedanke, die Lebensadern als Zuführungsweg zum Gewebe zu benutzen, von der Absicht, leblose Körper vor der Zersetzung zu bewahren, bis zu der Möglichkeit einer Wiedererweckung bereits Totgeglaubter.

Die arterielle Heilmittelanwendung namentlich mit dem Ziel, durch Einspritzungen in die zuführende Schlagader örtliche Krankheitszustände therapeutisch unmittelbar zu beeinflussen, hat im Laufe der Jahrzehnte zwar keine allgemeine, aber doch eine solche Verbreitung erfahren, daß eine zusammenfassende Darstellung der mit der arteriellen Therapie gewonnenen Erfahrungen gerechtfertigt erscheint. Für eine monographische Bearbeitung sprechen zwei weitere Gründe. Erstens birgt das Verfahren eine Fülle physiologischer und pathologischer Probleme, die in diesem Rahmen noch kaum Beachtung gefunden haben, und zweitens ist das einschlägige Schrifttum in zahlreichen Einzelarbeiten verstreut.

Die vorgelegte Abhandlung ist allerdings in mehrfacher Hinsicht unvollkommen. Einmal war es mir aus äußeren Gründen nicht möglich, alle Veröffentlichungen, deren Inhalt zum Thema gehört, lückenlos zu erfassen; vor allem war mir das ausländische Schrifttum größtenteils nicht oder nur in Referaten zugänglich. Diese Einschränkung bedeutet jedoch insofern keinen allzugroßen Nachteil, als die Heilmittel, auf die sich die älteren Arbeiten in der Hauptsache beziehen, heute für die therapeutische Verwendung nicht mehr in Betracht kommen oder durch wirksamere Mittel ersetzt sind. Zum anderen sind die mit der arteriellen Therapie verknüpften Fragen noch viel zu sehr im Fluß, als daß bereits eine abschließende Beurteilung möglich wäre. Über Wirkungsweise, Leistungsfähigkeit und Gefahrenquellen bestehen mehr Unklarheiten als gesicherte Erkenntnisse. Überschätzung auf der einen, übergroße Bedenken auf der anderen Seite erschweren die Auswertung der Schrifttumsangaben. Auch scheinen die Anwendungsmöglichkeiten der unmittelbaren Heilmittelzuführung durch Benutzung der arteriellen Strombahn, die vielleicht erst am Anfang ihrer Erfolgsaussichten steht, ohne daß deshalb die von v. EISELSBERG mit Recht zur Forderung an eine ältere Ärztegeneration erhobene

„heilige Scheu vor den Gefäßen" mißachtet werden müßte, noch in keiner Weise ausgeschöpft zu sein.

Infolgedessen konnte es auch gar nicht die Aufgabe der vorgelegten Bearbeitung sein, lediglich eine möglichst vollständige Wiedergabe des bisher Versuchten und Erreichten zu bringen. Die Absicht dieses Buches ging vielmehr von vornherein dahin, nach Vermögen alle mit der arteriellen Therapie zusammenhängenden theoretischen und praktischen Fragen anzuschneiden und, soweit angängig, einer kritischen Betrachtung zu unterziehen. Nur auf diese Weise konnte es gelingen, zu einer einigermaßen objektiven Würdigung zu gelangen und dem vielfach umstrittenen Behandlungsverfahren die Wege da zu ebnen, wo es bereits erfolgreich angewendet wurde, und neue Wege zu weisen, auf denen es Erfolge verspricht.

Die Beschäftigung des Verfassers mit den Problemen der arteriellen Heilmittelanwendung reicht nahezu 25 Jahre zurück; seine Berechtigung zur Abfassung dieser Schrift dürfte deshalb nicht zu bestreiten sein. Den Anstoß gaben die seiner Zeit Aufsehen erregenden Mitteilungen des dänischen Tuberkuloseforschers MOELLGAARD (Chemotherapy of Tuberkulosis, Kopenhagen 1924, Ugt. Nordisk Forlag), der des Glaubens war, in dem als Senocrysin bezeichneten Natriumaurothiosulfat ein im Sinne P. EHRLICHS spezifisches Goldpräparat zur Behandlung der menschlichen Tuberkulose gefunden zu haben. Seine Veröffentlichungen brachten den Verfasser, der damals in Wiesbaden bei G. HERXHEIMER arbeitete, auf den Gedanken, Gelenk- und Knochentuberkulosen durch intraarterielle Einspritzungen eines möglichst bakterizid wirkenden Goldpräparates unmittelbar zu beeinflussen.

Die damals gehegten Erwartungen waren zu hoch gespannt: Nicht nur das MOELLGAARDsche Spezifikum erwies sich als unspezifisches Reizmittel, sondern auch dem um den großen Konferenztisch versammelten Stab wissenschaftlicher Mitarbeiter der Firma Calle & Co. gegenüber vermochte sich der junge Assistent mit seinen Plänen nicht durchzusetzen, als er an Stelle des von der Firma herausgebrachten Triphal die Herstellung eines wirksameren Goldpräparates in Vorschlag brachte. Die Bekanntschaft mit dem intraarteriellen Behandlungsweg war jedoch gemacht und regte zu weiteren Fragestellungen an.

Die Bezeichnung des Behandlungsverfahrens als „Arterielle Therapie" wird wahrscheinlich auf Bedenken, vielleicht sogar auf Ablehnung stoßen, doch dürfte kaum eine ebenso prägnante Bezeichnung zu finden sein, auch wird man sie in Anlehnung an die bereits in das Schrifttum eingegangenen Begriffe der arteriellen und der venösen Anästhesie wohl gelten lassen können. Sie ist wohl auch sprachlich richtiger als die Bezeichnung „Intraarterielle Therapie", die F. BLEICHRÖDER dem Verfahren der intraarteriellen Heilmittelanwendung gab, das er als einer der ersten empfohlen hat. Auch die Namensgebung von DOS SANTOS, der in Anlehnung an die Arteriographie von „Arteriotherapie" spricht, erscheint unzutreffend, da sich die Therapie nicht, oder nur zu einem Teil, auf die arteriellen Gefäße, sondern auf deren Versorgungsgebiet erstreckt.

Arnstadt, im Frühjahr 1950.

G. Jorns

Inhalt

Einleitung

Für Heilmittel, die dem Körper einverleibt werden sollen, stehen grundsätzlich *zwei verschiedene Zuführungswege* zur Verfügung:

1. die Zuführung auf dem Blutwege;
2. die örtliche Anwendungsweise.

Die Blutbahn wird ohne Umweg durch Einspritzungen in Blutgefäße und Blutleiter erreicht. Äußerliche Arzneimittelanwendung sowie Einspritzungen von Heilmittellösungen in die Haut, das Unterhautzellgewebe, die Muskulatur oder andere Gewebe des Körpers wirken sich zunächst am Einspritzungsort aus; nach Resorption der Mittel kommt dann auch eine mittelbare Wirkung von der Blutbahn aus zustande. Das Gleiche gilt für Arzneimittelgaben per os und per anum sowie für die Einbringung von Heilmitteln in vorbestehende Körperhöhlen oder in Wunden. Denn die meisten örtlich angewendeten Stoffe bleiben nicht am Anwendungsort liegen, sondern werden von den Geweben aufgenommen und gelangen durch Aufsaugung in die Blutbahn. Der arterielle Blutstrom bringt sie mit fast allen Gewebsgebieten des Körpers in innige Berührung.

Die arterielle Heilmittelanwendung stellt *eine Sonderform der Stoffzuführung auf dem Blutwege* dar. Die Einspritzung erfolgt unmittelbar in die Hauptschlagader desjenigen peripheren Stromgebietes, in dessen Bereich die therapeutische Wirkung erzielt werden soll. Im Gegensatz zu Arzneimitteleinspritzungen in das Venensystem darf man die intraarterielle Heilmittelverabfolgung deshalb wohl als *gezielte Injektionstherapie* bezeichnen.

Der Unterschied gegenüber der intravenösen Injektion wird besonders deutlich, wenn sich in dem gewählten Stromgebiet ein abgegrenzter örtlicher Krankheitsherd befindet, dessen therapeutische Beeinflussung beabsichtigt ist. Die intravenöse Injektion bedeutet der gezielten arteriellen Zuführungsweise gegenüber geradezu einen Verzicht auf unmittelbare Einwirkung und eine überflüssige Aufsplitterung des therapeutischen Effektes. Dagegen wird das Einwirkungsgebiet durch die Einspritzung des Heilmittels in die zuführende Schlagader ohne Verzug und auf dem geradesten Wege erreicht.

In dieser Beziehung ist der arterielle Weg der örtlichen Einbringung von Arzneimitteln in Körperhöhlen oder Wunden vergleichbar, hat ihr aber voraus, daß die intraarteriell eingespritzten Heilmittellösungen mit dem arteriellen Blutstrom wirklich bis in alle Verzweigungen des Gefäßbaumes einschließlich der Endstrombahn gelangen. Durch die arterielle Zuführungsweise wird ferner der Nachteil der örtlichen Arzneimitteleinbringung in Wunden, der darin liegt, daß sie gegen den Lymphstrom erfolgt, mit Sicherheit vermieden.

Durch die arterielle Heilmittelanwendung wird nicht nur das gesamte regionäre Gefäßnetz erfüllt, sondern, sofern die verwendeten Stoffe die Haargefäßgrenze zu überschreiten vermögen, auch die Gewebsflüssigkeit und das Gewebe selbst erreicht. In erster Linie ermöglicht der *Stoffübertritt in das Gewebe* die therapeutische Beeinflussung krankhafter Vorgänge in arteriellen Stromgebieten. Handelt es sich dabei um eine fortschreitende Gewebsinfektion, so erfolgt die Heilmitteleinwirkung außerdem entgegengesetzt der Ausbreitungsrichtung des Krankheitsgeschehens. In dieser Hinsicht teilt die arterielle Therapie die Vorzüge parenteraler Arzneimittelgaben, hat ihnen gegenüber aber den Vorzug, daß die Beschränkung der Stoffzuführung auf ein begrenztes arterielles Stromgebiet eine entsprechend niedrigere Dosierung zuläßt und trotzdem von nicht geringerer oder gar stärkerer therapeutischer Wirksamkeit ist. Durch die *Ausschaltung des gesamten übrigen Blutkreislaufes* kann bereits mit verhältnismäßig kleinen Heilmittelmengen ein so hoher Blut- und Gewebsspiegel im Versorgungsgebiet einer Stammarterie wie auf keine andere Weise erreicht werden. Dabei läßt sich die wirksame Gesamtmenge des verabfolgten Heilmittels weit unter derjenigen halten, die bei anderen Darreichungsformen, mit Ausnahme vielleicht der rein örtlichen (äußerlichen) Anwendung, zur Erzielung ausreichend starker therapeutischer Wirkungen erforderlich ist.

Schon rein rechnerisch kann man mit einiger Genauigkeit ermitteln, welche Menge eines Medikamentes im Verhältnis zum gesamten Gefäßgebiet des Körpers ausreicht, um bei regionärer arterieller Zuführung die gleiche Heilmittelwirkung zu erzielen. Da die Verdünnung der eingespritzten Lösung durch die Gesamtblutmenge fortfällt, wird man beispielsweise für die Injektion in eine Arteria brachialis nur etwa $^1/_{10}$ der Menge oder der Konzentration der Lösung benötigen, die erforderlich ist, um dieselbe Konzentration des Stoffes im Gesamtblutkreislauf zu erreichen.

In eindrucksvoller Weise hat O. Shaffer den *Unterschied zwischen intravenöser und intraarterieller Stoffzuführung* aufgezeigt. Er wies die rasche und hohe Konzentration, die im Versorgungsgebiet der Schlagadern erzielt wird, mit Hilfe radioaktiven Phosphors nach, während bei intravenöser Zufuhr von $^4/_{10}$ Millicurie P 32 in 10 ccm physiologischer Kochsalzlösung die Konzentration des Stoffes in dem untersuchten Bein den Höchstwert von 70 Stromstößen des Geiger-Müllerschen Zählrohres erst nach 1 Stunde erreichte, war bei intraarterieller Zuführungsweise bereits nach 1 Minute ein Höchstwert von 200 Stromstößen festzustellen. Diese Konzentration sank nur langsam ab und erreichte erst nach 3 Stunden den im übrigen Körper bestehenden Normalspiegel. Aus diesen Feststellungen geht hervor, daß sich intraarteriell zugeführte Stoffe zunächst in sehr hohem Maße allein im Stromgebiet der Schlagader ablagern und sich erst im Verlaufe mehrerer Stunden allmählich gleichmäßig über den gesamten Körper verteilen.

Nach den Beobachtungen O. Shaffers erfährt der zugeführte Stoff mit dem Durchlaufen des Versorgungsgebietes der injizierten Arterie eine derart starke Verdünnung, daß nach seinem Übergang in den allgemeinen Kreislauf kaum noch mit nennenswerten therapeutischen Wirkungen gerechnet werden kann. Diese Tatsache hat auf der anderen Seite den unleugbaren Vorteil, daß ebensowenig wie Heilwirkungen nachteilige Folgeerscheinungen des verwendeten Mittels selbst bei verhältnismäßig hoher Dosierung zu befürchten sind.

Die Beschränkung der arteriellen Therapie auf ein Teilgebiet des Blutkreislaufes, dem nur ein Organsystem oder ein segmentäres Schlagadergebiet zugeordnet ist, birgt noch *weitere Vorteile.* Durch die Umgehung des allgemeinen Körperkreislaufes, insbesondere aber durch die Vermeidung der Passage des Lungenkreislaufes, wird nicht nur die Verdünnung und Verzettelung der zugeführten Heilmittellösung, sondern auch die Umwandlung, Anlagerung oder Auflösung des verwendeten Stoffes im Blut verhindert. Es besteht auch keine Gefahr, daß die zugeführten Arzneimittel in anderen als den gewünschten Geweben abgefangen, abgelagert oder abgebaut werden. Die wichtigsten Abfang- und Speicherungsstätten des Körpers werden bei der Einspritzung in periphere arterielle Strombahnen überhaupt nicht berührt. Vorgänge wie Speicherung, Anlagerung und Entgiftung können infolgedessen nur in dem Abschnitt des Blutkreislaufes stattfinden, in welchem die zugeführten Stoffe mit dem strömenden Blut und mit den Gefäßwänden in engste Berührung kommt.

Daß solche Vorgänge überhaupt auftreten, ist für Wirkungsgrad und Wirkungsweise der verwendeten Heilmittel gleich bedeutsam, aber auch richtunggebend für die Dosierung. So wird man Stoffe, von denen bekannt ist, daß sie im arteriellen Stromgebiet hängenbleiben oder entgiftet werden, zweifellos in erheblich größerer Menge oder in höherer Konzentration, auf jeden Fall aber mit einem Höchstmaß therapeutischer Wirksamkeit intraarteriell einspritzen dürfen, ohne von ihrem späteren Übertritt in den allgemeinen Kreislauf schädigende Allgemeinwirkungen befürchten zu müssen. In der gleichen Ebene liegt die Möglichkeit, unerwünschte Nebenwirkungen vermeiden zu können. Nach Untersuchungen, auf die ich später zurückkomme, können Gifte im Stromgebiet eines arteriellen Gefäßes in so hohem Maße unwirksam gemacht werden, daß sich die gleiche Menge eines Giftes bei intraarterieller Einspritzung als weitaus weniger giftig erweist als bei intravenöser Verabfolgung.

Die arterielle Heilmittelanwendung erlaubt demnach eine *wesentlich höhere Konzentration* der Mittel am Ort der beabsichtigten Wirkung und verspricht daher weitaus bessere therapeutische Erfolge als jede andere Anwendungsweise, wenn wir von der rein örtlichen Verwendung absehen, die nur in begrenztem Umfange bei Wunden oder Körperhöhlen möglich ist.

Den erörterten Vorzügen der arteriellen Therapie steht als ihr bedeutendster *Nachteil* der Zwang zur Wiederholung der Einspritzungen in die gleiche Schlagader gegenüber. Wiederholungseinspritzungen steigern zweifellos die mit diesem Vorgehen verbundenen Gefahren und technischen Schwierigkeiten, lassen sich aber nicht umgehen, da gerade für die arterielle Heilmittelzuführung kaum anzunehmen ist, daß zur Erzielung eines wirklichen Heilerfolges bereits eine einmalige Einspritzung ausreicht. Als Haupteinwand gegen die arterielle Einspritzungsbehandlung wird man deshalb vor allem die wahrscheinlich für einen ausreichenden therapeutischen Erfolg viel zu kurze Verweildauer der Arzneimittel im Stromgebiet der Arterie anzusehen haben. Dieser Umstand ist es, der in erster Linie zu wiederholten Einspritzungen nötigt.

Diese Erwägungen lassen die Frage aufwerfen, inwieweit es durch besondere Vorkehrungen möglich ist, das rasche Abfließen intraarteriell eingespritzter Heilmittellösungen aus dem Gewebe wirksam zu verzögern. Vor allem dürften sich daraus, daß die arterielle Strömung in den peripheren Kreislaufabschnitten für kürzere oder längere Zeit gedrosselt oder ganz abgesperrt und daß der venöse Blutabfluß gestaut oder gänzlich aufgehoben werden kann, die verschiedensten Einwirkungsmöglichkeiten auf die Gewebsdurchblutung und die mit ihr verknüpften Vorgänge der Verweildauer, Ausbreitung und Aufsaugung der arteriell herangeführten Heilmittel ergeben.

Der Klärung bedarf in diesem Zusammenhang auch die Frage nach dem *biologischen Verhalten und dem weiteren Schicksal der in die arterielle Blutbahn eingespritzten Arzneimittel.* Neben der Art der verwendeten Stoffe ist ihre Angriffs- und Wirkungsweise bei arterieller Zuführung von ausschlaggebender Bedeutung. Aus zahlreichen Beobachtungen geht hervor, daß sich je nach Art und Konzentration der gewählten Lösungen und dem Ort der Verabfolgung Wirkungssteigerungen wie Wirkungsabschwächungen ergeben können. Außer der chemischen Zusammensetzung einer Substanz bestimmt ferner die Beschaffenheit des Milieus, in dem sie zur Wirkung gelangt, deren Art und Ausmaß. Das hat unter anderem W. SCHULEMANN am Beispiel der in der Zahnheilkunde gebräuchlichen Lokalanästhetika gezeigt.

Infolgedessen ist der *Auswahl der Heilmittel*, die für die arterielle Therapie herangezogen werden, eine nicht zu unterschätzende Rolle zuzuschreiben. Ferner ist der Funktionszustand der Organe und Gewebe, der sowohl von allgemeinen wie von örtlichen Einflüssen abhängig ist und die Wirksamkeit der zugeführten Medikamente beeinflußt, zu berücksichtigen. Wie bereits angedeutet, bestimmen auch Durchblutungsgrad des Gewebes und Änderungen der Blutverteilung und der Blutdurchströmung eines Organs Art und Ausmaß der Ablagerung oder des Abbaues der in das Gewebe gelangten Stoffe. Selbst die Zellen zeigen den auf sie einwirkenden Substanzen gegenüber häufig ein ganz verschiedenes Verhalten, je nachdem, ob sie unter physiologischen Bedingungen stehen oder „gereizt“ sind. Ihrem jeweiligen Funktionszustand entsprechend werden die Zellen zudem empfindlicher oder unempfindlicher. Unter pathologischen Verhältnissen sind erst recht abweichende Reaktionen zu erwarten.

In erster Linie wird die Stoffauswahl durch die *therapeutische Zielsetzung* bestimmt. Für die arterielle Verwendung kommen vor allem chemotherapeutisch wirksame, der Bekämpfung spezifischer und unspezifischer Infektionen dienende Stoffe sowie gefäßerweiternde und durchblutungsfördernde Mittel, wie sie zur Behandlung peripherer Gefäßleiden benutzt werden, in Frage. Die arterielle Anwendungsweise schließt die gleichzeitige Einspritzung von Arzneimitteln verschiedener Wirkungsweise keineswegs aus; sie kann sich sowohl auf örtliche und allgemeine Einwirkungen wie auf verschiedene Angriffsorte im Bereich ein und desselben Stromgebietes erstrecken. Letzteres trifft beispielsweise dann zu, wenn Stoffe chemotherapeutischer und gefäßbeeinflussender Art gemeinsam verabfolgt werden. Die gleichzeitige Einspritzung mehrerer Stoffe mit örtlicher Auswirkung innerhalb eines arteriellen Bezirkes hat wahrscheinlich auch auf die mannigfachen Sondereinrichtungen des peripheren Gefäßnetzes, die der Regelung der Blutverteilung und der Blutströmung dienen, einen wesentlichen Einfluß.

Die arterielle Therapie, bei inneren Leiden als Methode, bei örtlichen Infektionen als Ergänzung der chirurgischen Behandlung gedacht, läßt sich mit zahlreichen anderen Behandlungsverfahren verbinden, die gegen periphere Durchblutungsstörungen oder herdförmige Krankheitsvorgänge gerichtet sind. Das gilt sowohl für örtliche, insbesondere physikalische Verfahren, wie für operative Eingriffe, z. B. am sympathischen Nervensystem.

Die *Anwendungsbreite* der arteriellen Therapie erstreckt sich praktisch auf den gesamten peripheren Kreislauf, also auf alle Stromgebiete, die jenseits des Herzens als der Zentrale des Blutumlaufes gelegen sind. Es gibt in der Tat nur wenige Ausbreitungsgebiete der arteriellen Blutversorgung des Körpers, die nicht schon mit irgendeinem diagnostischen oder therapeutischen Ziel „eingespritzt" worden sind. Das Hauptanwendungsgebiet wird jedoch ohne Frage immer die Körperperipherie bilden. Hauptsächlich sind die Gliedmaßengefäße der intraarteriellen Arzneimittelzuführung zugänglich. Aber auch die Einbeziehung einzelner Organe und Organsysteme in den Aufgabenbereich der arteriellen Heilbehandlung liegt nicht außerhalb des Bereiches der praktischen Möglichkeiten.

I. Die arterielle Strombahn

Die gedankliche wie die praktische Beschäftigung mit einem Verfahren, welches dem Gewebe Heilmittel unmittelbar mit dem arteriellen Blutstrom zuführen soll, berührt fast den gesamten Fragenkreis der Blutversorgung unter physiologischen und pathologischen Bedingungen. Die Gesetzmäßigkeiten der Blutverteilung und der Blutströmung, die Bedeutung von Anlage, Verästelung und Steuerung des Blutgefäßsystems sowie die Beziehungen der Endstrombahn zu den Zellen und Geweben spielen für die Anzeige und Durchführung dieses Behandlungsverfahrens ebenso eine Rolle wie die Möglichkeiten, die Gewebsdurchblutung und damit den Stoffzutritt zum Gewebe zu steigern oder die Grundlagen vorhandener Kreislaufstörungen zu erkennen und therapeutisch zu beeinflussen. Der Ausrichtung und der Anwendungsweise der arteriellen Therapie gemäß stehen dabei die Durchblutungsverhältnisse der Organe und vor allem der peripheren Körperabschnitte im Vordergrund.

Die *Blutverteilung innerhalb des Gefäßnetzes* stellt einen Anpassungsvorgang an den Blutbedarf der großen arteriellen Stromgebiete dar. Organe und Gewebe erhalten soviel Blut, als der jeweilige Grad ihrer Tätigkeit und ihres Gewebsstoffwechsels erfordert. Die ruhenden Organe werden weniger, die tätigen stärker durchblutet. Die kreisende Blutmenge wird dazu entsprechend oft umgeleitet oder auch erhöht, falls die Einschränkung des einen den Mehrbedarf des anderen Abschnittes nicht ausgleichen kann.

Die *Zuleitung des Blutstromes* zu den Organen, zur Muskulatur und zur Körperbedeckung besorgen die großen und mittleren Schlagadern. Durch Änderung ihres Widerstandes regeln sie die Verteilung der Blutmenge, die das Herz in rhythmischer Arbeit auswirft, auf die verschiedenen Stromgebiete, die zum Teil in funktioneller Wechselwirkung zueinander stehen und auf diese Weise weitere Blutverschiebungen ermöglichen, ohne daß die Größe des Gesamtblutumlaufes oder die Geschwindigkeit der Blutströmung dadurch wesentlich verändert würde. Stets ist ein größerer oder kleinerer Anteil des Gesamtblutes aus dem Kreislauf ausgeschaltet und in erweiterten Gefäßbezirken unter der Haut oder in den Eingeweiden zurückgehalten. Durch Verengerung dieser Bezirke und Verminderung ihres Blutgehaltes kann dem Gesamtkreislauf mehr Blut zugeführt werden, so daß es für den Mehrbedarf an anderen Körperstellen zur Verfügung steht.

Blutverteilung und -verschiebung beruhen also auf einer genauen Anpassung der Weite der verschiedenen Gefäßprovinzen. Verengerungs- und Erweiterungsfähigkeit selbst der kleinsten Gefäße regeln die Durchblutung noch in den fernsten und feinsten Verzweigungen des Gefäßbaumes.

Bereits der anatomische *Wandaufbau der Schlagadern* ist den Aufgaben, die den einzelnen Gefäßabschnitten im Rahmen der Blutversorgung des Körpers zufallen, vorzüglich angepaßt. Der sog. Windkesselfunktion der *Aorta* entspricht ihr Reichtum an elastischem Gewebe, von dem auch die Gefäßwände der großen, sich unmittelbar an die Bauchschlagader anschließenden Arterien durchsetzt sind.

Die *Schlagadern der Gliedmaßen* gehören dagegen schon zu den „muskulösen“ Gefäßen und zeichnen sich durch kräftig entwickelte Muskelfasern in ihrer mittleren Wandschicht aus. Die Ausbildung der Mediamuskulatur in den arteriellen Gliedmaßengefäßen zeigt deren besondere Leistung im Dienst der örtlichen Druckregelung an. Ihrem vorwiegend muskulösem Wandaufbau zufolge üben sie eine muskulöse Funktion aus, die weniger der aktiven Zusammenziehung zur Fortbewegung der Blutsäule im Gefäßrohr, als vielmehr der wechselnden Wandspannung der Gefäße dient. Dadurch werden dem strömenden Blut nicht nur verschieden große, allgemeine Widerstände entgegengesetzt, sondern auch die örtliche Durchblutung je nach Ausmaß der örtlichen Gefäßspannung und in Anpassung an die Bedürfnisse des Gewebes gesteigert oder herabgesetzt.

Von Gefäßweite und Gefäßwiderstand hängt ferner die *Strömungsgeschwindigkeit* des Blutes ab, das auf immer verzweigteren Bahnen und immer langsamer und gleichmäßiger strömend in die Peripherie der arteriellen Strombahn gelangt.

Sind schon die Schlagadern nicht bloß als ein Gerüst starrer Blutleiter anzusehen, so darf die *Endstrombahn*, die den Austauschvorgängen zwischen Blut und Gewebe dient, nicht ohne Berechtigung als das Herz des peripheren Kreislaufes bezeichnet werden. Ihrer Aufgabe wird sie durch eine sinnvolle Gliederung ihrer verschiedenen, funktionell aber zusammengehörenden Abschnitte gerecht.

Morphologisch beginnt die Endstrombahn da, wo die feinsten Verzweigungen der arteriellen Gefäße aufhören, in ihrer Innenauskleidung eine zusammenhängende Muskelschicht aufzuweisen. Von hier an bezeichnet man sie als Arteriolen, die ihnen unmittelbar vorangehenden Gefäßabschnitte als Präarteriolen und beide zusammen als Vorflutgefäße (M. Ratschow).

Das Haargefäßnetz gliedert sich in seinen arteriellen und venösen Schenkel der Kapillare mit dazwischenliegender Kapillarschlinge.

Jedem dieser feinsten Gefäßabschnitte kommen genau abgestufte Fähigkeiten und Aufgaben zu.

Die *Vorflutgefäße* regeln durch Erweiterung und Verengerung die Größe des Blutzuflusses zu der eigentlichen kapillären Austauschfläche. Beim Abebben der herzsystolischen Druckwelle des in die Peripherie des Kreislaufes abströmenden Blutes spielen die Arteriolen die Hauptrolle. Während der systolische Druck von der Aorta bis zu den kleinen peripheren Arterien nur wenig abfällt, wird er durch den Strömungswiderstand in der sich verbreiternden Endstrombahn fast völlig aufgehoben. Die als *Nachflutgefäße* bezeichneten Venolen und Postvenolen üben durch Enger- oder Weiterstellung ihrer lichten Weite gleichfalls einen aktiven Einfluß auf die örtliche Blutfülle und den Abfluß des venösen Blutes aus. In erweitertem Zustand wirken sie als Blutspeicher; ihre Verengerung fördert den Blutrückfluß. Auch der weitere Rücktransport des Blutes zum Herzen geht unter aktiver Mitwirkung der abführenden Gefäße, den mittleren und größeren Venen, vor sich.

Der eigentliche Gas-, Stoff- und Flüssigkeitswechsel erfolgt allein im Niveau der Kapillaren. Die Kapillarschlingen trennt nur ihre aus lockerem, bindegewebigen Maschenwerk bestehende und von Endothelzellen ausgekleidete Wand von der die Zellen umgebenden Gewebsflüssigkeit. Von der Weite oder Enge des Kapillarquerschnittes, der sich ändert, je nachdem sich ruhende Kapillaren öffnen oder blutführende Schlingen leerlaufen und zusammenfallen, hängen Durchblutungsgrad des Gewebes und Ausmaß des Gewebsstoffwechsels ab. Kapillarerweiterung bedeutet stets Steigerung der Stoffwechselvorgänge, Kapillarenge Stoffwechselruhe. An diesem Austausch zwischen Blut und Gewebe sind sowohl Kapillarendothelien wie Gewebszellen aktiv beteiligt.

Der ungeheuer große und dazu noch veränderliche, anpassungsfähige Querschnitt des Gesamtkapillarnetzes wird, wie bereits angedeutet, an keiner einzigen Stelle des Körpers und von keinem Gewebsabschnitt oder Organ zur gleichen Zeit in gleichem Maße beansprucht. Ruhe und Tätigkeit wechseln vielmehr, den Gewebs- und Stoffwechselbedürfnissen entsprechend, ständig miteinander ab. In erster Linie wird der Blutzustrom zu den Haargefäßen — unter Vermittlung der Gefäßnerven — vom Gewebe aus hingelenkt. Im Gewebe und nicht in dem übergeordnetem Kreislaufzentrum entstehen die auslösenden Kräfte für das Gesamtgeschehen.

Überhaupt wird man sich das Kapillargefäßsystem nicht als eine zentral gesteuerte, zusammenhängende Einheit vorstellen dürfen, sondern aufgelöst in eine Unzahl kleinster *Kapillarstromeinheiten* (A. STRECKER). Jede Stromeinheit stellt gewissermaßen einen Geringstkreislauf dar, dem nur eine kleine Anzahl Haargefäßschlingen zwischen einem Arteriolenende und dem Anfang einer kleinsten venösen Abflußbahn zugehört und einen entsprechend begrenzten Gewebsbezirk versorgt. Dadurch werden „Gewebsernährung und Gewebsventilation“ (W. R. HESS) in zugleich ausreichender und doch sparsamer Weise in allen Teilen gewährleistet und die Verbindung der Blutbahn mit dem interzellulären Saftspaltensystem hergestellt, ohne daß das Kapillarnetz seine Selbständigkeit oder seine Zugehörigkeit zum Blutgefäßsystem einbüßt.

In Weiterführung dieser Vorstellungen müßten gebietsweise zusammengefaßte Gruppen kapillarer Stromeinheiten größere, der Anlage und dem Bau von Geweben und Organen angeglichene Einheiten immer höherer Ordnung bilden bis hinauf zu den großen zusammengehörigen Stromgebieten, deren Ausdehnung und Abgrenzung sich aus Verlauf und Stärke der arteriellen Gefäßverzweigungen ergibt. Jede Gewebsregion und jedes Organ besitzt auf diese Weise einen entwicklungsgemäß zugehörigen Abschnitt des Blutgefäßsystems.

Die Grundeinheiten des Haargefäßnetzes stehen durch zahllose Verbindungsgefäße zwischen den kleinsten arteriellen und venösen Gefäßverzweigungen in engster Verbindung miteinander. Somit setzt sich die anscheinend untrennbar zusammenhängende Endstrombahn eigentlich aus *zwei funktionell verschiedenen Anteilen* zusammen, erstens aus der Masse der kleinsten funktionellen Einheiten der Endstrombahn mit der Aufgabe der Blutversorgung des Gewebes und zweitens aus der Vielzahl von Verbindungsbahnen, die der wechselseitigen Regelung des Blutzu- und -abflusses, der örtlichen Blutverteilung und der Durchflußgeschwindigkeit dienen.

H. HAVLICEK hat unstreitig das Verdienst, als einer der ersten die klinische Bedeutung der *arterio-venösen Anastomosen* oder Kurzschlüsse und ihrer Sondereinrichtungen erkannt zu haben.

Den Anatomen waren sie schon lange bekannt: bereits 1872 hat H. HOYER eine Arbeit „Über unmittelbare Verbindungen zwischen Arterien und Venen" veröffentlicht. Kreislaufphysiologisch wurden sie jedoch lange Zeit als völlig bedeutungslos angesehen. Noch 1938 hat sie W. R. HESS „bestenfalls als entwicklungsgeschichtliche Fehlbildungen" bezeichnet. Inzwischen hat die anatomisch-histologische Forschung (S. V. SCHUHMACHER, R. SPANNER, M. CLARA u. a.) soviel feingewebige Unterlagen vorgelegt und eine derart verwirrende Fülle neuer Tatsachen aufgedeckt, daß die Klinik an der Großartigkeit dieses Teiles des peripheren und Organkreislaufes nicht mehr vorbeigehen kann.

Die Verbindungsgefäße sind *vor* dem Kapillarkreislauf zwischen zuführenden Arterien und abführenden Venen eingeschaltet. Sie ermöglichen es dem Blut, von der „arteriellen Hochdruck- in die venöse Niederdruckleitung" abzufließen, ohne die Kapillaren zu durchströmen. Damit der Abfluß, dem bedeutend geringeren Strömungswiderstand in den Kapillarumgehungsbahnen entsprechend, nicht ständig vor sich geht, besitzen die Verbindungsgefäße in ihren wandauskleidenden Zellen, die als Abkömmlinge von Muskelzellen angesehen werden und nach S. V. SCHUHMACHER das Azetylcholin bilden, die Fähigkeit der Quellung und Entquellung, also der Verschlußfähigkeit. Andere Gefäßverbindungen dieser Art weisen muskuläre Sperreinrichtungen auf, die ebenfalls alle Übergänge vom völligen Verschluß bis zur stärksten Erweiterung der Lichtung zulassen. Erst diese Sperren gewährleisten die abgestufte Steuerung des Blutzuflusses zum Kapillargebiet.

Ihre *gefäßphysiologische Bedeutung* wird in der Fähigkeit gesehen, den Strömungswiderstand im Haargefäßnetz, dem sie vorgeschaltet sind, mit Hilfe ihrer Sondereinrichtungen ändern zu können. In der Regel werden die „Kurzschlüsse" völlig geschlossen angetroffen. Das bedeutet, daß das von den Arteriolen her zuströmende Blut zur Gänze durch die Kapillarschlingen fließt. Dadurch tritt eine starke Blutzuführung zum Kapillargebiet sowie eine Strömungsverlangsamung in den Hauptgefäßen selbst ein, ferner sinken Druck und Strömungsgeschwindigkeit des in die postkapillären Venen gelangenden Blutes. Umgekehrt führt die Öffnung der Verbindungswege zwischen Arteriolen und Venolen zur Umgehung des eigentlichen Kapillarkreislaufes, so daß arterielles Blut ohne Druckherabsetzung und Strömungsverlangsamung in die venösen Abflußbahnen gelangt. Ein geregeltes Zusammenspiel zwischen arterio-venösen Anastomosen und Kapillaren ist demnach geeignet, sowohl Leerlauf wie Überfüllung des Kapillarkreislaufes in Anpassung an die Bedürfnisse des Gewebes zu verhüten.

In einfachster Weise veranschaulicht das von H. HAVLICEK gegebene *Schema* (Abb. 1) die Verhältnisse. Es zeigt den Weg des Blutes einmal bei geschlossenen, das andere Mal bei offenen Verbindungsgefäßen.

P. SUNDER-PLASSMANN will arterio-venöse Anastomosen am lebenden Menschen im Zustande maximaler Öffnung *angiographisch* zur Darstellung gebracht haben, und zwar am Oberschenkel eines Kranken mit organischem Verschluß der Arteria poplitea bei Endangiitis obliterans, und glaubt damit Beobachtungen von SPRENGELL bestätigen zu können, nach denen das Kontrastblut bei Arteriographien gar nicht selten durch die Venen des Oberschenkels abfließt, ohne überhaupt erst die Gefäße der Muskulatur zu erreichen; er vermutet, daß es durch einen Reiz bei der Arteriographie zur Öffnung arterio-venöser Nebenschlüsse komme, die das Zustandekommen des Füllungsbildes vereiteln. Dabei kann es sich allerdings nur um größere Verbindungsgefäße handeln.

Wenn diese Schlüsse zutreffen, wird man mit der gleichen Möglichkeit für die arterielle Therapie rechnen müssen und Versager unter anderem auf eine *Umflutung des Kapillargebietes* zurückzuführen haben. Überhaupt wird man örtliche Blutverteilungsstörungen bei der Erreichbarkeit der peripheren Gewebsabschnitte durch intraarterielle Stoffzuführung in Rechnung setzen müssen. Nicht nur große Muskelquerschlüsse, sondern auch die Durchgängigkeit oder Undurchgängigkeit der zahllosen kleinen arteriovenösen Verbindungsbahnen werden dafür maßgebend sein können, ob die in Schlagadern eingespritzten Lösungen mit allen kapillaren Stromeinheiten auch tatsächlich in Berührung kommen.

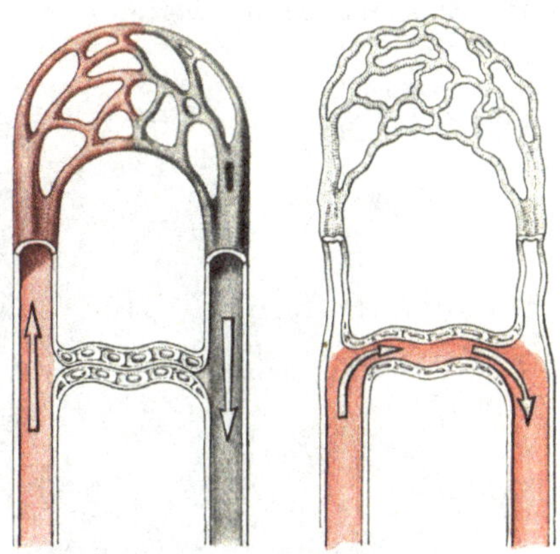

Abb. 1. Schema des Blutkreislaufes in der Endstrombahn, gesteuert durch das Spiel arterio-venöser Kurzschlüsse. Bei *1* Schaltung des Blutstromes bei geschlossenem arterio-venösem Kurzschluß über das Kapillarnetz. — Venenblut dunkel und pulslos. Bei *2* Schaltung des Blutes bei offenem arterio-venösem Kurzschluß, Kapillarnetz im Leerlauf. — Venenblut hell und pulsierend. (Nach HAVLICEK: Congres Française de Chirurgie Paris 1935.)

Außer den arterio-venösen Verbindungsgefäßen und Kurzschlüssen gibt es im peripheren Kreislauf eine Reihe weiterer Sondereinrichtungen, die gleiche oder ähnliche Aufgaben erfüllen. Neben *Sperrarterien* und *Drosselvenen*, die den Zu- und Rückstrom des Blutes regeln und selbst größere Gewebsgebiete in den Kreislauf ein- oder ausschalten können, sind Spiralarterien, Trichtervenen und andere Stromregler bekannt. KOCH und NORDMANN haben unmittelbare kapilläre Gefäßverbindungen zwischen Arterien und Venen beschrieben, die sie als derivatorische Kanäle bezeichnen. Sie stellen vielleicht die eigentlichen Querverbinbungen zwischen den kapillaren Stromeinheiten dar.

Anordnung, Häufigkeit und Vorkommen der anastomosierenden Gefäßabschnitte sind je nach Organsystem und Gewebsgebiet verschieden. Die Unterschiede entsprechen offenbar den Anforderungen, die an jedes einzelne Stromgebiet gestellt werden. Rein anatomisch werden mehr oder weniger gestreckt verlaufende Verbindungsgefäße (Abb. 2) von gewundenen oder aufgeknäuelten Querverbindungen unterschieden. Besonders verwickelt ist der Aufbau der sog. HOYER-GROSSERschen „Glomeruli" (Abb. 3). Beide Formen lassen im einzelnen *drei* verschiedenartige Abschnitte erkennen: Einen arteriellen, einen intermediären und einen venösen.

Der zuführende *arterielle* Schenkel verläßt meist rechtwinklig das Stammgefäß, das nur selten ein Arterienendstück darstellt, sondern fast ausnahmslos in Kapillargefäße übergeht.

Der *intermediäre* Anteil ist in der Regel stark gewunden und aufgeknäuelt; von dem zuführenden arteriellen und dem abführenden venösen Verlaufsteil unterscheidet er sich morphologisch durch zwei Abweichungen: Erstens fehlt die elastische Innenschicht, zweitens ist die Muskelschicht durch Einlagerung von Längsmuskelbündeln verstärkt; in anderen Verbindungsgefäßen finden sich die erwähnten „hydraulischen Zellen" HAVLICEKS.

Die Eigentümlichkeit des *venösen* Abschnittes besteht darin, daß glatte Muskelzellen fast ganz oder überhaupt fehlen und daß die Gefäßlichtung oft ohne Übergang plötzlich sehr weit wird. Außerdem anastomosieren die venösen Anteile häufig auch untereinander, so daß richtige Venenplexus zustande kommen, die das ganze Gefäßgebilde umgeben und einhüllen. Die Plexus dienen wahrscheinlich als Blutspeicher und Ausweichstellen bei größeren örtlichen Blutverschiebungen.

Die *Arbeitsweise* der Querverbindungen und Sperreinrichtungen ist aus Bau und Eigenart ohne weiteres abzulesen; sie beruht, wie erwähnt, auf ihrer Fähigkeit, von äußerster Erweiterung bis zu völligem Verschluß der Lichtung übergehen zu können. Bei den gerade verlaufenden Verbindungswegen wird man einen einfachen Wechsel von Zusammenziehung und Erschlaffung der Längs- und Ringmuskulatur annehmen dürfen; in den Gefäßknäueln wird die Änderung der Weite durch die Quellzellen bewirkt.

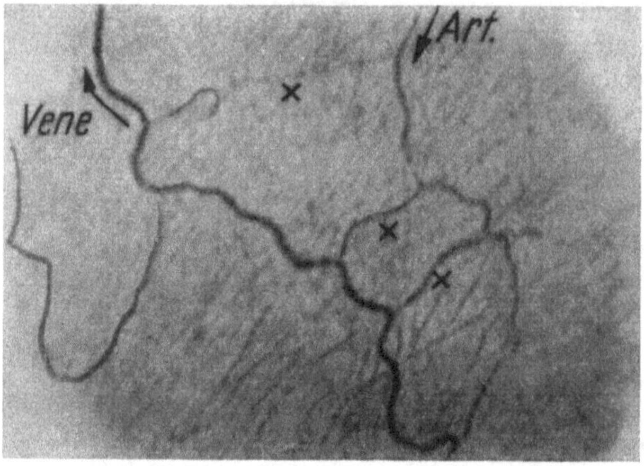

Abb. 2. Leiterartig angeordnete arterio-venöse Anastomosen im Mesenterium des lebenden Kaninchens. [Aus K. KATZ und W. v. STRENGE, Arch. klin. Chir. **191**, 618 (1938)].

Die Kapillarumgehungsbahnen arbeiten wahrscheinlich weitgehend selbständig; jedenfalls sind sie in ihrer Funktion von der Weite oder Enge der zu- und abführenden Gefäße unabhängig. Für ihre funktionelle Selbständigkeit spricht die ihnen eigene reiche Versorgung mit Nervenfasern. Infolge ihrer Anordnung unmittelbar vor der Kapillaraufsplitterung ist zu vermuten, daß sich die Auswirkungen ihrer Tätigkeit gleichzeitig auf die kleinsten arteriellen und venösen Gefäße wie auf das Kapillarnetz erstrecken. Auch sind sie nicht entweder geöffnet oder geschlossen, sondern unterliegen, wie E. R. und J. R. CLARK [Amer. J. Anat. **54** und **55** (1934)] experimentell nachwiesen, einem ständigen Wechsel von Öffnung und Schließung. Erst diese rhythmische Tätigkeit befähigt sie zu ihrer Aufgabe, als *Organ der örtlichen Blutverteilungskräfte* in der Kreislaufperipherie zu dienen.

Ihre große Bedeutung erhellt allein schon aus ihrer *Verbreitung.* Sie kommen im ganzen Körper und in sämtlichen Organen vor. Von ihrer ungeheuren Anzahl kann man sich eine Vorstellung machen, wenn man liest, daß SPANNER für 1 qcm Dünndarmfläche 600 arterio-venöse Anastomosen errechnet, oder wenn man das von dem gleichen Anatomen gezeichnete Schema des Kreislaufes auf der Beugeseite der Hand (Abb. 3) betrachtet.

In Übereinstimmung mit ihrer gefäßphysiologischen Sonderstellung finden sich Kurzschlüsse und Sperren vorzugsweise an *den* Stellen des Körpers, die entweder einem starken Wechsel des örtlichen Blutbedarfes unterliegen oder den Kreislauf besonders stark beanspruchen. ***Fundstellen*** sind neben zahlreichen inneren Organen (Niere, Speicheldrüse, Vorsteherdrüse, Eierstock und Darm) namentlich

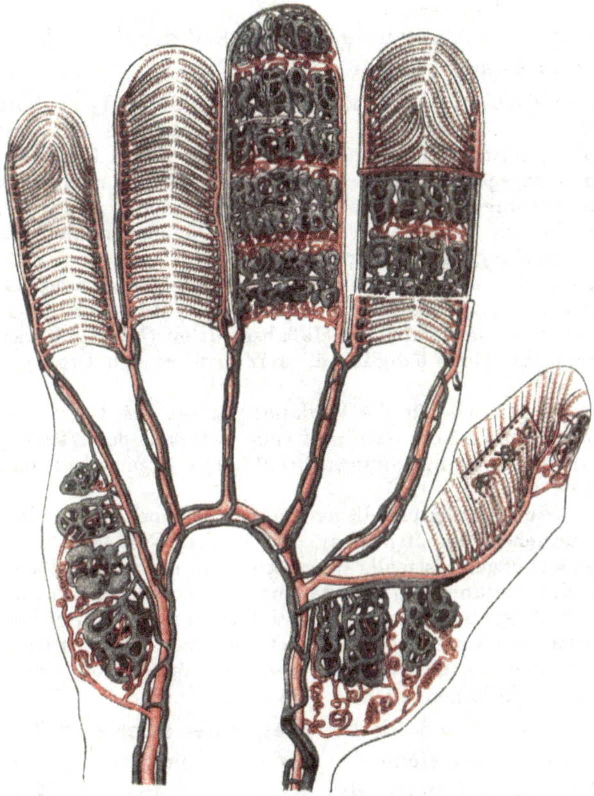

Abb. 3. Die biotechnischen Einrichtungen des Kreislaufes der Volarseite der Hand (nach Mikrokorrosionspräparaten von Prof. RUDOLF SPANNER). An Finger 4 und 5 die „Radiatoren" im Verlauf des Papillarmusters (obere Schicht). Am Mittelfinger und der Mitte des Zeigefingers sind die HOYER-GROSSENschen „Glomeruli" der tiefen Schicht und ihre Blutversorgung sichtbar gemacht. Am Daumen in der Tiefe die arterio-venösen Kurzschlüsse auf dem Periost sichtbar. Im Thenar und Antithenar Spiralarterien und „Glomeruli". Muskuläre Sperre in der Vena comitantes der Arteria radialis. (Aus HAVLICEK: „Das Gesetz der Leistungszweiteilung des Kreislaufes". Hippokrates-Verlag Stuttgart.)

die Endabschnitte des Körpers (Hände und Füße, Ohren, Nasenspitze). An den Gliederenden liegen die Kapillarumgehungsbahnen nicht ausschließlich unter der Hautbedeckung, sondern vielfach auch in tieferen Gewebsschichten. An den Endgliedern der Finger wurden sie beispielsweise in der Knochenhaut nachgewiesen (Abb. 3). Selbst für die Knochengefäße werden arterio-venöse Anastomosen vermutet, da „Glomustumoren" — die den Verbindungsgefäßen eigenen, gutartigen

Geschwulstbildungen — in verschiedenen Teilen des Fußskeletts gefunden wurden (BERGSTRAND).

Stets liegt die Aufgabe vor, das arterielle Blut fallweise unter Umgehung des Kapillarkreislaufes unmittelbar in die Venen abzuleiten. Örtlich bestehen mannigfaltige Verschiedenheiten nicht nur hinsichtlich der Anordnung und Ausbildung der Verbindungswege und der in ihnen vorhandenen Sperreinrichtungen, sondern auch in funktioneller Hinsicht.

Besondere Aufmerksamkeit wurde der Tätigkeit der Kurzschlüsse für die Arbeitsleistung der *inneren Organe* geschenkt.

Am *Darm* haben sie nach SPANNER die Aufgabe, die Blutverteilung dem Verdauungsvorgang anzupassen. Im Zustande der Verdauung sollen sich die anastomotischen Randschlingen in den Dünndarmzotten verengern und dadurch den Zottenkreislauf begünstigen. Bei Verdauungsruhe dagegen sollen sie geöffnet sein und so eine unnötige Belastung des eigentlichen Verdauungskreislaufes verhüten. SPANNER sieht in ihrer Tätigkeit also eine fein abgestimmte, für die resorptive Arbeit der Dünndarmschleimhaut außerordentlich zweckmäßige Stromregelungseinrichtung.

H. HAVLICEK, der die Ansichten SPANNERs teilt, spricht geradezu von einer *Leistungszweiteilung des Organkreislaufes* und nimmt an, daß jedes Organ auf der Höhe seiner Arbeitsleistung in allen für diese notwendigen Gefäßabschnitten (Vasa publica) durchströmt wird, während der Zustand der Ruhe lediglich die rein ernährenden Organgefäße (Vasa privata) Blut führen.

Ähnliche Vorstellungen wie für die Verdauungsarbeit des Darmes sind für die Sekretbildung der *Speicheldrüsen* und die harnbereitende Tätigkeit der *Nieren* entwickelt und zum Teil auch bereits auf das Zustandekommen krankhafter Organstörungen ausgedehnt worden (MATHIES, HAVLICEK u. a.).

Die diesen Auffassungen zugrundeliegenden tatsächlichen Feststellungen sind allerdings größtenteils noch unsicher und angreifbar. So fanden K. KATZ und W. v. STRENGE, die sich für diese Untersuchungen erstmalig der mikroskopischen Lebendbeobachtung bedienten, im Gekröse des Kaninchendünndarmes keine dem je nach Nüchtern- oder Verdauungszustand wechselnden Durchblutungsgrad entsprechende Änderung der Durchgängigkeit der arteriovenösen Anastomosen; sie waren vielmehr stets geöffnet und wurden nur mitunter nicht durchströmt. Sie vermuteten deshalb, daß die Kurzschlüsse nur eine Art Überlaufkanäle und keinen besonderen Zwischenkreislauf darstellen.

Nicht weniger fesselnd und für die Fragen der arteriellen Therapie zudem von besonderer Bedeutung sind gleiche und ähnliche Einrichtungen an den *Gliederenden*. Die zeichnerischen Darstellungen des Kreislaufes auf der Beugeseite der Hand (Abb. 3) und des Blutkreislaufes in der Haut durch R. SPANNER lassen die ganze Vielfältigkeit und Mächtigkeit dieses, die Blutumleitung an den Körperenden steuernden Apparates erkennen. Seine physiologischen Aufgaben im Hautgebiet bestehen vermutlich in erster Linie in der Anpassung der Gewebsdurchblutung an die Außentemperatur, ferner in der Vermeidung venöser Blutstauungen und in der Unterstützung des Blutrückflusses.

Angesichts dieser verwickelten Gefäßversorgung unterliegt es wohl keinem Zweifel, daß jede Hemmung der Blutverteilungskräfte *örtliche Durchblutungs- und Blutverteilungsstörungen* nach sich zieht. Das wird bereits klar, wenn man nur einzelne Phasen der feinabgestimmten Zusammenarbeit der peripheren Kreislaufabschnitte ins Auge faßt:

Schließen sich die Verbindungsgefäße eines umschriebenen Gewebsgebietes für längere Zeit, so daß das zuströmende arterielle Blut durch das Kapillarnetz fließt, dann wird die Kreislaufperipherie übermäßig viel Blut erhalten und alle Kapillarschlingen werden sich öffnen, um den vermehrten Zufluß aufnehmen zu können; außerdem wird der Druck in der erweiterten peripheren Strombahn absinken und die Strömung sich bis zur kapillaren und venösen Stauung mit allen ihren Nachteilen für das Gewebsleben verlangsamen.

Bleiben die Kapillarumgehungsbahnen dagegen anhaltend weit, so daß der Kapillarkreislauf ausgeschaltet ist, dann wird ein großer Teil des Blutes das Kapillargebiet umgehen. Es kommt zur „Arterialisation" des venösen Blutes, das unter erhöhter Strömungsgeschwindigkeit von den venösen Gefäßen abgeführt wird. Die Folge ist ebenfalls eine Verschlechterung der Sauerstoffversorgung des Gewebes.

Es bedarf daher schließlich nur des Hinweises, daß *krampfhafte Veränderungen der Kurzschlüsse und Sperreinrichtungen* an allen pathologischen Gewebsvorgängen, namentlich aber an peripheren Durchblutungsschäden, Gefäßleiden und Hautkrankheiten wesentlich beteiligt sind. So wurde festgestellt, daß die arterio-venösen Verbindungsgefäße in der Umgebung örtlicher Infektionsherde ihre rhythmische Tätigkeit vollkommen einstellen, während die Arterien erweitert sind. Der Zusammenhang mit der entzündlichen Hyperämie liegt auf der Hand. Bekannt ist ferner das Verhalten der Kapillarumgehungsbahnen bei Arteriosklerose und Diabetes. Beide Erkrankungen gehen mit einer Verödung dieser Kreislaufabschnitte einher (Popoff). Bei Endangiitis obliterans werden die arterio-venösen Kurzschlüsse (nach K. Harpuder, J. D. Stein und J. Byer) aufs äußerste geöffnet gefunden, während sie bei der Raynaudschen Krankheit wahrscheinlich an den anfallsweise auftretenden Krampfzuständen der Endstromgefäße teilnehmen. Spastische Verengungen bis zu teilweiser Verödung werden auch bei den sog. Akrozyanosen festgestellt (H. Braun).

Sympathol, Azetylcholin und Priscol gelten als Öffner der arterio-venösen Anastomosen, Adrenalin, Gynergen und Hypophysin sollen dagegen zu ihrer Schließung führen. Therapeutisch nutzbar zu machen ist wohl nur die „schleußenöffnende Wirkung" der erstgenannten Stoffe, denn auch in therapeutischer Hinsicht wird man die Kurzschlüsse und ihre rhythmische Tätigkeit nicht für sich, sondern nur unter Einbeziehung ihres Zusammenspiels mit den vor- und nachgeschalteten *Kreislaufabschnitten* betrachten dürfen.

Für die intraarterielle Therapie ist überhaupt die Frage nach einer möglichen Einflußnahme auf die örtlichen Durchblutungsvorgänge besonders wichtig. Diese Möglichkeit ist allein durch Einwirkung auf *die Steuerungseinrichtungen des Blutkreislaufes* gegeben. Für das ungestörte Zusammenspiel der Kräfte im Kreislaufgeschehen verfügt der Organismus über ein vielfältig ineinandergreifendes und rasch reagierendes Regulationssystem, das einen reibungslosen Ablauf verbürgt und die Tätigkeit der großen Arterien und Venen wie die der feinsten Gefäße sowohl von einem Zentrum aus wie von der Peripherie her steuert. Die gesamte Kreislaufsteuerung gliedert sich demnach in eine zentrale und in eine periphere oder örtliche, wobei die erstere vorwiegend gefäßverengernde, die letztere vorwiegend gefäßerweiternde Reize überträgt.

Die *Fernsteuerung* steht im engsten Zusammenhang mit hormonalen Einflüssen und geht auf nervalem Wege vor sich. Ohne Nervenreiz kommen, auch nicht in der äußersten Peripherie, weder Gefäßerweiterung noch Gefäßverengerung zustande

Das eigentliche Zentrum der Gefäßinnervation liegt im Zwischenhirn. Spinale Nervenbahnen und sympathische Nervenfasern leiten die nervösen Erregungen zum Versorgungsgebiet. Soweit die Verhältnisse im einzelnen klargestellt sind, verlassen gefäßzusammenziehende Nervenfasern das Rückenmark durch die vorderen Wurzeln, um über den Grenzstrang zu den inneren Organen oder aber über die Rami communicantes mit gemischten Nerven zu Körperbedeckung und Muskulatur zu gelangen. Die Durchschneidung großer peripherer Nervenstämme zieht also außer motorischen oder sensiblen Lähmungserscheinungen auch eine Gefäßnervenlähmung nach sich. Das gleiche ist bei Unterbrechung der Rami communicantes der Fall. Fasern, die gefäßzusammenziehende Reize weiterleiten, verlaufen ferner in den gefäßumspinnenden sympathischen Nervengeflechten; sie erreichen die feinsten arteriellen Verzweigungen und gehen schließlich in das terminale Retikulum über.

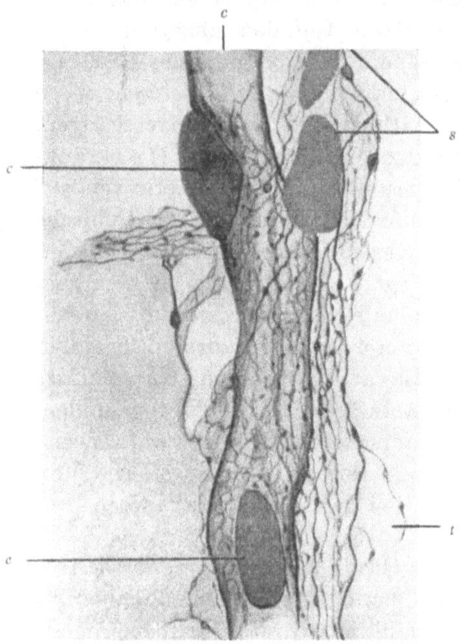

Abb. 4. *Innervation der menschlichen Kapillaren.* Vom neurovegetativen Präterminalplexus mit SCHWANNschen Kernen (*s*) geht ein feinstes Terminalretikulum (*t*) aus, das die Kapillarwand (*c*) und Kapillarwandzellen (*e*) epi- und intraplasmatisch erfaßt. (Aus P. SUNDER-PLASSMANN, Zbl. Chir. 1938, 994.)

Nervenfasern, die der Leitung gefäßerweiternder Reize dienen, treten dagegen durch die hinteren Wurzeln aus und erreichen die Peripherie über die sensiblen Nerven.

Jeder Abschnitt der arteriellen Strombahn — und das gilt insbesondere für die Endstromgefäße — ist demnach mit übergeordneten Schaltstellen und -zentren nerval verbunden. Die Ausdehnung der dem Gefäßnervennetz wie dem spinalen Nervensystem angeschlossenen Nervenversorgung der Gewebe und seiner Gefäßversorgung läßt vermuten, daß keinerlei Gewebsreaktion ohne Beteiligung des Nervenapparates, insbesondere seines vegetativen Anteils, abläuft. An allen Kapillaren des Körpers zweigt sich allenthalben von feinen präterminalen Plexuszügen ein feinstes terminales Neuroretikulum ab, das die eigentliche epi- und intraplasmatische Verbindung des vegetativen Nervensystems mit den Einzelzellen des Erfolgsorgans, also der Kapillarwand herstellt (Abb. 4). Die Erfassung der einzelnen Kapillarwandzellen ist dabei eine so innige, daß P. STÖR jun. zu dem bedeutungsvollen Schluß gelangte, „auch nicht ein einziges Blutkörperchen könne die Kapillarwand verlassen, ohne daß das vegetative Nervensystem daran beteiligt ist“.

Wahrscheinlich gehen im Sinne der Lehre G. RICKERs auch den chemischen Vorgängen nervale Einflüsse voraus. Die noch zu erwähnenden, als rein lokal-chemische Reaktionen aufgefaßten und der peripheren Selbststeuerung der Gewebsdurchblutung zugrundeliegenden Vorgänge kommen vermutlich gleichfalls erst durch Vermittlung des regionären Gefäßnervennetzes zustande. DALE bezeichnet die an diesen Vorgängen beteiligten chemischen Stoffe direkt als „Nervenreizübertragungsstoffe“.

Die *Gefäßsteuerung durch Hormone* läuft ebenfalls über das Nervensystem ab. Gefäßwirksam sind alle Inkrete außer denen des Thymus, der Nebenschilddrüse und des Inselorgans der Bauchspeicheldrüse. Hypophysin (Vasopressin) gilt als „das" Kapillarhormon, während Adrenalin als Blutverteilungshormon bezeichnet wird; Thyroxin wirkt hauptsächlich permeabilitätssteigernd, Follikulin tonisierend.

Da selbst die völlige vasomotorische Entnervung eines Gefäßgebietes keineswegs alle Gefäße und Haargefäße aufs äußerste zu eröffnen und zu erweitern vermag, vermutet man, daß die periphere Kreislauftätigkeit nach Ausschaltung sämtlicher zentral-nervösen Einflüsse bis zu einem gewissen Grade selbständig aufrecht erhalten werden kann.

Die örtliche Selbststeuerung beruht auf chemischen Einflüssen, die vom tätigen Gewebe selbst ausgehen und durch „saure" Stoffwechselschlacken und körpereigene gefäßerweiternde Stoffe vermittelt werden. Örtliche Durchblutungsregelungen wurden zuerst von W. H. GASKELL nachgewiesen (1880). Wie sich die Einflußbereiche der zentralen und der lokalen Regulation zu der fein abgestimmten Steuerung des Ganzen ergänzen, ist jedoch erst zum Teil bekannt.

Entstehung und Wirkungsweise der peripheren Steuerung, die entwicklungsgeschichtlich gesehen der nervalen und hormonalen Fernsteuerung zweifellos zeitlich vorangeht, werden am besten verständlich, wenn man in Anlehnung an die bereits angezogene Auffassung A. STRECKERs das örtliche Geschehen von den engen Beziehungen ableitet, die zwischen den kleinsten Grundeinheiten des Gefäßnetzes und des Gewebes bestehen. Diese engen Beziehungen beruhen nicht auf einer Verschmelzung zweier verschiedener Gewebssysteme, sondern auf den zwischen ihnen stattfindenden Austauschvorgängen. Der Stoffwechsel zwischen Blut und Gewebsflüssigkeit, der von aktiver Zelltätigkeit getragen wird, bildet gewissermaßen die funktionelle Klammer, die beide, das Blutgefäßsystem und die Zell- und Gewebsverbände, miteinander verbindet und von beiden Seiten wahrscheinlich beeinflußbar ist. Freigabe oder Drosselung des arteriellen Blutzuflusses wirken sich darauf ebenso aus, wie Steigerung oder Abschwächung der Zelltätigkeit aus innerem Bedürfnis. Stets ist dabei eine wechselseitige Abstimmung über den „Stoffwechsel" erforderlich.

Somit dient das Haargefäßnetz nicht nur der Vermittlung des Stoff- und Flüssigkeitsaustausches, der sonst völlig regellos verliefe, sondern offenbar auch als örtliches Steuerungsorgan, das verhindert, daß Stoffangebot und -verbrauch ungeregelt und willkürlich vor sich gehen. Es steuert also mit anderen Worten der Stoffaustausch selbst den Grad der Gewebsdurchblutung und die örtlichen Blutverteilungskräfte. Dabei greifen wahrscheinlich zwei verschiedene Vorgänge ineinander. Der eine, als direkte Einflußnahme aufgefaßte Vorgang stellt eine Art Selbststeuerung der Kapillarwandzellen dar und wird durch äußere (mechanische, termische) wie durch innere Reize (Sauerstoffmangel, Zellschädigung) ausgelöst. Der Annahme einer indirekten Steuerung liegen Beobachtungen zugrunde, nach denen auf die genannten Reize hin eine Erweiterung der kleinsten Gefäße und eine Erhöhung der Wanddurchlässigkeit bis zum Eiweißdurchtritt erfolgt, die ihren Ursprung nicht in der Gefäßwand selbst, sondern in der Entstehung von Zwischenprodukten des Zellstoffwechsels haben.

Eine Gruppe dieser *Wirkstoffe* steht pharmakologisch und chemisch dem *Histamin* nahe, das im Gewebe aus Histidin, einer Aminosäure abgespalten wird. Den ersten Beweis für das biologische Verkommen dieser Base lieferten 1910 D. ACKERMANN und F. KUTSCHER; sie wurde beim Menschen in der Haut und im Blut gefunden. Wahrscheinlich liegen in den einzelnen Zellen schon kleinere Mengen von fertigem Histamin in einer maskierten inaktiven Form vor, die auf Reizeinwirkung hin an das Blut abgegeben werden. Das sehr wirksame und als Gegenspieler des Adrenalins geltende Histamin entfaltet seinen Einfluß im Bereich der kapillaren Stromeinheiten und wird, nachdem es seine Aufgabe erfüllt hat, durch ein Ferment, die Histaminase, in eine wirksame Form überführt.

Eine zweite Gruppe ist mit dem *Azetylcholin* verwandt oder identisch. Es entsteht wahrscheinlich aus dem Cholin der Zell-Lipoide und wirkt schon in kleinen Mengen unmittelbar auf die Gefäße ein, die es erweitert. Angriffsort sind die Arteriolen. Es öffnet ferner die arterio-venösen Anastomosen. Infolgedessen liegt die Vermutung nahe, daß sich das mehr kapillarangreifende Histamin und das Azetylcholin in ihren Wirkungen sinnvoll ergänzen. Sehr leicht werden die Gefäße der Haut und der Milz durch diese Stoffe beeinflußt, weniger leicht die Gefäße der Muskulatur und der Nieren. An Organen entspricht die Azetylcholinwirkung im allgemeinen der einer Reizung der parasympathischen Nervenfasern, doch sind hierfür bedeutend größere Mengen als bei direkter Einflußnahme auf die kleinsten Gefäße erforderlich. Der Nachweis der Organwirksamkeit der Cholingruppe war Anlaß für die Entdeckung, daß die Nervenerregung durch Vermittlung chemischer Substanzen auf ein Erfolgsorgan übertragen werden kann.

Weniger gefäßwirksam sind die *Verbindungen des Adenosins und der Adenylsäure*, die vorwiegend in der Muskulatur auftreten und zu deren Tätigkeitsstoffen zählen.

Die stoffwechselbedingte, chemische Durchblutungsregelung setzt eine *Wirkungsbeschränkung* auf ein mehr oder weniger begrenztes Teilgebiet des Körpers voraus. Diese Begrenzung ist keineswegs nur in Organmaßstab zu denken, sondern erstreckt sich auch auf eng umschriebene Hautbezirke oder einzelne Muskelgruppen. Da die örtlich gebildeten Wirkstoffe ihren Einfluß auf dem Blutwege entfalten, würde ihre Bildung im Überschuß ohne Frage zu allgemeinen Wirkungen und zu zum Teil ganz gegensätzlichen Einwirkungen auf entferntere Erfolgsorgane führen. Wäre die örtliche Steuerung zudem nur auf diese chemischen Einflüsse abgestellt, so müßten neben ihren gefäßerweiternden und vielleicht auch gefäßverengernden Eigenschaften mindestens ebenso viele ausgleichende oder gegensätzlich wirkende Kräfte auftreten, um sich durchkreuzende und überschneidende Folgeerscheinungen zu verhüten. Diese Überlegungen allein schon weisen auf die Mitwirkung nervaler Steuerungseinrichtungen bei der peripheren Durchblutungsregelung hin.

Theoretisch besteht allerdings auch die Möglichkeit, daß die chemische Regulation im wesentlichen durch eine nur ortsgebundene Bildung geringer Mengen gefäßwirksamer Stoffe sich lediglich örtlich auswirkt. Dann würde aber eine Abstimmung des gesamten Kreislaufgeschehens auf die örtlichen Vorgänge vermißt werden müssen, und das ist nicht der Fall. Während die Abgabe der genannten Stoffwechselprodukte die Durchblutung der tätigen Organe und Gewebe steigert, sorgen Gefäßnerven und Hormone wie Adrenalin und Vasopressin dafür, daß in anderen Geweben und Körpergebieten die Gefäße verengt werden. Auch aus diesem Grunde ist der Schluß zwingend, daß zwischen dem Impuls, der in einem umschriebenen Kapillargebiet auftritt, und der übergeordneten Fernsteuerung wechselseitige Beziehungen vorhanden sind, die den regionären Durchblutungsgrad mit der Gesamtblutverteilung in Einklang bringen. Die örtlichen Stoffwechseländerungen laufen also keineswegs ohne Einschaltung der zentralen Steuerungseinrichtungen ab. Letztere nehmen wahrscheinlich auch ihrerseits auf das örtliche Geschehen Einfluß.

Einen Hinweis hierauf bietet die bekannte, von TH. LEWIS als „dreifache Reaktion“ beschriebene Erscheinung, bei der auf einen örtlich gesetzten Reiz hin zunächst die Wirkung gefäßaktiver Stoffe auf die Gefäße an der Reizstelle, sodann eine Erregung der sensiblen Nervenendigungen des die Endstromgefäße umspinnenden Nervennetzes durch die gleichen Stoffe und schließlich auf rück- und wieder zuleitenden Nervenbahnen die Bildung weiterer gefäßerweiternder Substanzen ausgelöst wird, die je nach ihrer Wirksamkeit Arteriolen oder Kapillaren erweitern und die Durchlässigkeit ihrer Endothelschicht verändern.

Da nur stärkere, einer Gewebsschädigung gleichzusetzende Reize diesen verwickelten Ablauf in Gang zu setzen vermögen, bei dem chemische Einflüsse unter Benutzung des Nervennetzes weitere chemische Reaktionen auslösen, hat man darin eine Schutz- und Abwehrvorrichtung der Endstrombahn gesehen. Zugleich ergeben sich daraus Hinweise, in welcher Form die Nervenversorgung des Blutgefäßsystems an der bis zu einem gewissen Grade selbständigen örtlich begrenzten Steuerung der Gewebsdurchblutung beteiligt ist und sie auch ihrerseits zu beeinflussen und zu kontrollieren vermag.

So gesehen, gehen die treibenden Kräfte des Gewebskreislaufes von den peripheren Steuerungseinrichtungen aus. Der örtliche Stoffwechsel bildet gewissermaßen das zentrale Geschehen des Gewebslebens und ist für jene Lebenstätigkeit des Gewebes verantwortlich zu machen, die A. BIER — „das Blut geht dahin, wo es nötig ist“ — als „Blutgefühl“ bezeichnet hat und die allein die allen Anforderungen nachkommende Blutversorgung der Gewebe und Organe gewährleistet.

Ich bin auf die Biologie der zentralen und peripheren Kreislaufsteuerung absichtlich ausführlicher eingegangen, weil sie die Frage der arteriellen Therapie in ganz besonderer Weise berührt. Die intraarterielle Einspritzung greift zwangsläufig in alle Vorgänge ein, die sich an den Nahtstellen zwischen Blutgefäßversorgung und Gewebsorganisation abspielen; sie tut das wahrscheinlich in viel stärkerem Maße als jede andere Einspritzungsbehandlung. Die mit dem ernährenden Blutstrom dem Gewebe zugeführten Stoffe und Lösungen beeinflussen den Gewebsstoffwechsel in ganzer Ausdehnung desjenigen Gebietes, das von der injizierten Arterie mit Blut versorgt wird. Diese Einflußnahme muß sehr erheblich sein, da die Konzentration der Stoffe, der Zielsetzung dieses Behandlungsverfahrens gemäß, in der Regel eine viel höhere ist, als bei Einspritzungen in das subkutane Gewebe oder in die Muskulatur.

Dieser Unterschied besteht erst recht gegenüber intravenösen Injektionen, bei denen die verwendeten Lösungen eine Verdünnung fast durch die gesamte Blutmenge des Körpers erfahren und mit dem Blutstrom praktisch nicht in einen umschriebenen Gewebsbezirk, sondern in alle Körperregionen gelangen.

Auf Grund der erörterten Zusammenhänge zwischen Gewebsstoffwechsel und Kreislaufsteuerung ist daher anzunehmen, daß *jede intraarterielle Einspritzung chemische Reaktionen im Sinne der peripheren Selbststeuerung* auslöst und örtliche Gefäßerweiterung mit Strömungsverlangsamung und Mehrdurchblutung des Gewebes nach sich zieht, ganz gleich, welche Wirkung mit der Wahl der zugeführten Stoffe beabsichtigt oder verbunden ist. Die Verwendung gefäßwirksamer, namentlich aber gefäßerweiternder Substanzen — auch die im Gewebe selbst gebildeten Stoffe kommen hierfür in Betracht — wird diese Wirkung noch verstärken.

Die klinischen Beobachtungen haben tatsächlich ergeben, daß jede intraarterielle Stoffzuführung eine mehr oder weniger ausgesprochene aktive Hyperämie des betreffenden Stromgebietes auslöst. Das gleiche kann bereits nach bloßer Arterienpunktion oder bei teilweise paraarterieller Injektion durch Vermittlung des Gefäßnervennetzes zustande kommen. Vielfach wird die intraarterielle Einspritzung auch absichtlich mit Maßnahmen — Drosselung der Arterie, Blutleere, BIERscher Stauung — verknüpft, die eine reaktive Hyperämie des Gewebes nach sich ziehen.

Es erscheint deshalb angezeigt, in diesem Zusammenhang kurz auf *Bedeutung und Entstehung arterieller Hyperämien* überhaupt einzugehen. Inwieweit künstlich erzeugte Durchblutungssteigerungen, vorausgesetzt, daß sie nicht bis zur Zellschädigung getrieben werden, als eine Unterstützung der arteriellen Therapie auch in den Fällen zu werten sind, bei denen keine peripheren Durchblutungsstörungen vorliegen, wird später auseinanderzusetzen sein.

Arterielle *Mehrdurchblutung* bedeutet nicht nur vermehrte Blutfülle, sondern auch gesteigerte Zelltätigkeit. Nach neueren Anschauungen hängt die stärkere Erwärmung des mehrdurchbluteten Gewebes nicht, wie noch TH. LEWIS schreibt, „praktisch allein von der in der Zeiteinheit durchfließenden Blutmenge ab". Sie ist also keineswegs nur eine Funktion des Durchblutungsgrades, sondern, wie O. LIPPROSS durch vergleichende Gewebsthermometrie nachgewiesen hat, Ausdruck der gesteigerten aktiven Lebensvorgänge des Gewebes, ähnlich der Entwicklung örtlicher Hitze bei Entzündungsvorgängen. Auch die Beobachtung, daß die Wärme eines Organs oder Gewebes höher sein kann, als die des durchströmenden arteriellen Blutes, spricht in diesem Sinne.

Die *pathologischen Hyperämien*, die der Schädigung von Geweben folgen, sind in der gleichen Weise lokal-chemisch bedingt, wie die physiologischen Hyperämien des tätigen Gewebes. Vermittler sind wiederum die in dem geschädigten Gewebe selbst, aber in größerer Menge als sonst gebildeten Wirkstoffe, in erster Linie Histamin und Azetylcholin. Außerdem gelangen andere gefäßwirksame, dem Zellstoffwechsel entstammende Substanzen in das Blut, die unter normalen Verhältnissen von ihm ferngehalten werden. So werden z. B. bei den Kreislaufstörungen, die den Wundschock begleiten, wahrscheinlich Adenosinverbindungen in größerer Menge aus dem verletzten Gewebe in das Blut eingeschwemmt, so daß es zur Erweiterung ausgedehnter Gefäßgebiete kommt.

Zur Erzeugung aktiver Hyperämien sind bekanntlich in erster Linie physikalische Verfahren geeignet. Jede *örtliche Übererwärmung* führt zu gesteigerter Durchblutung. Wärmeeinwirkung entfernt von der zu beeinflußenden Örtlichkeit bewirkt durch Erwärmung des Blutes und reflektorische Erregung des Gefäßnervenzentrums ebenfalls eine erhöhte Blutzufuhr zum Gewebe und eine Erweiterung aller peripheren Gefäße. Daß an dieser Auswirkung körpereigene Wirkstoffe in hohem Maße beteiligt sind, wird durch den Nachweis örtlicher Histaminbildung nach intensiver Bestrahlung der Haut wahrscheinlich gemacht. Das gleiche gilt für Verbrennungen und Verbrühungen. Außerdem ist erwiesen, daß Histidin durch Bestrahlung in Histamin umgewandelt werden kann. Die reaktive Miterwärmung und Mehrdurchblutung reizentfernter Körperabschnitte erfolgt allerdings nicht in allen arteriellen Stromgebieten gleichmäßig. In bestimmten Gebieten kommt es zur Gefäßverengerung. So antworten die Gefäße der Körperbedeckung und der Gliedmaßen sowie die des Herzmuskels und des Gehirns nach der DASTRE-MORATschen Regel auf Erwärmungsreize gleichsinnig, während Lungengefäße und Splanchnikusgebiet sich entgegengesetzt verhalten.

Den funktionellen Hyperämien wesensverwandt ist die *reaktive Hyperämie*, die nach vorübergehender Drosselung eines Gefäßgebietes auftritt. An ihrem Zustandekommen sind wahrscheinlich Histamin und Azetylcholin gemeinsam beteiligt. Jede Sperre der arteriellen Blutzufuhr durch Verlegung einer Hauptschlagader hat zunächst eine Minderdurchblutung mit allen dazugehörigen Begleiterscheinungen, wie Absinken der Hautwärme, Sauerstoffmangel und Kohlensäureanreicherung im Gewebe, zur Folge. Das Kapillargebiet läuft leer, da die Haargefäße zwischen arteriellem Druck und venösem Sog eingeschaltet sind und letzterer nun das Übergewicht erhält. Am lebend beobachteten Objekt „kann man sehr häufig das letzte rote Blutkörperchen deutlich verfolgen, wie es um die Kehre der Kapillare herum verschwindet“ [G. MAGNUS, Dtsch. Z. Chir. **175**, 147 (1922)]. Dieser Vorgang vollzieht sich allerdings langsam; bis die letzte Gefäßschlinge leer ist und keine erkennbare Bewegung mehr zeigt, vergehen in ESMARCHscher Blutleere bis zu 28 Minuten. Bei weniger langdauernder Drosselung des arteriellen Blutzuflusses zur Peripherie entleert sich das Kapillargebiet nicht vollständig. Zur Sogwirkung tritt möglichwereise noch ein „aktives Leerdrücken“ der Kapillarschlingen durch gefäßzusammenziehende Reize chemischer Stoffe, die infolge Sauerstoffverarmung des Blutes im Gewebe entstehen. Der Gewebsstoffwechsel selbst sinkt bei kurzdauernder Minderdurchblutung nur wenig ab, um sich beim Lösen der Sperre rasch wieder zu erholen. Die Erholungsfähigkeit des Stoffwechsels wird durch das schnelle Einsetzen der reaktiven Hyperämie gefördert. Während ihrer Dauer sind Durchblutung des Gewebes, Stoffaustausch zwischen Haargefäßnetz und Gewebe sowie Zellstoffwechsel erheblich gesteigert. Die Erzeugung einer reaktiven Hyperämie erscheint damit als das einfachste Verfahren, die intraarterielle Stoffzuführung mit einer vorübergehend starken Steigerung der peripheren Durchblutungsvorgänge zu verbinden.

In welchem Maße kurzdauernde arterielle Blutsperren eine Erweiterung nicht nur des Haargefäßnetzes, sondern auch der kleinen und mittleren Schlagadern bewirken, zeigt neben den klinischen Zeichen der Wiedererwärmung und der Nachröte das *Reizarteriogramm* (M. RATSCHOW).

Zur Auslösung bedient man sich zweier Verfahren:

Bei der sog. amerikanischen Methode wird die Schlagader gleich nach der Punktion mit der Hand oder mit einer Gummidoppelmanschette so weit zusammengedrückt, daß kein Blut mehr aus der Nadel herausfließt. Nach Einspritzung von 15 ccm des Kontrastmittels gibt man die arterielle Blutsperre, nachdem die erste Röntgenaufnahme gemacht ist, für 2—3 Pulsschläge frei, um nach weiteren 30 Sekunden die zweite Aufnahme bei liegender Abschnürung anzufertigen.

Das zweite, von M. RATSCHOW angegebene Verfahren erzielt die Erweiterung, vor allem der kleinen arteriellen Gefäße, dadurch, daß *vor* der Arterienpunktion für 5 Minuten eine völlige Blutsperre angelegt wird. Oberhalb der Blutleerebinde wird dann die Arterie punktiert und nach Lösen der Sperre das Mittel eingespritzt. Auf diese Weise werden auf der sich anschließenden ersten Röntgenaufnahme die großen Schlagaderäste, auf den nachfolgenden auch die mittleren und kleinen Verzweigungen gut zur Darstellung gebracht (Abb. 5).

Eine ebenso gute Erweiterungsfähigkeit der kleinen Gefäße läßt sich durch vorausgehende Einspritzung gefäßerweiternder Mittel erzielen, so durch die hypertonischen Salzlösungen

Abrodil und Uroselectan, die M. SGALITZER und R. DEMEL sowie V. KOLLER für ihre „Doppelinjektionsverfahren" der Arteriographie der Gliedmaßen benutzten.

Vorübergehende venöse Stauung zieht ebenfalls eine reaktive Hyperämie nach sich. Sie tritt jedoch weniger ausgesprochen und gleichmäßig in Erscheinung als die Mehrdurchblutung des Gewebes nach mechanischer Drosselung des arteriellen Zuflusses. Ihre Entstehung wird durch örtliche Anhäufung von Stoffwechselschlacken und Bildung chemischer Reizstoffe erklärt. In der Hauptsache handelt es sich um eine Erweiterung der venösen Strombahn mit beschleunigtem Rücktransport des Blutes nach Lösen der Stauung und dadurch bedingtem raschen Nachströmen des arteriellen Blutes in die vorher gestauten Kapillaren, deren Durchlässigkeit während dieser Phase erheblich gesteigert ist.

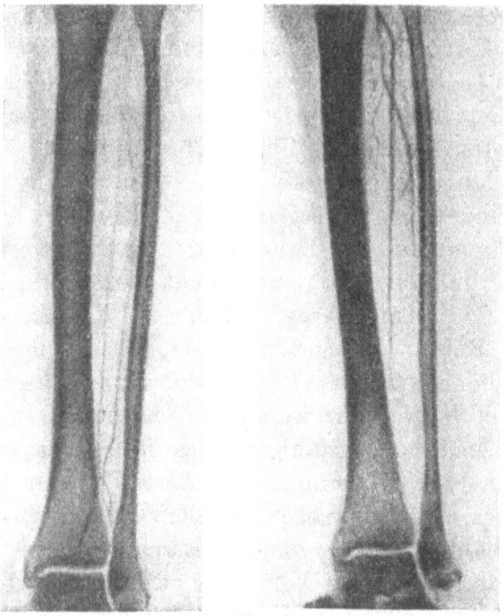

a b

Abb. 5. *Reizarteriogramm.* a) perkutane Injektion von 10 ccm Thorotrast in die Arteria femoralis bei gedrosselter Blutzufuhr. b) Darstellung auch der kleinen Gefäße 30 Sekunden später nach kurzer Öffnung der Sperre. (Aus M. RATSCHOW: „Die peripheren Durchblutungsstörungen". Steinkopff, Dresden 1946.)

Von den reaktiven, durch Drosselung des arteriellen Zuflusses oder durch Stauung des venösen Abflusses ausgelösten Hyperämien unterscheidet sich *die entzündliche Hyperämie* nur dem Grad, nicht dem Wesen nach. Alle zu akuten Entzündungsvorgängen führenden Gewebsschädigungen gehen mit erhöhter Stoffwechseltätigkeit einher. Verschiebungen der Gefäßreaktion nach der sauren Seite und Anhäufung abnormer Stoffwechselprodukte verstärken durch Vermittlung der Gefäßnerven den Blutzustrom zum Entzündungsgebiet, dessen zuführende Gefäße und Kapillarschlingen erweitert sind. Solange die frischen Entzündungserscheinungen bestehen, ist die Blutströmung beschleunigt und der Stoffaustausch mit dem Gewebe besonders lebhaft. Im weiteren Entzündungsablauf kommt es regelmäßig zu osmotisch bedingter Gewebsschwellung, die das örtliche Gefäßnetz einengt. Die Durchblutungsbehinderung ist da am stärksten, wo der Widerstand von Seiten des Gefäßinnendruckes am geringsten ist, also in den Kapillaren und Venen. Infolgedessen wird der Blutabfluß bis zu einem gewissen Grade gehemmt; trotz der arteriellen Hyperämie tritt eine Stromverlangsamung in den Venen ein, die unter Umständen bis zum völligen Stillstand der Blutströmung gehen kann. Unter dem Einfluß örtlich gebildeter Wirkstoffe kommt es ferner zu einer erhöhten Durchlässigkeit der Haargefäße mit Austritt von Blutflüssigkeit in das Gewebe, eine Folgeerscheinung, die vor allem auf das Histamin zurückzuführen ist.

Eine anhaltende Mehrdurchblutung des Gewebes ist nur durch *Eingriffe am*

Sympathikus zu erzielen. Lokalchemische Einflüsse spielen dabei nur eine untergeordnete Rolle. Ausschlaggebend für den Erfolg derartiger Eingriffe ist vielmehr die Gefäßlähmung mit Herabsetzung des Spannungszustandes der großen wie der kleinen arteriellen Gefäße. Im sympathischen Nervennetz verlaufen in der Hauptsache, vielleicht sogar ausschließlich, gefäßzusammenziehende Fasern für Arterien, Venen und Kapillaren. Die Unterbrechung sympathischer Nervenbahnen zieht infolgedessen eine dauernde Gefäßerweiterung in dem von ihnen versorgten Gebiet nach sich.

Am wenigsten erfolgssicher ist in dieser Hinsicht erfahrungsgemäß die von R. LÉRICHE eingeführte sog. *periarterielle Sympathektomie.* Die gefäßerweiternde Wirkung der Gefäßentnervung schwankt nach Grad und Dauer außerordentlich stark. Sie hält im Durchschnitt nur etwa 4—8 Wochen an. Das hat seinen Grund darin, daß die Nervenversorgung der Gliedmaßengefäße — und diese kommen für den Eingriff in erster Linie in Betracht — in der Hauptsache segmentär über die gemischten Nerven erfolgt. Von LÄWEN wird die im Gefolge der Adventitiaresektion auftretende Gefäßerweiterung deshalb nur als reflektorische Herabsetzung des vasokonstriktorischen Tonus der Gefäßnervenversorgung aufgefaßt.

Wie reizempfindlich das sympathische Gefäßnervensystem ist, geht daraus hervor, daß Verletzungen und Injektionen großer Arterienstämme eine intramurale Reizfortleitung auslösen können, die weit über die Schadensstelle hinausreichende Erweiterungs-, aber auch Verengerungszustände hervorrufen (A. JARICH). Daß Arterienpunktionen und ebenso versehentliche intramurale oder paraarterielle Injektionen zu den schon erwähnten peripheren Gefäßerweiterungen führen, ist also wohl als eine Art „Sympathektomieeffekt“ im Sinne der Gefäßnervenlähmung zu erklären. Aus gleicher Ursache kommen aber auch anhaltende Krampfzustände der peripheren Schlagadern zustande. Auf dieser Grundlage wurden wiederholt schwere Gefäßschäden mit nachfolgendem Gliedmaßenbrand beobachtet. Ich komme später (s. S. 124) darauf zurück.

Zuverlässiger und physiologisch besser begründet sind die am sympathischen *Grenzstrang* selbst, seinen Ganglien oder den Rami communicantes angreifenden Eingriffe. Namentlich die Grenzstrangresektion ist wirksamer, ausgebreiteter und anhaltender, als die Gefäßentnervung nach LÉRICHE. Für die oberen Gliedmaßen ist der Halsgrenzstrang mit seinen Ganglien, für die unteren Gliedmaßen der Lendengrenzstrang das Angriffsziel. Mehrdurchblutung und Gewebserwärmung sind nach diesen Eingriffen oft jahrelang zu beobachten und bleiben vielleicht zeitlebens bestehen. Vorbedingung ist natürlich die ausreichende Erweiterungsfähigkeit der Gefäße, namentlich des Umgehungskreislaufes; bei Arteriosklerose werden infolgedessen die meisten Versager beobachtet.

Zeitlich begrenzt kann eine Ganglionausschaltung oder Grenzstrangunterbrechung durch *Novocainblockade* herbeigeführt werden.

Die genannten Eingriffe am sympathischen Nervensystem werden bekanntlich aus therapeutischer Veranlassung ausgeführt. Sie sind verständlicherweise am wirksamsten bei Störungen vorwiegend angiospastischer Natur, vielfach aber auch bei den eigentlichen Gefäßkrankheiten von anhaltendem Erfolg. Intraarterielle Einspritzungen durchblutungsfördernder Stoffe sind geeignet, sowohl zur Behandlung peripherer Durchblutungsstörungen wie zur Unterstützung operativer Eingriffe am Sympathikus herangezogen zu werden. Aus diesem Grunde sei an dieser Stelle kurz auf die *Erkrankungen peripherer arterieller Gefäße* eingegangen. In der Hauptsache handelt es sich um folgende Formen und Grade funktioneller oder organbedingter peripherer Durchblutungsstörungen:

1. *Verengerungszustände.* Hierher gehört der Formenkreis der RAYNAUDschen Krankheit. Sie beruht wahrscheinlich auf toxischen Schädigungen des gefäß-

steuernden Nervengewebes und führt zu krampfartigen Gefäßzusammenziehungen. Nach P. SUNDER-PLASSMANN können diese Reizzustände sowohl zentral in Ganglien und Grenzstrang wie peripher im neurovegetativen Terminalretikulum verankert sein und eine allgemeine hyperergetische Umstellung des Gefäßnervengeflechtes bewirken. Auf dieser Grundlage rufen dann örtliche Einwirkungen wie Kälte oder Druck die *anfallsweise* und symmetrisch auftretenden Gefäßkrämpfe an den Enden der oberen und unteren Gliedmaßen hervor. Erst nach mehrjährigem Krankheitsbestehen entwickeln sich in den Gefäßen der betroffenen Gliedabschnitte Wandverdickungen mit Einengung der Gefäßlichtung; mitunter treten auch thrombotische Verschlüsse der peripheren Gefäße auf. Therapeutisch werden zunächst krampflösende und durchblutungsfördernde Mittel, neuerdings auch intraarteriell, versucht. Eingriffe am Sympathikus sind den schweren Krankheitsfällen vorbehalten.

2. *Erweiterungszustände.* Das gegensätzliche Erscheinungsbild tritt in Form von Akrozyanosen und Erythralgien auf. Für die arterielle Therapie hat es wenig Belang. Therapeutisch kommt Veritol in Frage.

3. *Gefäßwanderkrankungen.* Mit Ausnahme der RAYNAUDschen Krankheit gehen diesen Gefäßleiden keine funktionellen Störungen voraus; vielmehr treten von vornherein Veränderungen der Gefäßwände auf. Mit zunehmender Verlegung der Gefäßdurchgängigkeit kommt es zu immer schwereren Gefäßschäden. Trotzdem können bei diesen Erkrankungen gefäßerweiternde und durchblutungsverbessernde Mittel von guter Wirkung sein; sie werden vielfach auch intraarteriell gegeben. Die Erfolgsaussichten gründen sich auf die Feststellung, daß nicht allein die Verödung eines arteriellen Hauptgefäßes das Auftreten von Durchblutungsschäden, die bis zum Gewebstod gehen können, begünstigt. sondern auch die gleichzeitig bestehende oder hinzutretende, spastische Drosselung des Umgehungskreislaufes (LÉRICHE). Fortschreitende Fälle dieser Art lassen jedoch Bedenken gegen die Durchführung intraarterieller Einspritzungen aufkommen, weil die Möglichkeit besteht, daß die Wandschädigungen dadurch verschlimmert werden.

Als wichtigste der zur Verödung neigenden Gefäßkrankheiten ist die *Endangiitis obliterans* zu nennen. Inwieweit die ihr zugrunde liegenden Wandverdickungen entzündlicher Natur sind, steht dahin. Die Erkrankung befällt nicht nur kleine, sondern auch mittlere und große Schlagadern und ist keineswegs auf die Gefäße der oberen und unteren Gliedmaßen beschränkt, sondern findet sich mit ihnen vergesellschaftet auch an inneren Organen. Letztere können für sich allein erkrankt sein, was besonders für die Hirngefäße, ferner für die Kranzgefäße des Herzens, die Lungenschlagader und die Bauchgefäße zutreffen kann.

Die klinischen Zeichen der Endangiitis sind nicht immer klar von altersbedingten Durchblutungsstörungen und von den Folgen *arteriosklerotischer Gefäßveränderungen* abzugrenzen. Meist kann das Alter jedoch als diagnostischer Hinweis dienen. Die Gefahren intraarterieller Einspritzungen in Gefäße mit altersbedingten Wandveränderungen liegen in dem Auftreten reflektorisch oder thrombotisch bedingter Gefäßverschlüsse, die sich nicht nur in großen Schlagadern, sondern auch in Endstromgefäßen ausbilden können und in jedem Falle Gewebstod und -brand nach sich ziehen.

Der Arteriosklerose stehen die bei *Diabetes* und *Gicht* oft schon frühzeitig auftretenden Gefäßwandschäden nahe. Beide Leiden treten häufig in Verbindung miteinander auf.

4. *Gefäßverlegungen.* Teils durch Verletzungen oder Kälteschädigung des Gefäßrohres, teils durch arterielle Embolie und Thrombose kommen Gefäßverlegungen zustande, die den Blutzufluß zum Gewebe ganz oder teilweise absperren. Traumatisch bedingte, *örtliche Gefäßkrämpfe* werden durch Stoß oder Quetschung ausgelöst. Fast stets sind größere Schlagadern betroffen. Blutpfröpfe werden dabei nicht gefunden. Auch die akute massive Thrombose der Schenkelvene kann mit Gefäßkrampf einhergehen.

Ungleich schwerer sind die Folgen der *arteriellen Embolie.* Je näher der Aorta das Hauptgefäß verlegt ist, desto verderblicher pflegen im allgemeinen die Folgen für den örtlichen Blutkreislauf und für das vom Blutzufluß abgesperrte Gewebe zu sein. Die verstopfenden Blutgerinnsel entstammen gewöhnlich dem linken Herzen. Dem Embolus kann sich ein Thrombus aufpfropfen. Häufig kommt es erst durch die sekundäre Thrombose zum vollständigen Verschluß des Gefäßrohres. Die Erscheinungen der vollständigen Gefäßverstopfung werden durch das Vorhandensein und die weitere Ausbildung arterieller Nebenbahnen gemildert, sofern sich der Embolus nicht durch Aufpfropfung zentral- oder peripherwärts verlängert und dadurch seitlich abgehende wichtige Nebenbahnen verlegt. Diagnostisch wichtig ist deshalb nicht nur die Feststellung des Sitzes der Gefäßverlegung, sondern auch die Prüfung der Ausbildung des Umgehungskreislaufes. Zur Frühbehandlung des Arteriospasmus wie der arteriellen Embolie sind neuerdings intraarterielle Einspritzungen *mit Erfolg* herangezogen worden.

Es bleibt übrig, einen Blick auf *die arterielle Strombahn in bösartigen Geschwülsten* zu werfen, da auch diese vielleicht eines Tages der intraarteriellen Einspritzungsbehandlung zugänglich sein werden. Namentlich Krebsgeschwülste sind hervorragend gut mit Blutgefäßen versehen. Als einer der ersten stellte dies C. THIERSCH in ausgedehnten Untersuchungen an menschlichen Gesichtskrebsen fest. Er wies durch Injektion der arteriellen Strombahn eine ungeheure Vaskularisation des Gewebes auch in der unmittelbaren Geschwulstumgebung nach. Seine Beobachtungen wurden von E. GOLDMANN an menschlichen Leichen bestätigt. Nach GOLDMANN enthalten selbst gefäßarme Gewächse immer noch mehr und zahlreichere Blutgefäße als das benachbarte normale Gewebe. Allerdings ist der Gefäßreichtum der Geschwülste sehr wechselnd. Die Gefäße verlaufen völlig regellos. Ihr Kaliber ist nahezu überall gleich groß. Überwiegend finden sich Kapillargefäße, die unmittelbar aus großen Gefäßstämmen entspringen. In der Peripherie der Gewächse, also in den Wachstumsgebieten, ist die Gefäßentwicklung am stärksten. In der Umgebung bilden wuchernde Gefäßschlingen einen „Wall um den Tumor" und lassen Bilder entstehen, „wo ganze Gefäßarkaden gleichsam der Neubildung zustreben".

Abgesehen von den echten Gefäßschwülsten, die fast ausschließlich aus Blutgefäßen bestehen, entspricht die Gefäßversorgung bösartiger Neubildungen im großen und ganzen der Ausbildung ihres bindegewebigen Anteils. Krebsgeschwülste mit reichem bindegewebigem Grund besitzen im Vergleich mit anderen Körpergeweben und Organen eine stark entwickelte Strombahn, jedoch mit pathologischen Strömungsverhältnissen (G. RICKER). In anderen Geschwülsten, in denen das Bindegewebe gegenüber der Masse der Geschwulstzellen erheblich zurücktritt, wie etwa in den hypernephroiden Geschwülsten, finden sich ausschließlich Kapillargefäße.

Man kennt ferner Krebse, in denen die Bindegewebsentwicklung unter Erdrückung des eigentlichen Krebsgewebes und gleichzeitigem Rückgang der Gefäßversorgung derartig fortgeschritten ist, daß sich Befunde vergleichbar der chronischen Induration parenchymatöser Organe ergeben. Die Szirrhen gehören dieser Gruppe an. Auch Nekrosen als Folge der Gefäßrückbildung und des in terminalen Strombahnabschnitten häufig auftretenden Strömungsstillstandes wurden festgestellt. In dieser Hinsicht verhält sich das Geschwulstgewebe ähnlich dem Gewebe anderer Organe.

In der Annahme, daß sich die Geschwulstzellen aus sich heraus, d. h. aus dem Geschwulstkeim entwickeln, leitete man die Entstehung des Stromas einschließlich der Strombahn aus dem ortsständigen Bindegewebe der Geschwulstumgebung ab. Neuerdings gelang jedoch der Nachweis, daß es auch geschwulsteigene Gefäße gibt. Das gilt namentlich für viele bösartige Knochengeschwülste. Diese Gefäße treten nachträglich mit der Gefäßversorgung des Mutterbodens in Verbindung. Die Strombahn kann also durchaus ein eigener Bestandteil der Neubildung sein, auch wenn es sich nicht um Gefäßgeschwülste handelt; sie entbehrt jedoch keineswegs des Strömungszusammenhanges mit dem Körperkreislauf, von dem aus sie infolgedessen beeinflußbar ist.

Mindestens ebenso fesselnd wie die Frage nach dem Bestehen und der Ausbildung der Strombahn in Geschwülsten ist die nach ihrer funktionellen Bedeutung. Darüber gibt es bisher nur ganz unzureichende Beobachtungen. Nach allem, was man bisher weiß, ist zu vermuten, daß die ernährenden Aufgaben wie die pathologischen Störungen des Geschwulstkreislaufes annähernd die gleichen sind wie im gewöhnlichen Granulationsgewebe des Körpers. Die in den verhältnismäßig weiten Blutgefäßen der meisten Geschwülste stark verlangsamte Strömung, die einer regen Stoffwechseltätigkeit entgegensteht, wird wahrscheinlich durch die überreiche Gefäßversorgung und den Überfluß des Geschwulstgewebes an Kapillaren mehr als ausgeglichen.

Bemerkenswert ist schließlich die von H. Oertel u. a. getroffene Feststellung, daß die Strombahn bösartiger Geschwülste auch von Gefäßnerven versorgt wird. Außer dem Gefäßnervennetz finden sich feinste Nervenausläufer, die in die Zellverbände vordringen, wo sie entweder in den Zellen selbst oder an deren Grenze enden. Bei ihnen handelt es sich zweifelsfrei um geschwulsteigene Nerven, deren Entwicklung mit der des Geschwulstgewebes Schritt hält. Auch die Geschwülste besitzen demnach eine doppelte nervale Versorgung, erstens durch geschwulsteigene Nerven, zweitens durch die innervierte Strombahn, wenngleich die auf diesen Bahnen zugeleiteten Erregungen von solchen pyhsiologischer Art erheblich abweichen dürften.

II. Die arterielle Stoffzuführung

Die Probleme, die bei jeder intravasalen Injektion von Arzneimitteln zur Erörterung stehen, stellen sich bei der gezielten arteriellen Therapie besonders scharf: Verlassen der Blutbahn, Übergang in die Gewebsflüssigkeit, Ausbreitung und Verweildauer im Gewebe und nicht zuletzt der Verbleib der zugeführten Stoffe, sei es, daß sie im Gewebe zurückgehalten werden oder durch Aufsaugung in die Blutbahn zurückgelangen. Alle diese Vorgänge unterliegen einer Vielzahl von Einflüssen und Abhängigkeiten, die in engster Beziehung zu physiologischen Kräften wie zu pathologischen Störungen des peripheren Blutkreislaufes, des Gewebsstoffwechsels und der Zelltätigkeit stehen.

1. Der Stoffübertritt in das Gewebe

Die Stoffzuführung durch intraarterielle Einspritzung benutzt den Weg, auf dem Sauerstoff und Nährstoffe aus der Blutbahn in die perivaskulären und perikapillären Räume und damit zum Gewebe gelangen. Infolgedessen haben wahrscheinlich, zumindest für echtgelöste Stoffe, dieselben Gesetzmäßigkeiten Geltung, die für den Ernährungsstrom des Blutes als einer Teilerscheinung des physiologischen Gas-, Stoff- und Flüssigkeitsaustausches zwischen Blut und Gewebe maßgebend sind. Ich gehe deshalb zunächst auf den *Gewebsaustausch* ein.

Die Hauptaufgabe beim Austausch von Nahrungs- und Abbaustoffen zwischen Blutbahn und Gewebsflüssigkeit fällt den *Blutkapillaren* zu. Die ungeheure Größe der Kapillaroberfläche steht in unmittelbarer Beziehung zum Ausmaß des Zell- und Gewebsstoffwechsels und paßt sich den wechselnden Bedürfnissen des Gewebes in funktioneller Beziehung derart an, daß die meisten Haargefäßschlingen bei Gewebsruhe im Zustand der Stillegung, bei Stoffwechselarbeit aber geöffnet, d. h. im Zustand der Tätigkeit gefunden werden. In tätigen Organen ist ferner der Strömungsdruck gesteigert. Hierdurch, wie durch die „Öffnung" ruhender Kapillaren, wird eine größere Austauschfläche zwischen Blut und Gewebe geschaffen und die Flüssigkeitsbewegung erheblich gesteigert. Im Hinblick auf die Absichten der intraarteriellen Stoffzuführung können diese Verhältnisse durch die Erzeugung einer aktiven Hyperämie am Ort der beabsichtigten Wirkung sowie durch Anwendung von Mitteln, welche die arterio-venösen Anastomosen schließen, nachgeahmt werden.

Die Kapillaren erweitern sich jedoch nicht nur infolge des gesteigerten Blutdruckes, sondern auch aktiv durch Veränderungen ihrer Wandung. Ob diese Erweiterung durch die Tätigkeit der Adventitiazellen oder durch Quellung der Wandschichten zustande kommt, ist eine noch ungeklärte Frage. Veränderungen der Kapillarwände selbst im Sinne veränderter oder gesteigerter Durchlässigkeit sind jedenfalls für kristalloide wie für kolloidale Stoffe möglich und dies sowohl im Zusammenhang mit dem jeweiligen Füllungszustand und der Wandspannung der Haargefäße als auch auf Grund des veränderlichen Kolloidgehaltes ihrer Wandung. In den verschiedenen Organen und Körperregionen besteht eine verschieden starke Durchlässigkeit der Kapillaren in Abhängigkeit von den örtlichen Aufgaben; sie wird deshalb als selbständige Kapillartätigkeit und der Stoff- und Flüssigkeitsaustausch dementsprechend als aktiver Sekretions- bzw. Resorptionsvorgang aufgefaßt. Die Abhängigkeit der Kapillartätigkeit von der sympathischen Nervenversorgung und von örtlichen Steuerungseinrichtungen wurde bereits im 1. Kapitel erörtert.

Träger des Stoffaustausches mit dem Gewebe ist der flüssige Anteil des arteriellen Blutes. Er stellt eine mit Sauerstoff gesättigte Lösung von Eiweißkörpern und Salzen in gesetzmäßiger Zusammenstellung dar. Um zum Gewebe zu gelangen, muß diese Elektrolytlösung die Gefäßbahn verlassen. Der Übergang vollzieht sich im Niveau der Kapillaren, und zwar in der Weise, daß das Eiweißsalzgemisch im arteriellen Abschnitt der Kapillaren in das perivaskuläre Gewebe übertritt und sich der Zwischengewebsflüssigkeit beimischt. In gleicher Weise gelangen im Ablauf des Stoff- und Flüssigkeitswechsels Kohlensäure und Stoffwechselendstoffe in die Gefäßbahn zurück. Die Rückbeförderung geht im venösen Abschnitt der Haargefäße vor sich.

Die *Austauschvorgänge* sind sehr verwickelt. Das Nebeneinander des Ernährungsstromes und der in umgekehrter Richtung verlaufenden Rückbeförderungsströme ist Gegenstand zahlreicher Erörterungen gewesen. LOESCHKE z. B. hält es für unwahrscheinlich, daß die beiden entgegengesetzten Strömungen gleichzeitig nebeneinander ablaufen und sieht — wohl mit Recht — die funktionelle Bedeutung des sich ständig abspielenden Wechsels zwischen Füllung und Absperrung einzelner Kapillargebiete darin, daß bei Blutfüllung der Kapillarschlingen ein Flüssigkeitsausstrom in die Saftspalten des Gewebes, bei der durch Zusammenfall der Kapillaren bedingten Entspannung dagegen der Rückstrom erfolgt.

Der Stoff- und Flüssigkeitsaustausch zwischen Blut und Gewebe stellt im Grunde genommen die extravaskuläre Fortsetzung des Blutkreislaufes dar, dessen treibende Kräfte trotz weitgehender funktioneller Selbständigkeit des Haargefäßnetzes noch in allen seinen Abläufen spürbar sind. Die arterielle Blutströmung selbst ist an diesem Geschehen nur wenig beteiligt, da der hämostatische Druck infolge des riesigen Widerstandes, den das Haargefäßnetz der arteriellen Blutwelle entgegensetzt, im Kapillargebiet rasch abnimmt und auf dem Wege vom arteriellen zum venösen Schenkel der Kapillaren sich gänzlich erschöpft. Infolgedessen kann man nicht mit Genauigkeit angeben, inwieweit die im arteriellen Abschnitt der Kapillarschlingen auftretenden, flüssigkeitsaustreibenden Kräfte noch von der vis a tergo des Herzens herrühren oder schon durch die Eigentätigkeit des selbstgesteuerten Kapillarkreislaufes unterhalten werden. Auf jeden Fall wird der Flüssigkeitswechsel durch Druckunterschiede zwischen Kapillaren und Gewebe bewirkt, die eine *Filtration* in die Gewebsflüssigkeit herbeiführen. Hemmend wirkt sich im ganzen Verlauf der Kapillarstrecke der stets gleichbleibende Druck des Blutplasmas aus. Der Quellungsdruck der Blutkolloide hat zur Folge, daß die flüssigkeitsanziehenden Kräfte im Endabschnitt der Kapillaren überwiegen, da hier der Filtrationsdruck des Blutes bereits negativ ist. Bei Gewebsruhe halten sich Ausstrom und Einstrom wahrscheinlich gerade die Waage. Blutdrucksteigerung führt zur Erhöhung des dialytischen Ausstromes, Absinken zu überwiegendem Flüssigkeitseinstrom. Es liegt daher nahe, durch Verabfolgung blutdrucksteigernder Mittel den Flüssigkeitsausstrom und damit bis zu einem gewissen Grade auch den Übergang echtgelöster Stoffe aus der Blutbahn in die Gewebssäfte zu steigern. In der gleichen Richtung wirken sich gefäßerweiternde Mittel und durchblutungssteigernde Maßnahmen anderer Art aus. Ebenso muß jede anhaltende Stauung infolge der damit verbundenen Druckerhöhung in den peripheren Venen eine vermehrte Wasserabgabe an das Gewebe nach sich ziehen.

Die Auswirkung derartiger Maßnahmen ist jedoch begrenzt, da jede stärkere Flüssigkeitsverschiebung sofort *Ausgleichsvorgänge* auslöst, die auf der Entstehung eines osmotischen Druckgefälles beruhen. Bekanntlich stellt die Kapillarwand eine Membran dar, die eine Diffusion gelöster Stoffe zuläßt, sobald der osmotische Druck der Gewebsflüssigkeit höher ist, als der des Blutes, und umgekehrt, sobald die osmotische Spannung des Blutes sich als größer als die des Gewebes erweist.

Jede Hypertonie auf der einen oder anderen Seite der Kapillarwandungen zieht also einen regen Stoff- und Flüssigkeitsaustausch nach sich. Ist z. B. die molekulare Konzentration der Blutflüssigkeit erhöht, so geht der Ausgleich durch die Kapillarmembran in der Weise vor sich, daß eine Flüssigkeitsströmung vom Ort geringerer Konzentration nach der Seite der höheren Konzentration ohne Rücksicht auf die partielle Zusammensetzung der beiden Flüssigkeiten eintritt; die gelösten Stoffe wandern dagegen in umgekehrter Richtung. Strömungen zwischen Lösungen gleicher molekularer Konzentration finden ebenfalls statt. Sie erfolgen in der Richtung, in der *die* Moleküle im Übermaß vorhanden sind, die schwerer permeieren.

Der geschilderte osmoregulatorische Ausgleich wird im Gewebe fast augenblicklich hergestellt und läuft bis zum völligen Verschwinden der Konzentrationsunterschiede selbständig ab. Hemmend auf Zu- und Rückstrom wirkt lediglich das Wasserbindungsvermögen der Gewebe; dieses wiederum ist vom Quellungsvermögen der Gewebskolloide, d. h. von deren Art und Menge sowie vom Salzgehalt und der aktuellen Reaktion der Gewebsflüssigkeit abhängig; Verschiebung der Reaktion nach der sauren Seite erhöht das Quellungsvermögen.

Diese Verhältnisse lassen sich für die arterielle Einspritzungsbehandlung verwerten, indem man die *Stoffkonzentration in der Blutbahn* erhöht und die verwendeten hypertonischen Lösungen der Reaktion des Blutes anpaßt. Dadurch entsteht ein Konzentrationsgefälle nach dem Gewebe, das den Übertritt der eingespritzten Stoffe vom Blut ins Gewebe erleichtert. Letzten Endes aber entscheidet über das Ausmaß des Stoffübertritts in die Gewebsflüssigkeit der Grad der Durchlässigkeit der Kapillarwände, der den verschiedenen Stoffen gegenüber wechselnd ist und, wie schon ausgeführt, selbst eine sehr veränderliche Größe darstellt.

Folgen die Vorgänge im wesentlichen auch den Gesetzen der Diffusion und Osmose, so sind damit die Übertrittsbedingungen doch noch keineswegs erschöpfend dargelegt. Insbesondere die vitalen Kräfte, die an allen Austauschbeziehungen zwischen Blut und Gewebsflüssigkeit beteiligt sind, sind dabei völlig unberücksichtigt geblieben. Diese Einschränkung gilt namentlich für den *Angriffsort* der auf dem Blutwege in das Gewebe gelangenden Arzneimittel. Daß Stoffe, die aus dem Blut in die Gewebsflüssigkeit übergehen, eine Beeinflussung der Gefäße und der Endstrombahn auszuüben vermögen, liegt auf der Hand. Für die arterielle Therapie ist aber auch die Frage von Bedeutung, ob und in welcher Weise die Gewebszellen beeinflußt werden können. Dabei ist es gleich wichtig, ob es sich um die Erzielung therapeutischer Wirkungen oder um die Vermeidung von Gewebsschädigungen durch die arterielle Stoffzuführung handelt. Alle diese Fragen hängen eng mit dem weiteren Schicksal der zugeführten Stoffe zusammen, die im Gewebe chemische Umwandlungen erfahren, Anlagerungsverbindungen eingehen oder von Zellen und Erregern aufgenommen und vernichtet werden. Gerade an diesen Vorgängen sind nicht nur physikalisch-chemische Gesetzmäßigkeiten, sondern auch spezifische Zelleistungen in hohem Maße beteiligt.

Unter *physiologischen Bedingungen* diffundieren nur Kohlensäure, Harnstoff und Traubenzucker frei zwischen Blutbahn, Gewebsflüssigkeit und Zellprotoplasma. Austausch und Gegenaustausch der meisten echtgelösten Substanzen sind auf Blut und Gewebssaft beschränkt, nur sie gehen ungehindert von der einen in die andere Flüssigkeit über. Der Gehalt an gelösten Stoffen im Gewebe ist in der Regel niedriger als der im Blut, so daß ein osmotisches Gefälle vom Gewebe zur Kapillarlichtung besteht. Die Durchtrittsgeschwindigkeit der verschiedenen Stoffe durch die ungeschädigte Kapillarwand ist verschieden groß. Die engsten Grenzen sind den kolloidalgelösten und vielen hochmolekularen Stoffen, in erster Linie also den Eiweißkörpern, gezogen.

Die Undurchlässigkeit der Haargefäße für Eiweißkörper ist allerdings nicht in allen Organen gleich groß. In den Kapillargebieten der Leber und der Darmschlingen kommt ein Eiweißdurchtritt bereits physiologischerweise zustande; der hohe Eiweißgehalt der Darmlymphe wird dadurch verständlich. Im Gegensatz dazu ist der Übertritt kolloidaler Stoffe von der Blutbahn in die Zerebrospinalflüssigkeit infolge besonderer Schrankeneinrichtungen offenbar gänzlich gesperrt. Ähnliche Einschränkungen liegen für den unmittelbaren Stofftransport vom Blut zum Gehirn vor.

Von diesen Gesetzmäßigkeiten gibt es Ausnahmen unter *pathologischen Bedingungen.* In allen Geweben und Organen werden die Kapillaren für Kolloide durchlässig, sobald ihre Endothelien durch zellschädigende Einflüsse zum Auseinanderweichen gebracht werden. Am häufigsten ist das nach toxischer Schädigung im Verlauf bakterieller Entzündungen oder unter der Einwirkung von Kapillargiften der Fall. Die Eiweißdurchlässigkeit führt dann zum Plasmaaustritt in die Gewebsflüssigkeit und bewirkt dadurch eine Erhöhung des kolloidosmotischen Gewebsdruckes. Die weitere Folge ist vermehrte Wasserabgabe aus der Blutbahn und gesteigerter Stofftransport in Richtung auf die Kapillargefäße. Auch künstlich hervorgerufene Kapillarwandschädigungen fördern den Übertritt kolloidaler Stoffe aus der Blutbahn in das Gewebe; die echtgelösten Substanzen wandern dagegen in erhöhtem Maße in das Blut ab. Entzündliche Exsudate unterscheiden sich bekanntlich von nichtentzündlichen Flüssigkeitsaustritten — Transsudaten — durch ihren hohen Eiweißgehalt, der die Grundlage für die in Entzündungsgebieten angetroffene osmotische Hypertonie abgibt, den Flüssigkeitsausstrom aus den Gefäßen steigert und den Rückstrom hemmt.

Auch andere hochmolekulare Substanzen treten bei krankhaft gesteigerter Eiweißdurchlässigkeit der Kapillaren in das Gewebe über. Nach F. HOFF und W. LAUBER ist z. B. Kongorot schon kurze Zeit nach intravenöser Injektion in der Umgebung entzündlicher Gewebsausschwitzungen nachweisbar.

Der gleiche Befund läßt sich an Hautquaddeln erheben, die durch intrakutane Einspritzung von Salzlösungen in Entzündungsgebieten gesetzt werden: Nach intraarterieller Injektion von Kongorot färben sich die Quaddeln im Vergleich zu der umgebenden Haut besonders kräftig. Diese Farbstoffablagerung erweist sich ferner als abhängig von der Natur der in der Quaddelflüssigkeit anwesenden Ionen.

Von ANITSCHKOFF und KUSNETZKOWKY stammt die Beobachtung, daß auch aktive, durch örtliche Wärmeeinwirkung erzeugte Hyperämien bei gleichzeitiger Einspritzung kolloidaler Substanzen wie Trypanblau eine erhebliche stärkere Speicherung im Reizgebiet und seiner Umgebung herbeiführen; bei einfacher Stauungshyperämie erreicht die Farbstoffablagerung dieses Ausmaß nicht.

Nach diesen Beobachtungen bewirkt also bereits die durch Wärme erzeugte örtliche Mehrdurchblutung einen Austritt von Kolloiden aus den Gefäßen. Um so berechtigter ist die Schlußfolgerung, daß die erhöhte Durchlässigkeit der Kapillargefäße in Entzündungsgebieten die gleiche Wirkung hat. Unter diesen Voraussetzungen ist daher auch mit dem Übertritt therapeutisch wirksamer Kolloidlösungen wie Seren, Vakzinen und Farbstoffen, die zur Infektionsbekämpfung intraarteriell eingespritzt wurden, durchaus zu rechnen.

Die Kapillarwände können ferner durch Blutleere und venöse Stauung (S. 34) oder durch Einspritzung kapillarschädigender Stoffe künstlich durchlässig gemacht werden. Ausgesprochene Kapillargifte, die für die praktische Anwendung jedoch kaum in Frage kommen, sind die Schwermetalle sowie Arsen und Chloroform. Weniger schädigend und deshalb vielleicht zur Koppelung mit der intraarteriellen Einspritzungsbehandlung geeignet, ist dagegen das Histamin. Die Diuretika der Purinreihe erhöhen die Gefäßdurchlässigkeit ebenfalls. Kapillarschädigend bis zum Eiweißaustritt in das Gewebe wirkt ferner jede, längere Zeit hindurch bestehende Absperrung des erteriellen Blutzuflusses. Ob auf venösem Wege eine Durchlässigkeitssteigerung erzielt werden kann, ist eine noch offene Frage.

Zusammenfassend ergibt sich, daß für die Stoffzuführung zum Gewebe durch intraarterielle Verabfolgung unter physiologisch zu nennenden Bedingungen in der Hauptsache *echtgelöste Stoffe* in Betracht kommen. Ihr Übertritt in die Gewebsflüssigkeit wird durch künstliche Erhöhung des arteriellen Druckes sowie durch Verwendung hypertonischer Lösungen gesteigert. Weitere Maßnahmen sind dazu nicht erforderlich. Wie die einleitend angeführten Untersuchungen O. SHAFFERS (S. 2) gezeigt haben, hat bereits die intraarterielle Zuführungsweise einen, jeder anderen Einspritzungsbehandlung weit überlegenen, Stoffübertritt zur Folge.

Für *Kolloide* ist der Übergang dagegen begrenzt, es sei denn, daß pathologische Einflüsse wie Hyperämien entzündlicher und anderer Herkunft eine gesteigerte Durchlässigkeit der Kapillargefäße für Eiweiß und andere kolloidale Stoffe bewirken. Diese Voraussetzungen können, wenn sie aus therapeutischen Gründen erwünscht sind, bis zu einem gewissen Grade künstlich herbeigeführt und der arteriellen Therapie dienstbar gemacht werden. Hierzu erscheint eine der intraarteriellen Einspritzung *vorausgeschickte* v. ESMARCH*sche Blutleere oder* BIER*sche Stauung* geeignet. Durch beide Maßnahmen wird eine gesteigerte Durchlässigkeit der Kapillaren erreicht. Da weniger gewebsschädigend, ist die Stauung der Blutleere vorzuziehen.

2. Ausbreitung und Verweildauer der Stoffe im Gewebe

Die *Ausbreitung der Stoffe*, die aus der Blutbahn in das Gewebe übertreten, erfolgt durch Diffusionsvergänge; sie hängt infolgedessen weitgehend von der Art der Lösungen sowie von der Dispersität der zugeführten Stoffe ab, geht also um so rascher und gleichmäßiger vor sich, je feiner der Dispersitätsgrad ist und erreicht die stärksten Grade bei Verwendung echtgelöster Substanzen, die das Gewebe durchtränken.

Die Verbreitung kolloidaler Stoffe und korpuskulärer Substanzen, die bei krankhaft gesteigerter Kapillardurchlässigkeit in das Gewebe gelangen, ist ihrer Natur nach weitaus geringeren Ausmaßes und unterliegt auch anderen physikalisch-chemischen Gesetzen. Sie wird vor allem von den energetischen Vorgängen in den Gewebszellen selbst bestimmt.

Mit der *Verweildauer der Stoffe* im Gewebe verhält es sich genau so. Je diffusibler ein Stoff ist, desto rascher wird er aus der Gewebsflüssigkeit wieder ausgeschieden oder abwandern. Während grobdisperse Substanzen dadurch, daß sie Anlagerungsverbindungen eingehen oder von weißen Blutzellen und festen Gewebszellen gespeichert werden, unter Umständen dauernd am Ort der Einverleibung verbleiben, gelangen die echtgelösten Stoffe durch Wiederaufsaugung sehr schnell in die Blutbahn zurück.

Für die Zielsetzung der arteriellen Therapie interessiert hauptsächlich das *Verhalten der kristalloiden Substanzen*, da sie verständlicherweise in erster Linie für Einspritzungen in Frage kommen. Eine ausreichende therapeutische Wirkung arteriell zugeführter Stoffe wird einerseits nur dann erzielt, wenn ihre Ausbreitung in genügendem Ausmaß erfolgt, andererseits läßt ihre kurze Verweildauer im Gewebe es fraglich erscheinen, ob die nur verübergehende Berührung mit dem Krankheitsherd zur Erreichung des therapeutischen Zieles ausreicht.

Die rasche und vollständige Durchtränkung des Gewebes nach intraarterieller Einspritzung echtgelöster Stoffe zeigt am eindrucksvollsten das *Beispiel der „arteriellen Anästhesie"*.

Schon Alms und Maurel haben bei Tieren Kokain in die Arterien eingespritzt und die in deren Versorgungsgebiet auftretenden Lähmungen beobachtet.

1909 machte der spanische Chirurg Goyanes als erster den Versuch, durch Einspritzung einer Novocainlösung in die Arterie eine „neue Methode der regionären Anästhesie" in der Chirurgie einzuführen. Im Jahre darauf berichtete er über 23 Kranke, bei denen er mit Hilfe dieser Betäubungsart operative Eingriffe, darunter Resektionen und Amputationen, erfolgreich durchgeführt hatte; 20mal erzielte er eine gute, meist völlige Unempfindlichkeit des Gewebes.

Ransohoff führte in arterieller Anästhesie eine Vorderarmabsetzung, v. Oppel mehrere Eingriffe an Hand und Fuß durch; er bezeichnet das Verfahren als an sich ideal, da das gesamte Gewebe in Richtung des physiologischen Blutstromes mit dem Betäubungsmittel in Berührung gebracht wird und die Betäubung vollkommen ist.

Hotz hat das Verfahren später nachgeprüft und seine Brauchbarkeit bestätigt; er empfahl, in örtlicher Betäubung zunächst das Gefäß freizulegen, dann das Glied auszuwickeln und oberhalb der Injektionsstelle durch eine Blutleerebinde abzuschnüren. Bereits 1—2 Minuten nach Einspritzung einer ½—1%igen Novocainlösung mit Suprareninzusatz tritt im gesamten Stromgebiet der Arterie vollkommene Schmerzunempfindlichkeit ein. Nach Lösung der Blutleere kehrt das Gefühl meist sofort wieder zurück.

Hotz führte auf diese Weise 10 Eingriffe an den unteren und oberen Gliedmaßen aus. In 3 Fällen — bei mageren Kranken — gelang die perkutane Novocaininjektion in die Arteria brachialis bzw. femoralis. Nachteilige Nebenerscheinungen oder Folgen wurden in keinem Fall beobachtet; nur bei Verwendung stärkerer Novocainlösungen (3%) trat eine heftige Schmerzempfindung auf.

Die arterielle Anästhesie ist eine durchaus terminale, wie Hotz es ausdrückt, denn die Ausdehnung des anästhetischen Gebietes stimmt völlig mit der Ausdehnung des von der injizierten Stammarterie versorgten Gliedabschnittes überein. Diese Feststellung beweist daher, daß das Betäubungsmittel sich gleichmäßig im Gewebe verteilt und bis in die äußerste Peripherie gelangt. Da die arterielle Anästhesie heute so gut wie verlassen ist, weil technisch einfachere Verfahren (Plexus- und Lumbalanästhesie) an ihre Stelle getreten sind, habe ich mich in eigenen Versuchen von der Ausdehnung der anästhesierenden Wirkung intraarterieller Novocaineinspritzungen überzeugt: Die Anästhesie reicht bis fast an die Blutleerebinde heran und erstreckt sich gleichmäßig über das ganze Glied (Abb. 6).

Besonders bemerkenswert ist die Schnelligkeit und Vollständigkeit, mit der die arterielle Anästhesie eintritt. Für diese auffällige Erscheinung gibt es zwei Erklärungen: Einmal ist es möglich, daß die Novocainlösung aus den arteriellen

Kapillarschenkeln und den Kapillarschlingen unmittelbar in die Gewebsflüssigkeit übertritt und sich durch Diffusion gleichmäßig in ihr ausbreitet. Ein unmittelbarer Stoffübertritt in vollem Umfang ist jedoch unwahrscheinlich, weil der arterielle Blutstrom infolge der angelegten Blutleere im Stammgefäß völlig aufgehoben ist und die gewählte Konzentration der verwendeten Lösungen (½—1%) außerdem zu niedrig erscheint, um ein genügendes Konzentrationsgefälle nach dem Gewebe hinzu schaffen. Deshalb liegt die Annahme näher, daß die eingespritzte Lösung das Kapillargebiet zunächst durchläuft und infolge der Eigentätigkeit der Kapillargefäße in die venösen Blutabflußbahnen gelangt. Von diesen aus wird sie dann auf Grund der durch die Gliedabschnürung bedingten Rückstauung des Blutes im venösen Schenkel der Kapillaren zum Übertritt in die Gewebsflüssigkeit gezwungen. Das Leerlaufen des arteriellen Kapillaranteiles bei Blutleere wurde bereits im 1. Kapitel beschrieben; danach unterliegt es keinem Zweifel, daß der

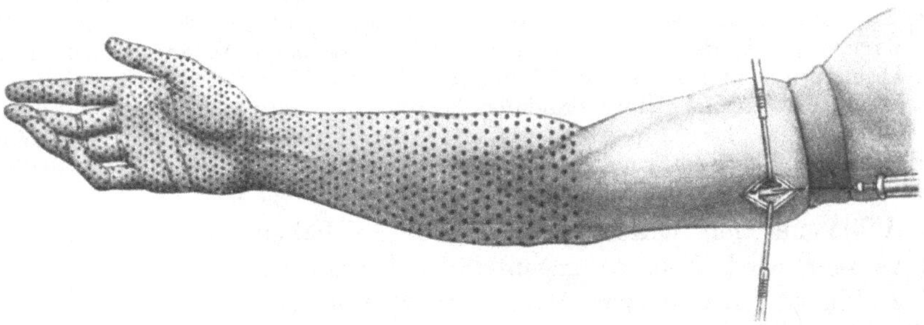

Abb. 6. Ausdehnung des anästhetischen Bezirks nach arterieller Anästhesie. Freilegung der Arteria brachialis in örtlicher Betäubung, Injektion von 20 ccm einer 1%igen Novocainlösung nach Drosselung des Gefäßes, Anästhesie nach 10 Minuten bis zur Ellenbeuge reichend.

Blutstrom auch ohne zentrale Förderung den Weg von den Arterien in die Kapillaren und von diesen in die Venen zurückzulegen vermag.

Für die Rückläufigkeit der Blutbewegung und den dadurch erzwungenen Austritt von Flüssigkeit im Niveau der Kapillaren ist die Biersche venöse Stauung das beste Beispiel, und auch die von A. Bier eingeführte „*venöse Anästhesie*" kann hier zum Vergleich herangezogen werden. Bei letzterer liegen offenbar ganz ähnliche Verhältnisse wie bei der arteriellen Anästhesie vor: das gestaute und von Novocainlösung erfüllte venöse Gefäßnetz bewirkt einen rückläufigen Flüssigkeitsaustritt in das Gewebe und ruft auf diese Weise eine Anästhesie entgegen der Blutströmung hervor.

Der Übertritt echtgelöster, in eine abgesperrte Arterie eingespritzter Stoffe in die Gewebsflüssigkeit dürfte demnach teils auf der selbstgesteuerten Tätigkeit der Endstromgefäße, teils auf der mit der Blutleere zugleich wirksam werdenden Rückstauung in den venösen Abflußbahnen beruhen. Die weitere Ausbreitung der Stoffe im Gewebe erfolgt dagegen durch Diffusionsvorgänge, wie sie auch ohne Kreislaufbeteiligung, den Gesetzen der Diffusion und Osmose gemäß, überall im Körpergewebe und selbst in der Leiche vor sich gehen.

Die angestellten Überlegungen sind geeignet, ein Schlaglicht auf die vielfach angezweifelten Untersuchungen Wölflers [Arch. klin. Chir. 27 (1882)] zu werfen, der zu dem Ergebnis gelangte, daß jede *Ausbreitung und Aufsaugung gelöster Substanzen in anämisch gemachtem Gewebe* ausbleibt.

WÖLFLER setzte bei Hunden in Sprunggelenkhöhe eine Wunde, auf die er eine wäßrige Zyankalilösung träufelte. Nach 30 Minuten ließ sich das Gift bereits durch Eisenchlorid im Darm der Tiere nachweisen. Wurde das Hundebein jedoch durch Auswicklung und Binde blutleer gemacht, dann blieb die Berlinerblau-Reaktion aus, selbst wenn die vierfache Menge der Lösung auf die Wunde getropft und bis zu 1 Stunde gewartet wurde. Nach Abnahme der Blutleerebinde aber war die Reaktion bereits 10 Minuten später im Harn positiv! Aus diesen Versuchsergebnissen mußte er folgern, daß Ausbreitung und Aufsaugung im blutleeren Gebiet aufgehoben sind, solange die Blutleere liegt, nach Lösung derselben aber beschleunigt vor sich gehen.

Um den Einwand zu entkräften, daß der Farbstoff nach Aufhebung der Sperre deshalb so schnell in den allgemeinen Blutkreislauf gelange, weil er sich schon vorher in Form diffuser Durchtränkung des Gewebes in dem von der Blutzufuhr ausgeschaltetem Glied ausgebreitet habe, änderte WÖLFLER die Versuchsanordnung dahin ab, daß er die Blutleerebinde zunächst in der Leistenbeuge anlegte, dort 35 Minuten nach Aufträufeln der Lösung auf der Wunde liegen ließ und erst nach Anlegen einer zweiten Binde in Sprunggelenkhöhe entfernte. Obwohl die Lösung sich in dieser Zeit von der Wunde bis zur oberen Blutleerebinde hätte ausbreiten können, wurde die Farbstoffreaktion doch erst nach Abnahme auch der zweiten unteren Abschnürung und nun schon 6 Minuten später im Harn positiv. Giftversuche (Zyankali, Strychnin) hatten das gleiche Ergebnis, das nur den einzig möglichen Schluß zuzulassen schien, daß während der Absperrung des arteriellen Blutzuflusses nicht nur keine Stoffe in den allgemeinen Kreislauf, sondern nicht einmal in den blutleer gemachten Gliedabschnitt zwischen Wundumgebung und zentraler Abschnürung gelangen.

Die WÖLFLERschen Untersuchungsergebnisse haben, ohne jemals widerlegt. worden zu sein, wiederholt zu gegenteiligen Meinungsäußerungen herausgefordert So hat R. KLAPP [Arch. exper. Path. (D.) **47** (1901)] unter Hinweis darauf, daß auch ohne Blutströmung in jedem Gewebe Diffusionsvorgänge auftreten können, die Versuche WÖLFLERS sowie ältere Experimente ähnlicher Art, wie die von GOLZ, nachgeprüft und festgestellt, daß sie sehr verschieden ausfallen und von einem eindeutigen Ergebnis infolgedessen nicht die Rede sein könne. Gegen die von WÖLFLER ausgeführten Giftversuche wurde weiter der Einwand erhoben, daß Gifte im blutleeren Gewebe eine weitgehende Bindung und Entgiftung erfahren und sich aus diesem Grunde dem Resorptionsnachweis entziehen können, eine Frage, auf die ich später (S. 46) zurückkomme, da sie den Verbleib arterieller Stoffe berührt.

In diesem Zusammenhang sind die Untersuchungen von C. RITTER über die Verbreitung und „Resorption wasserlöslicher Stoffe im blutleerem Gewebe" anzuführen. Wie RITTER nachwies, wird eine subkutan injizierte Adrenalinlösung, im Gegensatz zu der örtlichen Aufsaugung der meisten echtgelösten Substanzen durch die Blutbahn, in die Lymphspalten resorbiert. Im Blutleereversuch erfolgt eine Zurückschwemmung und Ausbreitung über das gesamte, von der arteriellen Blutzufuhr abgesperrte Hautgebiet. Allerdings liegen für die Adrenalinausbreitung und -aufsaugung besondere Bedingungen insofern vor, als das Mittel zu starken Gefäßzusammenziehungen führt, so daß die Blutbahn als Resorptionsstätte ausscheidet und der Abtransport auf dem Lymphwege erfolgt. Aus diesem Grunde können die Versuche C. RITTERS, soweit sie sich auf blutleeres Gewebe beziehen und eine, trotz Absperrung des arteriellen Zuflusses, ungehinderte Ausbreitung echtgelöster Stoffe beweisen, auch nicht zur Widerlegung der Schlußfolgerungen WÖLFLERS herangezogen werden.

Die Erklärung für die sich widersprechenden Auffassungen und Untersuchungsergebnisse scheint mir in den voneinander abweichenden Versuchsanordnungen zu liegen. C. Ritter hat das Adrenalin nicht wie Wölfler auf eine Wunde aufgeträufelt, sondern in bereits gestautes Gewebe eingespritzt. Durch die angelegte Blutleere wird nicht nur eine venöse Blutstauung mit Flüssigkeitsaustritt in das Gewebe, sondern auch eine hochgradige Lymphstauung hervorgerufen. Daher überrascht es nicht, daß die *injizierte* Adrenalinlösung sich in der zurückgestauten Gewebsflüssigkeit ausbreitet und in den erweiterten Lymphbahnen vordringt. Daß es in ödematösem Gewebe zu einer besonders raschen und leichten Verbreitung des Adrenalis kommt, geht aus später noch zu erwähnenden Untersuchungen hervor. Bei der arteriellen Anästhesie liegen die Verhältnisse hinsichtlich der Rückstauung von Blut und Lymphe fast genau so, nur mit dem Unterschied, daß die Einspritzung in die Stammarterie des betreffenden Gliedes und nicht in das Gewebe erfolgt; Ausbreitung der Lösung und Durchtränkung des Gewebes gehen dabei nicht weniger schnell und vollständig vor sich.

Die Anordnung der Wölflerschen Versuche ist demgegenüber so gewählt, daß die mit der Blutleere verbundene Blut- und Lymphstauung der Aufsaugung und Verbreitung einer auf die Wunde geträufelten wäßrigen Lösung geradezu entgegen wirken muß. Jede Stauung steigert erfahrungsgemäß die Absonderung von Gewebsflüssigkeit aus der Wunde. Die von Wölfler aufgeträufelte Lösung kann also gar nicht von der Wunde aufgenommen werden und in die Gewebsflüssigkeit gelangen, solange die Blutleerebinde liegt. Die nach Auflassung der arteriellen Sperre stark beschleunigte Aufsaugung aber erklärt sich nach unseren heutigen Kenntnissen über die Auswirkung der Esmarchschen Blutleere zwanglos durch die einsetzende reaktive Hyperämie und die mit ihr verbundene raschere Stoffabfuhr.

Wir können demnach daran festhalten, daß jede Einspritzung wäßriger Lösungen trotz gleichzeitiger oder sich unmittelbar anschließender Drosselung des arteriellen Blutzuflusses in kürzester Zeit zu einer vollständigen Durchtränkung des abgesperrten Gewebes führt, indem sich die eingespritzten Stoffe der Zwischengewebsflüssigkeit mitteilen und in ihr ausbreiten.

Aus dieser Feststellung ist der weitere Schluß zu ziehen, *daß der Stoffübertritt in das Gewebe bei ungedrosselter Blutzufuhr* nicht minder rasch, wahrscheinlich sogar schneller erfolgt. Auf Grund des fast auf der Stelle vor sich gehenden Ablaufes der physiologischen Filtrations- und Diffusionsvorgänge ist eine wesentliche Verlangsamung der Durchtritts- und Ausbreitungsgeschwindigkeit trotz der, dem Modellversuch der arteriellen Anästhesie gegenüber fehlenden venösen Rückstauung in hohem Maße unwahrscheinlich.

Dagegen erwächst der arteriellen Einspritzungsbehandlung bei ungedrosseltem arteriellem Blutstrom ein grundsätzlicher Nachteil in dem sich anschließenden Ausgleich der eingetretenen Stoff- und Flüssigkeitsverschiebungen. So rasch wie im Allgemeinen, besonders aber beim Vorhandensein eines starken Konzentrationsgefälles auf der Seite der Blutbahn, der Durchtritt echtgelöster Substanzen durch die Kapillarwandungen vor sich geht, ebenso rasch vollzieht sich der *osmotische Ausgleich.* Unterschiede sind lediglich nach Maßgabe der verschiedenen Diffusionsgeschwindigkeit der gewählten Stoffe zu erwarten. Die Verweildauer molekular gelöster Stoffe in der Gewebsflüssigkeit kann infolgedessen nur sehr kurz sein.

Und da auch arteriell zugeführte Arzneimittel, sofern sie nicht durch Abbau, chemische Umwandlung oder Eingehen von Anagerungsverbindungen im Gewebe verbleiben, bereits nach kurzer Zeit wieder im Blutkreislauf erscheinen, dürfte unter diesen Umständen kaum mit ausreichenden therapeutischen Wirkungen zu rechnen sein.

Mit welcher Geschwindigkeit der Durchgang wäßriger Lösungen durch das Gewebe erfolgt, davon kann man sich unter anderem durch *vasographische Untersuchungen* überzeugen. Einer Mitteilung von W. SCHMIDT entnehme ich folgende Angaben über die Verweildauer von Kontrastmitteln: Nach Einspritzung einer 40%igen wäßrigen Uroselectanlösung in die ungedrosselte Beinschlagader erhält man bereits 2 Sekunden nach Einspritzungsbeginn eine Darstellung der arteriellen Hauptstämme, und bereits 7 Sekunden nach der Einspritzung ist das Kontrastmittel in die regionäre Vene übergegangen und bringt diese gut zur Darstellung, wenn gleichzeitig eine venöse Stauung durchgeführt wird (Abb. 7). Ohne Stauung stellt sich die Vene zwar nicht früher, jedoch flüchtiger und weniger deutlich dar.

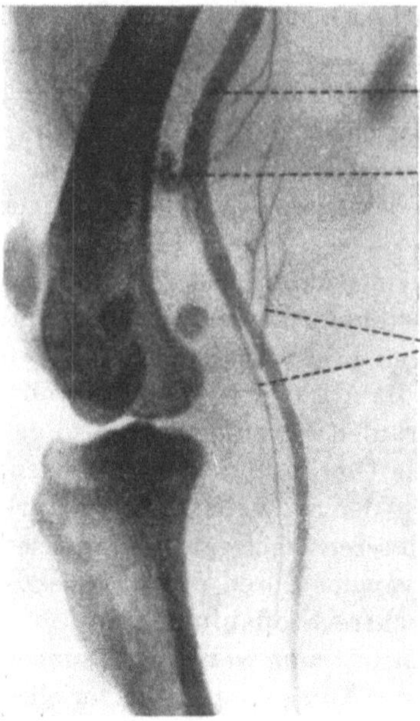

Abb. 7. *Vasographie* mit Uroselectan nach perkutaner Punktion der Arteria femoralis. Aufnahme bei liegender venöser Stauung 12 Sekunden nach der Injektion: Arterien nicht mehr, Venen und Venenäste gut dargestellt. (Aus W. SCHMIDT, Z. Chir. 1930, 652.)

Demnach werden arterielles und kapilläres Gefäßnetz entsprechend der hohen Blutströmungsgeschwindigkeit unter Durchströmung des Gewebes in wenigen Sekunden durchlaufen. In anderen arteriellen Stromgebieten ist die Strömungsgeschwindigkeit zum Teil noch um ein mehrfaches größer als in den Schlagadern der Gliedmaßen. So geht das Blut nach den Feststellungen von E. MONIZ in weniger als 2 Sekunden von den Arterien des Gehirns durch das Kapillargebiet in die Venen über.

Für eine Ausbreitung der Lösung in der Gewebsflüssigkeit und ein Verweilen von nennenswerter Dauer ist mithin kaum Zeit vorhanden. Einspritzungen in die ungedrosselte Schlagader bei ungehindertem venösen Rückfluß bewirken einen so raschen Durchgang durch das Gewebe, daß sie therapeutisch nahezu zwecklos erscheinen könnten, und es verstärkt sich der Zweifel, ob eine so kurzfristige Verweildauer die Vornahme intraarterieller Injektionen überhaupt gerechtfertigt. Infolgedessen erhebt sich die Frage, welche *Maßnahmen zur Verlängerung der Verweildauer arteriell zugeführter Stoffe* getroffen werden können.

Zunächst ist an *durchblutungsfördernde Maßnahmen* zu denken, wie sie uns in der Einspritzung gefäßerweiternder Mittel, in der künstlichen Blutleere mit nachfolgender reaktiver Hyperämie (Reizarteriogramm!) und in Eingriffen am Sympathikus zur Verfügung stehen. Wie erwähnt, ist mit jeder Mehrdurchblutung des

Gewebes ein gesteigerter Stoffübertritt in die Gewebsflüssigkeit verbunden. Dieser Vorteil ist für sich allein jedoch praktisch nicht nutzbar zu machen, da es infolge der Erweiterung der kleinen Arterien und der sich öffnenden Kapillargefäße zwar zu einer erheblichen Verbreiterung des Kapillarbettes mit entsprechender Strömungsverlangsamung, infolge des gesteigerten Stoffwechsels aber auch zu einem starken osmotischen Gefälle nach der Blutbahn hin und damit zu einem vermehrten Abstrom der Stoffe kommt. Gefäßerweiternde und durchblutungsfördernde Maßnahmen anzuwenden erscheint deshalb nur dann zweckmäßig, wenn eine echte Minderdurchblutung des Gewebes, etwa auf Grund angiospastischer Zustände, vorliegt, denn dann entfällt der Nachteil, mit der Anregung der Gewebsdurchblutung zugleich den therapeutischen Einfluß herabzusetzen. Das trifft besonders auf periphere Durchblutungsstörungen mit Strömungsverlangsamung und verzögertem Abtransport der Stoffwechselschlacken aus unzureichend durchblutetem Gewebe zu.

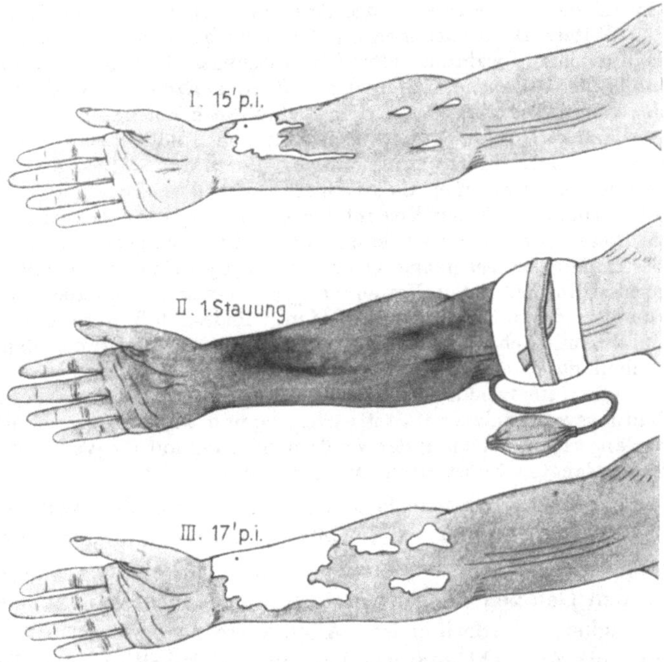

Abb. 8. *Adrenalinausbreitung im Gewebe.* Einfluß venöser Stauung von 1 Minute Dauer auf die Ausbreitung eines nach Adrenalininjektion aufgetretenen anämischen Hautbezirkes, der sich innerhalb von 15 Minuten ausgebildet hatte. (Nach F. TRUSS.)

Die andere Möglichkeit besteht darin, Vorsorge dafür zu treffen, daß die Stoffabfuhr aus dem Gewebe längere Zeit verzögert wird. Das kann allein durch *Rückstauung des abfließenden venösen Blutes* aus dem Versorgungsgebiet der Schlagadern geschehen. Unter dieser Voraussetzung läßt sich auch die Wirkung hyperämisierender Maßnahmen verwerten.

In welchem Maße Ausbreitung und Aufsaugung echtgelöster Stoffe von abweichenden Strömungsbedingungen beeinflußt werden, geht aus vergleichenden Untersuchungen hervor, die F. TRUSS in Nachprüfung der RITTERschen Adrenalinversuche auf meine Veranlassung unternommen hat.

Intrakutan als Quaddel eingespritzt, bewirkt die Adrenalinlösung sofort einen anämischen Bezirk an der Einspritzungsstelle, der, auf örtlicher Gefäßzusammenziehung beruhend, sich allmählich ausdehnt und Gänsehaut zeigt, sobald die Adrenalinkonzentration im Gewebe so hoch ist, daß eine Erregung der Musculi erecti pilorum zustande kommt. Wie bereits erwähnt, wird das Adrenalin, im Gegensatz zu den meisten anderen gelösten Stoffen, vorwiegend auf dem Lymphwege abgeführt. Auch über den oberflächlichen adrenalinführenden

Lymphbahnen bilden sich infolge krampfartiger Zusammenziehungen ihrer Vasa vasorum weiße anämische Streifen aus, die an sonst nicht abweichend veränderten Hautflächen Geschwindigkeit und Ausdehnung des Adrenalinabflusses gut erkennen lassen.

Truss setzte nun unter Einhaltung stets gleicher äußerer Versuchsbedingungen intrakutane Quaddeln mit 0,1 ccm einer Adrenalinlösung 1/600000 und verfolgte die Ausbreitungsgeschwindigkeit des Adrenalins an der Ausdehnung der anämischen Bezirke. Nach Anlegen Bierscher *Stauung* mit einem Druck von 60 mm Hg bis zu 40 Minuten Dauer erfolgt die örtliche Ausbreitung infolge der eintretenden Blut- und Lymphstauung wesentlich rascher als in nicht gestauten Hautbezirken. Außerdem halten die Folgeerscheinungen länger an, was auf eine längere Verweildauer des Adrenalins in der Gewebsflüssigkeit schließen läßt (Abb. 8).

Weitere Beobachtungen ergaben eine beschleunigte Adrenalinausbreitung in *ödematösen* Hautgebieten, während alte Einspritzungsstellen mit Blutungs- oder Entzündungsresten infolge der bestehenden Stase das Auftreten anämischer Bezirke verhinderten und die Richtung des Adrenalinabflusses auf dem Lymphwege ablenkten.

Aktive Hyperämie, die durch Eintauchen des Gliedes in heißes Wasser von 40—50 Grad erzeugt wurde, führte zu einem schnelleren und auf längere Strecken hin erfolgendem Auftreten weißer Streifen als Ausdruck einer Beschleunigung sowohl der Ausbreitung wie der Abführung des Adrenalins infolge der gesteigerten Gewebsdurchblutung. Mit einer eigens zu diesem Zweck entwickelten Meßmethode vorgenommene vergleichende Resorptionszeitbestimmungen, bei denen Quaddeln am hyperämisierten und zur Kontrolle gleichzeitig am normal durchbluteten Vorderarm gesetzt wurden, ergaben bei sich anschließender venöser Stauung des nicht hyperämisierten Gliedes, daß passive Hyperämie die Aufsaugung um durchschnittlich 15 Minuten verzögert, aktive Hyperämie dagegen um die gleiche Zeit beschleunigt.

Die Unterschiede sind so auffallend, daß an der überragenden Einflußnahme der Durchblutungsverhältnisse auf Stoffverteilung und -aufsaugung, vor allem aber an der ausgesprochen verlängernden Wirkung der venösen Stauung auf die Verweildauer der in die Gewebsflüssigkeit gelangten Substanzen, nicht zu zweifeln ist.

Für die therapeutische Beeinflussung von *Durchblutungsstörungen* auf dem Boden von Gefäßkrämpfen oder Gefäßwanderkrankungen erscheint die künstliche Verlängerung der Verweildauer von geringem Wert, weil die gefäßerweiternden Mittel an den Gefäßen selbst angreifen und dazu nicht erst der Übertritt in die Gewebsflüssigkeit erforderlich ist. Auch wäre zu erwägen, die Stauung in solchen Fällen nur mit Auswahl anzuwenden, um bei bereits vorhandener Neigung zur Stase im Gebiet der Endstrombahn die Ernährung und Sauerstoffversorgung des Gewebes nicht noch weiter zu verschlechtern. Da sich aber gerade die intermittierende Venenstauung nach Collens und Wilensky bei der Behandlung peripherer Durchblutungsstörungen besonders bewährt hat, bestehen wohl keine wesentlichen Bedenken gegen die zusätzliche Stauung bei Verwendung gefäßerweiternder Mittel.

Ganz anders verhält es sich mit *akuten Entzündungsvorgängen*. Vermehrte Durchblutung und gesteigerte Stoffwechseltätigkeit sind hervorstechende Merkmale der örtlichen Entzündung. In Entzündungsgebieten ist deshalb zuverlässig mit einer stark verkürzten Verweildauer arteriell zugeführter Stoffe zu rechnen, die durch die begleitende Erweiterung der Endstrombahn und die dadurch bedingte Verlangsamung des arteriellen Blutstromes sicherlich nicht genügend ausgeglichen wird. Infolgedessen dürfte es gerade bei der Bekämpfung örtlicher akuter Infektionen durch intraarterielle Heilmittelanwendung von ausschlaggebender Bedeutung sein, die Verweildauer der Stoffe im Gewebe durch Rückstauung des venösen Blutes für einige Zeit zu verlängern.

Bevor ich auf die Frage eingehe, in welcher Weise die venöse Stauung am zweckmäßigsten durchgeführt wird, bedarf die Vorfrage der Beantwortung, ob es grundsätzlich richtiger ist, die *Einspritzungen in die ungedrosselte oder in die gedrosselte Schlagader* vorzunehmen.

Früher wurde Wert darauf gelegt, die Einspritzung bei ungehindertem Blutzufluß zu Organen oder Geweben auszuführen. Man ging dabei von der sicher zutreffenden Auffassung aus, daß es physiologisch sei, die Stoffe dem arteriellen Stromgebiet mit dem ernährenden Blutstrom zuzuleiten, ohne eine Unterbrechung der Blutversorgung des Gewebes eintreten zu lassen. Dieser Gedanke trat später zurück, als in Verbindung mit der Vornahme von Arteriographien die Vorstellung auftauchte, durch das freiströmende Blut könnte eine zu starke Verdünnung der schattengebenden Lösung eintreten. Wie E. Moniz nachwies, bedeutet die Vermischung mit dem strömenden Blut jedoch keinen Nachteil; nur in einer stillstehenden Blutsäule tritt, und zwar sehr rasch, eine Verdünnung ein. Dieser Einwand ist demnach hinfällig; er hat für die arterielle Heilmittelverwendung zudem eine viel geringere Bedeutung als für die Einspritzung von Kontraststoffen. Es liegt somit in dieser Hinsicht keine Veranlassung vor, therapeutische Mittel nicht in die ungedrosselte Stammarterie einzuspritzen und den physiologischen Verhältnissen auf diese Weise in vollem Umfang Rechnung zu tragen. So wird deshalb in der Regel auch bei Einspritzungen durch die Haut verfahren. Einspritzungen in die freigelegte Schlagader werden dagegen meist in der Weise vorgenommen, daß das Gefäß zur Erleichterung der Punktion und Injektion mit einem Faden oder Bändchen angeschlungen und der Blutstrom dadurch vorübergehend abgesperrt wird. Gibt man die Gefäßsperre gleich nach der Einspritzung wieder frei, dann wird die eingeführte Lösung sofort vom Blutstrom mitgenommen und im Versorgungsgebiet der Arterie verteilt; der Vorgang dürfte sich nicht wesentlich von einer langsamen Einspritzung in die freie Blutbahn unterscheiden. Zudem zeigt das Beispiel der arteriellen Anästhesie, die ja in vollkommener Blutleere vorgenommen wird, daß der unbehinderte arterielle Blutstrom zur Erfüllung der Endstrombahn und für die Ausbreitung der Stoffe im Kapillargebiet nicht erforderlich ist; der von den venösen Kapillarabschnitten und Gefäßen ausgeübte Sog reicht hierfür offenbar vollständig aus.

Deshalb darf man sich wohl auch von der Drosselung des injizierten Stammgefäßes *nach* erfolgter Einspritzung keinen allzugroßen Erfolg im Hinblick auf eine Verzögerung der Stoffausbreitung und -aufsaugung im Gewebe versprechen. Vielfach wird die Arterie nach perkutaner Injektion des Arzneimittels für einige Minuten mit der Hand zugedrückt oder die Einspritzung bei freigelegter Arterie in das zuvor abgesperrte Gefäßrohr ausgeführt, um das Nachströmen des arteriellen Blutes zu unterbrechen und dadurch eine Verlangsamung des Abflusses aus dem Versorgungsgebiet zu erzielen. Eine wirksame Verlängerung der Verweildauer der zugeführten Stoffe im Gewebe erscheint aus den angeführten Gründen nicht auf diesem Wege, sondern allein durch venöse Stauung möglich.

Hierzu kann man sich einmal der v. Esmarchschen *Blutleere* bedienen. Die Einspritzung erfolgt dabei in die vollständig abgesperrte Schlagader. Die Blutleerebinde hebt sowohl den Zustrom des arteriellen Blutes wie den Rückstrom des venösen Blutes auf. Dabei macht es keinen großen Unterschied, ob man zunächst das Gefäß punktiert, dann oberhalb der Punktionsstelle die Blutleerebinde anlegt und nun einspritzt oder ob man oberhalb der angelegten Blutleere punktiert und erst nach vorübergehender Lockerung der Binde einspritzt, um den arteriellen Blutstrom noch kurz für die Stoffzuführung auszunutzen. Entscheidend ist vielmehr die mit der Blutleere verbundene, unmittelbar einsetzende Hemmung des venösen Blutabflusses. Die intraarterielle Einspritzungsbehandlung wurde anfänglich oft in dieser Weise ausgeführt. Dies Vorgehen besitzt jedoch nur Nachteile. Wenn die perkutane Injektion oder die Freilegung des Gefäßes in örtlicher Betäubung vorgenommen wird, kann man die Blutleere wegen der damit verbundenen Schmerzhaftigkeit nicht gut über längere Zeit hin, jedenfalls nicht annähernd so lange liegen lassen, wie die Staubinde. Dazu kommt, daß eine über längere Zeit angelegte Blutleere ungünstige Rückwirkungen auf den Gewebsstoffwechsel ausübt (E. Schütze). Ferner wird man die Blutleerebinde bei allen bakteriellen Gliedmaßeninfektionen schon deshalb nicht gern anlegen, weil das Auswickeln des Gliedes, vor allem bei Beteiligung der Lymphbahnen, die Gefahr der Keimverschleppung auf dem Blut- oder Lymphwege birgt.

Die andere Möglichkeit besteht im Anlegen einer mäßigen Bier*schen Stauung.* Durch Rückstauung des venösen Blutes, wie sie bei vasographischen Untersuchungen zur röntgenologischen Darstellung des Venensystems angewendet wird, kann die Verweildauer zweifellos beliebig lange ausgedehnt werden. Wo es angängig erschien, ging man deshalb schon bald dazu über, die arterielle Stoffzuführung mit venöser Stauung zu verbinden. Die Staubinde kann ohne Bedenken bis zu 6 Stunden und länger liegen bleiben; nur das Auftreten stärkerer Ödeme ist nach Möglichkeit zu vermeiden. Die Drosselung des venösen Blutabflusses verhindert mit Sicherheit den rückläufigen Übertritt des größten Teiles der in die Gewebsflüssigkeit übergegangenen Stoffe in die Blutbahn. Sie vermag allerdings nicht zu verhüten, daß ein gewisser Rückfluß durch tiefe Venen und venöse Knochengefäße in zentraler Richtung vor sich geht. Nach Beobachtungen von Bier ist dieser Anteil jedoch selbst bei stärkerer Stauung verhältnismäßig gering, da die Stauung auch „auf die tiefsten Venen — wahrscheinlich hauptsächlich durch Vermittlung des gedrückten Hauptstammes — einwirkt", obwohl nachweislich „kein größeres Hindernis für den venösen Rückstrom vorliegt".

Daß die Anwendung der Bierschen Stauung die Ausbreitung der Stoffe in der Gewebsflüssigkeit hemmt, ist ebenso wenig zu befürchten. Zahlreiche Beobachtungen bei venöser Stauung haben im Gegenteil gezeigt, daß die Verbreitung der Stoffe über den ganzen Stauungsbezirk erfolgt und zentralwärts bis fast an die Staubinde heranreicht. Auch in den Adrenalinversuchen C. Ritters breiteten sich unterhalb der Staubinde eingespritzte Lösungen über den ganzen gestauten Gliedabschnitt aus.

Im Gefolge der venösen Stauung tritt eine Reihe bereits von A. Bier hervorgehobener Wirkungen schmerzstillender, durchblutungsfördernder und flüssigkeitsvermehrender Art ein, die als durchaus vorteilhaft anzusehen sind. Sie hängen im wesentlichen mit der Stauungshyperämie zusammen. Auch die der Stauung folgende reaktive — arterielle — Hyperämie mit gesteigerter Durchblutung des gestauten Gliedabschnittes stellt trotz oder gerade wegen des nun beschleunigten Stoffaustausches zwischen Blut und Gewebe keine Gegenanzeige gegen die Stauungsbehandlung dar, da für die therapeutische Auswirkung der in die Schlagadern eingespritzten Stoffe während der Dauer der Stauung genügend Zeit zur Verfügung steht.

Selbst bei bakteriellen Entzündungen bestehen meines Erachtens keine Bedenken, zur Erhöhung der Verweildauer der Stoffe im Gewebe die venöse Stauung heranzuziehen. Trotz der anfänglichen Einwände E. LEXERS u. a. hat sich die BIERsche Stauung gerade bei der Bekämpfung örtlicher chirurgischer Eiterungen bewährt und wird von vielen Chirurgen nach wie vor als ein wichtiges Rüstzeug im Kampf gegen die lokale Infektion betrachtet. Nach BIERS, im Laufe der Jahre unzählige Male bestätigten Erfahrungen eignet sich die Stauungshyperämie in erster Linie für die Behandlung *frischer* entzündlicher Erkrankungen, weil sie die natürlichen Vorgänge im Entzündungsablauf nachahmt und fördert. Insbesondere die mit jeder passiven Hyperämie verbundene Stromverbreiterung und Strömungsverlangsamung entspricht der Durchblutungssteigerung bei akuten bakteriellen Infektionen. Sie kann daher mit gutem Gewissen zur Verlängerung des Kontaktes der durch intraarterielle Injektionen an den Eiterherd herangebrachten, chemotherapeutisch und antibiotisch wirksamen Stoffe benutzt werden.

Die dargelegte Auffassung hat vornehmlich für den akuten Entzündungsablauf Geltung. BIER selbst hat bereits darauf hingewiesen, daß *chronisch* verlaufende Eiterungen und ihre Folgezustände besser auf aktive Hyperämie ansprechen. Nach dem bekannten Stufengesetz G. RICKERS lassen sich bei Entzündungen vier Grade der begleitenden örtlichen Durchblutungsstörungen des Gewebes unterscheiden, deren schwerste in hochgradiger Strömungsverlangsamung oder gar völligem Stillstand der Blutströmung bestehen. Derart schwere peristatische Zustände machen die zusätzliche Stauungsbehandlung überflüssig, da wahrscheinlich schon die Strömungsverlangsamung im Entzündungsgebiet eine genügend lange Verweildauer der Stoffe im Gewebe gewährleistet. In solchen Fällen ist es deshalb eher gerechtfertigt, die nach kurzdauernder Blutleere auftretende reaktive Hyperämie als durchblutungsfördernde Maßnahme auszunutzen oder der intraarteriellen Infektion mit nachfolgender venöser Stauung aktiv hyperämisierende Maßnahmen wie Heißluftanwendung, Kurzwellenbestrahlung oder ähnliches *voraus*zuschicken.

Die vorstehenden Erörterungen *abschließend* ist festzustellen, daß die intraarterielle Heilmittelanwendung nicht notwendig stets nach dem gleichen Schema und unter Vernachlässigung des jeweils vorhandenen Durchblutungsgrades der Gewebe vorgenommen werden braucht: indem immer entweder der arterielle Blutzufluß gedrosselt oder über längere Zeit hin gestaut wird. Bei schweren peripheren Durchblutungsstörungen wie bei der Behandlung von örtlichen Eiterungen ist es nicht nur möglich, sondern folgerichtig, die Art des Vorgehens den jeweiligen Durchblutungsverhältnissen anzupassen.

Durch Ausnutzung der nach vorausgeschickter Blutleere oder anderer hyperämisierender Maßnahmen eintretenden aktiven Hyperämie kann in ungenügend durchblutetem Gewebe eine stärkere Ausbreitung der Stoffe erzielt und durch nachfolgende venöse Stauung ihre Verweildauer beliebig verlängert werden.

Inwieweit der Anwendung der venösen Stauung nach intraarteriellen Einspritzungen Gefahren anhaften, wird im letzten Kapitel erörtert werden.

Gesagtes bezieht sich im wesentlichen auf die Verwendung echtgelöster Heilmittel.

Die Frage nach der Ausbreitung und Verweildauer kolloidaler und korpuskulärer Stoffe im Gewebe fällt mit der nach dem weiteren Schicksal dieser Substanzen, soweit sie überhaupt auf dem Blutwege in die Gewebsflüssigkeit gelangen, zusammen und wird nachstehend erörtert.

3. Der Verbleib arteriell zugeführter Stoffe

Der weitaus größte Teil der Stoffe, die nach subkutaner oder intramuskulärer Einspritzung durch Übertritt von der Blutbahn aus oder durch die Stoffwechseltätigkeit der Zellen von der Gewebsflüssigkeit aus aufgenommen werden, wird dem Blute entweder unmittelbar oder auf dem Lymphwege wieder zugeführt und verläßt den Körper durch dessen Ausscheidungsorgane. Nur ein kleiner Anteil wird durch chemischen Abbau, Anlagerungsverbindungen oder Speicherung dauernd im Gewebe festgehalten. Die sehr verschiedenartigen Vorgänge, die den Verbleib kristalloider und kolloidaler Lösungen sowie korpuskulärer Substanzen bestimmen, werden unter den Begriff der *Resorption* zusammengefaßt. Für die intraarterielle Einspritzungsbehandlung ist nicht nur das Schicksal der zugeführten Stoffe im Stromgebiet der Schlagadern, sondern auch die Möglichkeit ihres Überganges in den allgemeinen Kreislauf von Bedeutung, da auf diese Weise neben der beabsichtigten örtlichen Auswirkung Allgemeinwirkungen zustande kommen können.

Die Umstände, von denen Aufsaugung, Umwandlung und Ausscheidung der verschiedenen Substanzen abhängen, sind im einzelnen außerordentlich verwickelt und zum Teil noch ganz ungeklärt. Infolgedessen sind wir von der Aufdeckung bestimmter Gesetzmäßigkeiten noch weit entfernt.

In erster Linie ist die *Art* des verwendeten Stoffes maßgebend. Die Kenntnis der pharmakologischen Eigenschaften oder der chemischen Konstitution reicht zur Beurteilung ihres biologischen Verhaltens keineswegs aus. Gleich bedeutsam sind die physikalisch-chemischen Eigenschaften der Substanzen, insbesondere ihre Molekulargröße, die durch die Zahl der Atome bestimmt wird und vom Wert der chemischen Verbindung überlagert ist.

Auch das „*Milieu*“, in dem die Vorgänge laufen, spielt dabei eine Rolle. Diffusions- und Resorptionsgeschwindigkeit und Verhalten an Grenzflächen beeinflussen das Geschehen ebenso wie die Natur des Lösungsmittels, Konzentration, Temperatur und Alter der Lösung, Wanderung der Teilchen im elektrischen Feld und die Gegenwart anderer Elektrolyte, Kolloide oder „indifferenter“ Substanzen. Die gleichzeitige Verabfolgung anderer Lösungsmittel oder zusätzlicher Stoffe vermag die Resorption zu steigern oder zu verzögern. Solche Änderungen kommen namentlich durch das Auftreten von Anlagerungsverbindungen zustande, die auf besonderen „Affinitäten“ der Stoffe beruhen und in der Hauptsache durch physikalische Einflüsse — Grenz- bzw. Oberflächenerscheinungen — zu erklären sind. Sie bewirken vielfach eine Entgiftung toxischer Arzneimittel. Die Resorptionsvorgänge können aber auch unmittelbar auf Verteilung und Verbleib der Stoffe Einfluß gewinnen, da eine große Anzahl von Substanzen bekanntlich erst nach ihrer Bindung an Plasmabestandteile im Blut oder in den Gewebssäften kreisen.

Schließlich ist dem *Funktionszustand des Erfolgsorgans*, dem Heilmittel oder andere Stoffe auf intraarteriellem Wege zugeleitet werden, eine bedeutsame Rolle zuzuerkennen. Die Abhängigkeit der Stoffausbreitung und -aufsaugung von Gewebsdurchblutung und Stoffwechsellage wurde bereits mehrfach hervorgehoben.

Hier ist die von RAID HUNT gefundene Tatsache zu erwähnen, daß Tiere, deren Stoffwechsel infolge vermehrter Ausschüttung wirksamer Sekrete der Schilddrüse gesteigert ist, wesentlich unempfindlicher gegen die Vergiftung mit bestimmten Giften werden. Und R. FREUND [Virchows Arch. **286**, 526 (1932)] zeigte am Beispiel der Leber, daß der Durchblutungsgrad des Organs auf die Art und die Stärke der Ablagerung von Fremdstoffen im Lebergewebe von nachweisbarem Einfluß sein kann. Diese Beispiele ließen sich, namentlich bei Heranziehung pathologischer Vorgänge, noch beliebig vermehren.

Trotz der Mannigfaltigkeit der Vorgänge und Abhängigkeiten die auf die Resorption Einfluß haben, reicht bereits die getrennte Betrachtung des Verbleibs wäßriger Lösungen auf der einen, kolloidal gelöster und fester Stoffe auf der anderen Seite aus, um eine Übersicht zu gewinnen.

Die *Aufsaugung einfacher gelöster* Substanzen ist verhältnismäßig einfach zu verstehen. Echte Lösungen werden unmittelbar in die Blutbahn aufgenommen. Dieser Vorgang stellt, wie schon wiederholt erörtert wurde, nur einen Teil des Stoff- und Flüssigkeitswechsels zwischen Blut und Gewebe dar und bedeutet nichts anderes, als den physiologischen Ausgleich der Verschiebungen, die beim Übergang von Wasser und echtgelösten Substanzen in die Gewebssäfte vor sich gehen. Dieselben Kräfte, die im Takt des Kapillargefäßspiels bei der Ausbreitung wirksam werden, besorgen auch die Rückbeförderung in die Blutbahn. Die Resorption läuft also in der Hauptsache nach den Gesetzen der Diffusion und Osmose ab. Selbst wenn keine ausreichenden Druckunterschiede zwischen Kapillaren und Gewebe auftreten, besitzt das Blut in seinem kolloid-osmotischen Druck eine anpassungsfähige Reserve, die die Aufnahme von Wasser und wäßrigen Lösungen durch die Kapillarwand ermöglicht. Die Aufsaugung erfolgt, nachdem im Gewebe durch Wasserabgabe oder -entziehung eine Isotonie mit dem Blut hergestellt ist. Nur blutisotonische Lösungen werden resorbiert. Das gilt auch für hypo- oder hypertonische Lösungen, die auf dem Blutwege in die Gewebsflüssigkeit gelangen. Weshalb dem eigentlichen Resorptionsvorgang die Angleichung an die osmotische Spannkraft des Blutserums vorausgeht, ist nicht geklärt und erschwert das Verständnis für den Resorptionsmechanismus, denn für den Rückstrom isotonischer oder solcher Lösungen, welche die gleiche Zusammensetzung wie das Blutserum haben, scheinen die einfachen physikalischen Erklärungen nicht immer auszureichen, zumindestens gelten sie nicht für eiweißhaltige und andere kolloidale Lösungen.

Ebensowenig wie die Teilchen einer Kolloidlösung oder einer Suspension die Kapillarwände unter physiologischen Bedingungen in nennenswertem Umfang zu durchdringen vermögen, ebensowenig ist ihr Durchtritt in umgekehrter Richtung möglich. Für echtgelöste Stoffe und Kolloide sind deshalb getrennte Resorptionswege anzunehmen. Als *Resorptionsort kolloidal gelöster Substanzen* gelten die Lymphscheiden, die jedes Kapillargefäß umgeben. Nach H. Eppinger verlassen auch Eiweißabbaustoffe und Stoffwechselschlacken den zellulären Gewebsraum auf dem Wege der Lymphbahnen. Dadurch kommt es zu einer Verschiebung des osmotisch-onkotischen Gleichgewichts mit Rückresorption der extrakapillären Gewebsflüssigkeit. In der Hauptsache jedoch werden die Kolloide, zusammen mit ihrem Lösungsmittel, an der Oberfläche von Zellen und Gewebsfasern niedergeschlagen oder von Speicherzellen aufgenommen. Abbaufähige eiweißhaltige Stoffe fallen fermentativen Verdauungsvorgängen in den Zellen anheim; die Endprodukte werden unmittelbar von der Blutbahn aufgenommen und durch Nieren und Leber ausgeschieden.

Im Mittelpunkt dieses Geschehens steht die *intrazelluläre Speicherung*. Dieser Vorgang ist als Ausmerzung kolloidaler und korpuskulärer Substanzen zu deuten und läuft nach neueren Erfahrungen in zwei Phasen ab. In der ersten Phase tritt eine Anlagerung und Anreicherung des Kolloides an der Oberfläche der Speicherzellen auf. Die Substanzen werden in körniger Form aus der kolloidalen Lösung in die Gewebsflüssigkeit ausgefällt (O. HOMUTH). In der zweiten Phase folgt die vakuloäre Speicherung der an der Oberfläche haftenden Fremdsubstanzen im Inneren der Zellen. Die Ausflockung geht dabei nicht an vorbestehenden Zellstrukturen oder bestimmten Plasmaanteilen, sondern zwischen ihnen in Saftkanälchen vor sich, die ohne trennende Zellhaut unmittelbar mit dem Saftstrom außerhalb der Zellen in Verbindung stehen.

Da alle anlagerungsfähigen und speicherbaren Stoffe an der Grenze zweier Flüssigkeitsphasen die gleiche Wirkung hervorrufen, nämlich eine Herabsetzung der Oberflächenspannung, bestehen keine grundsätzlichen Unterschiede zwischen der Speiche-

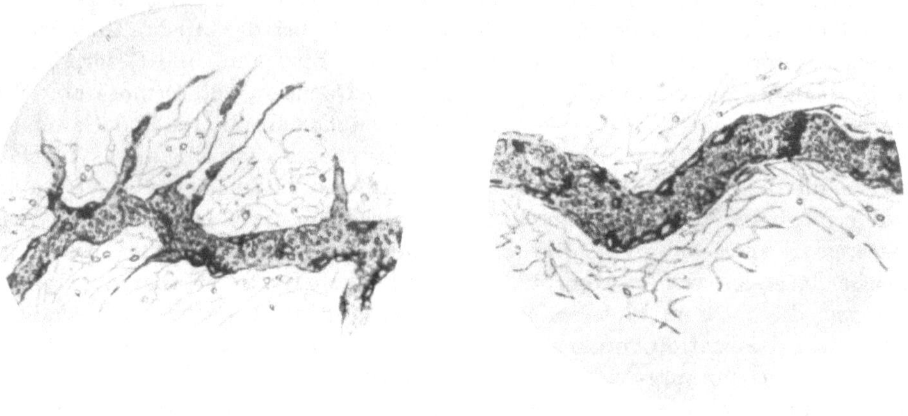

a *b*

Abb. 9. *Speicherungsvorgänge in Gefäßzellen.* Tuschekörnchen im Endothel einer kleinen Vene (*a*) und in Zellen von Kapillarsprossen (*b*) im Mesenterium des lebenden Kaninchens, 15 Minuten nach Injektion in die Ohrvene. (Aus O. HOMUTH, Zbl. exper. Med. 1927, 445.)

rung von Kolloiden und den biologisch ganz ähnlichen Erscheinungen der *Phagozytose* von lebenden Zellen und Erregern, sondern fließende Übergänge, die von der Aufnahme relativ grober korpuskulärer Partikel und Zellen bis zu dem wesentlich feiner abgestimmten Vorgang der Speicherung von Kolloiden und Semikolloiden reichen.

Granuläre Speicherung und Phagozytose stellen demnach gleichgerichtete zelluläre Resorptionsleistungen dar. Sie sind an eine bestimmte Art von Organ- und Gewebszellen mesenchymaler Abkunft gebunden, die unter der Bezeichnung *reticuloendotheliales Speicherzellensystem* zusammengefaßt werden. Mit dem verwandten Gerüst der *Endothelzellen der Gefäße* (Abb. 9) bilden sie eine funktionelle Einheit, die als inneres Stoffwechselorgan und im Dienst der Infektionsabwehr wichtige Aufgaben zu erfüllen hat.

Die Speicherzellen bedürfen zu ihrer Tätigkeit der *Mitwirkung von Eiweißsubstanzen* (Serumstoffe), was als Vorbedingung für die phagozytäre Zelleistung schon länger bekannt ist. Nach von JANCSO (Klin. Wsch. **1931**, Nr. 12) dient das Fibrin des Blutes als Vehikel der Kolloide.

Ausmaß und Verbreitung der Speicherung hängen von zwei Umständen ab: Einmal von den verhältnismäßig gut bekannten Bedingungen, die in den Eigenschaften der Speicherstoffe gelegen sind, zum anderen von sehr wechselnden und weniger klar überschaubaren Verhalten der Speicherzellen selbst.

Hinsichtlich der *Natur der Speicherstoffe* war man lange Zeit der Ansicht, daß ihre chemische Eigenart ausschlaggebend sei. Neuere Untersuchungen haben gezeigt, daß es für die Wanderung der Teilchen und ihre Aufnahme in Zellen weniger auf die chemische Reaktion als auf den Ladungssinn der Stoffe ankommt. Die Elektropolarität ist allerdings keine feste Eigenschaft speicherbarer Stoffe, sondern außer vom Lösungsmittel von der feineren oder gröberen Teilchengröße, von der Länge der Zeit, die sie mit den Zellen in Berührung kommen, und nicht zuletzt von der Konzentration der Lösung abhängig. Unter Umständen kommt es sogar zu einer Umladung der Teilchen.

Grundbedingung für die Speicherung ist die elektronegative Aufladung der Substanzen. Neutralkolloide, zu denen die meisten biologisch wichtigen Kolloide wie Eiweiß und Lipoide gehören, sind in alkalischem Milieu (Blut, Gewebsflüssigkeit) gewöhnlich relativ negativ geladen und wandern zur Anode, in saurer Umgebung dagegen relativ positiv geladen und wandern zur Kathode. Für den Speicherungsgrad ist der Lösungszustand des Stoffes bestimmend; von ihm hängt die Ausbreitung im Gewebe, die Dauer des Speicherungsvorganges und die Ausscheidungsgeschwindigkeit ab. An Farbstoffen hat W. SCHULEMANN eine Reihe von Gesetzmäßigkeiten nachweisen können.

Leicht diffusible, *elektrolytähnliche gelöste* Farbstoffe durchtränken das Gewebe gleichmäßig und werden nicht gespeichert, sondern rasch von der Blutbahn aufgesogen und ausgeschieden. Sie verhalten sich also genau so wie echtgelöste Stoffe.

Nichtdiffusible Substanzen und *Kolloide* sowie feste Stoffe verteilen sich nicht im Gewebe, sondern werden von *den* Speicherzellen aufgenommen, mit denen sie je nach der Einverleibungsart zuerst in Berührung kommen. Bei arterieller Stoffzuführung sind das die Endothelien und Adventitiazellen der Endstromgefäße. Die Stoffe passieren also die Gefäßwand nicht und haben keine Möglichkeit, in die Gewebsflüssigkeit zu gelangen, es sei denn unter pathologischen Bedingungen.

Stoffe, die ihrem Lösungszustand nach zwischen Elektrolyten und Kolloiden stehen, die sog. *Semikolloide*, zeigen alle Abstufungen einer mehr oder weniger gehemmten Ausbreitung im Gewebe und dementsprechender Aufsaugung oder Speicherung. Bei ihrer weiteren Verbreitung von der Blutbahn aus wird zwischen einem primären und sekundären Verteilungsvorgang unterschieden.

Primär kommt es in verschieden raschem Ablauf neben granulärer Speicherung in Gefäßwand (Abb. 9) und „Uferzellen" (SIEGMUND) zum Durchtritt durch die Kapillarwand und damit zur Durchtränkung des angrenzenden Bindegewebes in diffuser Form.

Bei dem *sekundären* Vorgang vollzieht sich allmählich eine Abwanderung der kolloiden Stoffe aus dem Bindegewebe und den Gefäßwänden in zwei Richtungen: Ein Teil wird von Wanderzellen aufgenommen, ein anderer gelangt durch Resorption in die Blutbahn zurück.

Auf das wechselnde *Verhalten der Speicherzellen* und ihren jeweiligen Funktionszustand, der in erster Linie den Beanspruchungen durch den Gewebsstoffwechsel angepaßt ist, haben verschiedene Umstände Einfluß. Unterschiede des Speicherungsgrades ergeben sich bereits aus Änderungen der Gewebsdurchblutung. Aktive Hyperämie bewirkt nicht nur eine Mehrzuführung von Kolloiden, sondern auch eine Mehrspeicherung. An ihrem Zustandekommen ist neben der erhöhten Durchlässigkeit der Gefäßwand der im aktiv hyperämisierten Gewebe erheblich gesteigerter

Stoffwechsel ursächlich beteiligt. Die gleichen Vorbedingungen für ein Mehrangebot kolloidaler Stoffe auf dem Blutwege liegen in Entzündungsgebieten vor.

Die Speicherfähigkeit der Zellen wird ganz allgemein von jeder Änderung der Stoffwechsel- und Umweltbedingungen stark beeinflußt. Je nach Zellart ändert sich dabei jeweils die Struktur der Zelle und damit ihre protoplasmatische Grenzschicht, an der sich die Oberflächenwirkungen vollziehen. Selbst Art und Menge der aufgenommenen Nahrung haben einen Einfluß auf die Leistung der Speicherzellen. In der gleichen Ebene liegen die Möglichkeiten, die Zelleistung und Speicherfähigkeit durch parenterale Reizkörpergaben und aktive oder passive Immunisierung zu steigern. So konnten SCHITTENHELM und EHRHARDT nachweisen, daß die Zahl der speichernden Zellen bei mit Serum vorbehandelten Tieren erheblich erhöht ist und daß nach dieser Vorbehandlung auch Zellgebiete, besonders im Bereich der Endstrombahn, an den Speicherungsvorgängen teilnehmen, die unter physiologischen Verhältnissen unbeteiligt sind.

Das weitere Schicksal der gespeicherten Kolloide und der stapelnden Zellen ist aus der Physiologie und Pathologie des Speicherzellensystems bekannt. Die aufgenommenen Substanzen werden durch intrazelluläre Verdauung weiter verarbeitet; dabei kommt es wahrscheinlich zur Ausstoßung von Endprodukten. Das gilt vornehmlich für eiweißhaltige abbaufähige Stoffe. Mit der Bildung und Abgabe von Eiweißschlacken durch eiweißverdauende Speicherzellen hängen möglicherweise Verschiebungen im Eiweißgehalt des Blutplasmas und die Bildung von *Antikörpern* eng zusammen.

Die Zellen selbst erfahren bei der Verarbeitung fettiger und bestimmter eiweißhaltiger Stoffe Umgestaltungen, die bis zu pathologischen Veränderungen reichen. Ruhende Wanderzellen können sich aus ihrem Zellverband loslösen und im Bindegewebe — freie Makrophagen — oder in der Blutbahn — Monozyten — auftreten; die meisten von ihnen gehen durch Zellzerfall zugrunde.

Überblicken wir die Vorgänge bei arterieller Zuführung kolloidalgelöster Stoffe im Hinblick auf die Aufgaben der arteriellen Therapie, so ergibt sich folgendes:

Therapeutisch verwendete Kolloide werden von den Speicherzellen im Stromgebiet der Arterie aufgenommen. Sofern nur eine unspezifische Kolloidtherapie zur Hebung der Abwehrkräfte des Körpers beabsichtigt ist, erreichen die Stoffe damit bereits das „Erfolgsorgan", in diesem Falle also die Endothelzellen der Endstrombahn. Das gleiche gilt für die arterielle Verwendung von Antigenen zur Erzeugung einer örtlichen Immunität, an deren Entstehung die Speicherzellen durch Bildung von Schutzstoffen und Antikörpern maßgebend beteiligt sind.

In die Gewebsflüssigkeit gelangen die zugeführten Heilmittel in nennenswertem Ausmaß dagegen nur bei abnorm gesteigerter Durchlässigkeit der Gefäßwände. Diese Voraussetzung ist unter pathologischen Bedingungen gegeben, so bei Entzündungszuständen oder bei künstlich herbeigeführter Gefäßwandschädigung, wie sie unter anderem nach längerer venöser Stauung auftritt.

Die Erreichbarkeit der Gewebsflüssigkeit durch Überwindung der Gefäßwandgrenzen kann therapeutisch ebenfalls von Bedeutung sein, z. B. bei der arteriellen Zuführung von aktiv immunisierenden Seren zur Bindung von Toxinen. In Gebieten bakterieller Entzündung wird man mit der Erreichung dieses therapeutischen Zieles rechnen dürfen, in entzündungsfreien Gewebsbezirken dagegen nicht. Deshalb ist namentlich für die Anwendung von Tetanusantitoxin an eine künstliche Steigerung der Gefäßwanddurchlässigkeit durch vorausgeschickte venöse Stauung zu denken.

Ob auch eine, vorerst noch zukünftigen Entwicklungen vorbehaltene Behandlung inoperabler bösartiger Geschwülste mit kolloidalen Stoffen eine derartige Maßnahme angezeigt sein läßt, bleibt abzuwarten. Möglicherweise liegen die Verhältnisse in den Geschwulststrombahnen mit ihrem reichen Kapillarnetz so, daß die zugeführten Stoffe ohne weiteres an die Geschwulstzellen herangelangen. Das würde eine ausschließliche Erreichbarkeit des Geschwulstgewebes bei gleichzeitiger Abschirmung des gesunden Mutterbodens bedeuten.

Die *Verweildauer* arteriell zugeführter kolloidaler und fester Substanzen im Gewebe bedarf infolge der auftretenden Speicherungsvorgänge keiner künstlichen Verlängerung. Ein Teil dieser Stoffe wird zwar auf dem Lymph- oder Blutwege aus dem Versorgungsgebiet der Arterie entfernt und in den allgemeinen Kreislauf übergeführt, aber, wie die Versuche O. SHAFFERs mit radioaktivem Phosphor gezeigt haben, doch erst nach einer so langen Zeit, daß eine ausreichende therapeutische Einwirkung gewährleistet erscheint.

Der *endgültige Verbleib* der Stoffe, die in den Bereich des Speichersystems gelangen oder in die Gewebsflüssigkeit übergehen, hat für die arterielle Enspritzungsbehandlung insofern noch eine besondere Bedeutung, als die damit zusammenhängenden Vorgänge zu einer *Bindung und Entgiftung giftiger Substanzen* führen können.

GOYANES, A. v. OPPEL und vor allem S. GIRGOLAW haben es als einen großen Vorzug der arteriellen Anästhesie gegenüber der Venenanästhesie bezeichnet, daß die verwendeten Betäubungsmittel bei intraarterieller Verabreichung weniger giftig seien, als bei intravenöser Einspritzung, und MAUREL will festgestellt haben, daß Kokainlösungen, die er bei Kaninchen statt in die Venen in die Arterie eingespritzt hatte, keine Zeichen von Vergiftung hervorriefen, selbst wenn er 0,1 g pro Kilogramm Gewicht verabfolgte, während die Kontrolltiere bereits nach intravenösen Gaben von nur 0,02 g pro Kilogramm Gewicht sofort verendeten.

H. BRAUN konnte die Beobachtungen allerdings nicht bestätigen und erklärte die Schlußfolgerung S. GIRGOLAWs hinsichtlich der Überlegenheit der arteriellen über die venöse Anästhesie für irrtümlich; nach seiner Auffassung kommt es in erster Linie auf die Versuchsanordnung an; die Injektion in die gedrosselte Arterie sei weniger giftig als die in eine Vene mit ungehinderter Strömung und umgekehrt. Offenbar geht die Kokainlösung infolge Abdrosselung der arteriellen bzw. der venösen Blutströmung stetes für kürzere oder längere Zeit in die Gewebsflüssigkeit über, so daß weniger die absolute Dosis als vielmehr die Länge der Verweildauer des Giftes im Gewebe den Grad der dort stattfindenden Entgiftung und damit auch den Wirkungsgrad bestimmt. Eine weitere Abhängigkeit besteht von der Ausdehnung des arteriellen Stromgebietes, in welches injiziert wird; je größer das arterio-kapilläre Bett ist, in dem sich das Gift verteilt, desto geringer ist die Giftigkeit (v. OPPEL).

Diese Feststellungen sind für die arterielle Therapie von weittragender Bedeutung. Wie schon früher auseinandergesetzt wurde, bietet die Stoffzuführung auf dem arteriellen Blutwege den großen Vorteil, daß für das Stromgebiet, auf das therapeutisch eingewirkt werden soll, eine niedrigere Dosierung ausreicht, als wenn durch orale oder parenterale Verabfolgung, z. B. von Sulfonamiden, eine bestimmte Höhe des Blutspiegels im Gesamtkreislauf erreicht werden muß, damit diese Konzentration des Mittels am Angriffsort zur Verfügung steht. Bei der gezielten arteriellen Therapie ist schon durch eine wesentlich geringere Gesamtmenge eine höhere Konzentration am Krankheitsherd zu erreichen, als mit der gleichen Dosis vom Gesamtkreislauf aus. Treten darüber hinaus noch Abfang- und Entgiftungsvorgänge im Stromgebiet der injizierten Arterie auf, dann müssen sich die Verhältnisse hinsichtlich der Höhe der Dosierung und der Gefahr der Toxizität der verwendeten Mittel noch wesentlich günstiger gestalten. Dazu kommt, daß unter diesen Voraussetzungen mit wesentlich schwächeren Allgemeinwirkungen nach Rückresorption der eingespritzten Stoffe in die Blutbahn zu rechnen ist.

Daran, daß *kolloidal gelöste Stoffe* durch Gewebspassage entgiftet werden, besteht in der Tat kein Zweifel. Die Entgiftung wird allein schon durch morphologische Befunde bewiesen: Die gleichen Vorgänge, die bei vielen Infekten als Abwehrvorgänge des Speicherzellensystems auftreten, finden sich in Form oft außerordentlich mächtiger zellulärer Reaktionen auch als Antwort auf die Anwesenheit gelöster Gifte, die durch intrazelluläre Verdauung unschädlich gemacht werden. Auf solchen Vorgängen beruht wahrscheinlich auch die Aufnahme und Vernichtung bakterieller Toxine. Die Speicherung von Diphtherie- und Tetanustoxin kann bereits als erwiesen angesehen werden. Im selben Sinne sprechen die Untersuchungen von v. JANCSO, dem es gelang, Teile des Speicherzellensystems durch eine elektrokolloide Kupferlösung bis zur Vernichtung zu schädigen. An der Bindung und Entgiftung toxischer Stoffe sowie an der Ausmerzung körperlicher Bestandteile durch die Speicherzellen im Rahmen der zellulären Abwehrleistungen des Organismus ist demnach nicht zu zweifeln. Diese Vorgänge haben allerdings insofern keine allgemeine Gültigkeit, als positiv geladene Kolloide und Suspensoide von den Zellen überhaupt nicht aufgenommen werden.

Ähnliche Entgiftungsvorgänge, wie sie für Kolloide nachgewiesen wurden, sind für *echtgelöste giftige Substanzen* anzunehmen. Über die Entgiftung dieser Stoffe bei intraarterieller Injektion liegen allerdings bisher nur recht lückenhafte Beobachtungen vor, die ein abschließendes Urteil noch nicht zulassen. In diesem Zusammenhang sind zunächst ältere Untersuchungsergebnisse anzuführen, die sich mit den S. 32 erwähnten Versuchen WÖLFLERS berühren.

WÖLFLER selbst konnte eine Resorption von Strychnin und Zyankalium in blutleerem Gewebe nicht nachweisen, wenn er diese Stoffe in Lösung auf Wunden aufträufelte. Auf die wahrscheinliche Erklärung seiner Versuchsergebnisse bin ich bereits eingegangen.

Eine andere Deutung geht von der möglichen Entgiftung dieser Mittel im blutleeren lebenden Gewebe aus. CZYLHARZ und DONATH [Zbl. inn. Med. **13**, (1900)] spritzten Tieren ebenfalls in Blutleere Strychnin in einer Menge ein, die bei gleichschweren Kontrolltieren in 2—5 Minuten tödlich wirkten; alle Tiere blieben gesund, auch als nach 1—4 Stunden die Blutleerebinde entfernt wurde.

MELTZER und LANGMANN [Zbl. inn. Med. **37** (1900)] stellten bei gleicher Versuchsanordnung nur eine verzögerte Resorption, aber keine völlige Neutralisation des Giftes fest und bestritten daher die Schlußfolgerung der Voruntersucher, für die jedoch A. BIER eintrat.

KOHLHARDT, der eine Abschwächung der Strychninwirkung nicht beobachten konnte, erbrachte diesen Nachweis für Kokain in überzeugender Weise, indem er den Versuchstieren so ungeheure Mengen einspritzte, daß der Tod oder zumindestens schwere Vergiftungserscheinungen hätten eintreten müssen, wenn nicht tatsächlich eine Entgiftung erfolgt wäre.

Infolgedessen setzte sich BIERS Auffassung von der bindenden und entgiftenden Wirkung des blutleeren Gewebes durch.

Eine weitere Klärung der aufgeworfenen Fragen wurde durch *vergleichende intraarterielle und intravenöse Einspritzungen* zu erzielen gesucht. Diese Versuchsanordnung läßt allerdings wegen der verschiedenartigen Verteilung, Verweildauer und Angriffsweise der geprüften Mittel richtige Schlüsse nur sehr bedingt zu. Diese Einschränkung trifft in erster Linie auf Untersuchungen zu, die sich mit der Feststellung der *Dosis letalis minima* toxischer Arzneimittel befassen.

In besonders ausgedehntem Maße hat O. EHRISMANN Auftreten und Stärke einer Reihe pharmakologischer Wirkungen, darunter die Dosis letalis bzw. subletalis, an Meerschweinchen ermittelt, denen er gleichgroße Giftmengen teils in die Arteria carotis kopfwärts, teils in die Vena jugularis herzwärts einspritzte. Nach der Einspritzung wurde das betreffende Gefäß unterbunden. In dieser Weise wurden unter gleichen Versuchsbedingungen insgesamt 21 Substanzen geprüft. Nur bei wenigen fand sich ein deutlicher Unterschied zwischen den beiden Einverleibungsarten, und dann stets in dem Sinne, daß die intraarterielle Einspritzung weniger wirksam war als die intravenöse. Bei den ermittelten Stoffen handelte es sich einmal um einige Lokalanästhetika, für die schon T. KURODA [Biochem. Z. **281**, 172 (1927)] die gleiche Feststellung getroffen hatte, unter den organischen Arzneimitteln um Atropinum sulfuricum einige Opiumalkaloide, darunter Kodein und Morphin, sowie andeutungsweise auch Strychnin; unter den anorganischen befanden sich K′ und C″, und zwar war bei beiden die intraarterielle Verabfolgung nur halb so wirksam wie die intravenöse Einspritzung.

Für die hochwirksamen Stoffe unter den Substanzen, die diese Unterschiede aufwiesen, ist die Überlegenheit des intraarteriellen Zuführungsweges zweifellos mit auf die rasche unmittelbare Erreichbarkeit des Angriffsortes zurückzuführen. Den Nachweis hierfür konnte EHRISMANN dadurch erbringen, daß er die intravenöse Injektion von Herzgiften auf die Dauer von 2 Minuten verlangsamte. In diesen Versuchen trat der Vergiftungstod nicht früher als wie nach intraarterieller Injektion ein. Entsprechende Ergebnisse hatte die Prüfung der am Vaguszentrum, also gleichfalls peripher angreifenden Stoffe Atropin und Nikotin.

Ein weiteres Beispiel für den gegensätzlichen Einfluß des Angriffsortes stellen die Versuche dar, die WINTERBERG [Pflügers Arch. **24**, 455 (1903)] mit Kampfer ausführte. Dieses Mittel führte bei der Einspritzung in die Karotis durch Einwirkung auf das Vasomotorenzentrum zu einer stärkeren Blutdrucksteigerung als die Injektion entsprechender Mengen des Giftes in die Vena jugularis.

Die übrigen, von EHRISMANN untersuchten Stoffe verschiedener Wirkungsstärke hatten trotz ihres zentral in der Medulla oblongata gelegenen Erfolgsorgans einen schwächeren Einfluß, wenn sie in die Karotis als wenn sie in die Vena jugularis gespritzt wurden.

Auf Grund *eigener*, unveröffentlichter Versuche an Kaninchen, bei denen ich Arteria und Vena femoralis als Einspritzungsort wählte, kann ich die Feststellungen EHRISMANNS für die Gifte Kokain, Morphin und Strychnin bestätigen. Die geringere Giftigkeit dieser Mittel bei arterieller Verabfolgung kann nicht durch die andersartige örtliche Verteilung oder durch die Verschiedenheit des Angriffsortes, sondern nur durch Bindung und Entgiftung in *dem* Gewebe erklärt werden, das bei intraarterieller Zuführung, im Gegensatz zur intravenösen Einspritzung, zunächst erreicht wird.

Mit W. HEUBNER [Biochem. Z. **93**, 187 (1918)] ist also anzunehmen, daß außer einer Verdünnung des Giftes in der Gewebsflüssigkeit auch bestimmte, im Einzelnen noch nicht zu übersehende und für die verschiedenen Stoffe abweichende Entgiftungsvorgänge — chemische Zerstörung labiler Moleküle, Auftreten neuer chemischer Verbindungen, Anlagerung an Eiweißstoffe, Speicherung — eintreten und die pharmakologische Wirkung abschwächen.

Den sichersten Hinweis auf derartige Abfang- und Abwehrmaßnahmen im Gewebe geben Untersuchungen, wie sie PACK [Arch. exper. Path. **111**, 42 (1925)] ausgeführt hat. PACK konnte zeigen, daß gerade Substanzen wie Kokain, Morphin und Atropin, die sich bei intraarterieller Einspritzung weniger giftig erweisen, nach Durchströmung von Froschgefäßpräparaten nicht wieder vollständig in der Durchspülungsflüssigkeit erscheinen. Sie werden also mit Sicherheit im Gewebe zurückgehalten oder zerstört.

Dieser Nachweis gelang mir in ähnlicher Weise dadurch, daß ich in die nicht unterbundene Arteria bzw. Vena femoralis bei Hunden Kongorotlösung einspritzte und die Höhe des Farbstoffspiegels im Serum bestimmte. In einem Doppelversuch z. B. betrug der Blutspiegel nach intraarterieller Injektion nach 5 Minuten 85%, nach 1 Stunde 49%, nach intravenöser Injektion dagegen nach 5 Minuten 86%, nach 1 Stunde jedoch noch 83%.

Hiernach scheint nicht nur die Passage der Gewebsflüssigkeit, sondern auch die Verweildauer der auf dem Blutweg zugeführten Stoffe im Gewebe für das Ausmaß ihrer Bindung oder Entgiftung von Bedeutung zu sein. Einen, allerdings nur in negativer Hinsicht recht eindrucksvollen Beitrag zu dieser Frage entnehme ich den Versuchsreihen von O. EHRISMANN.

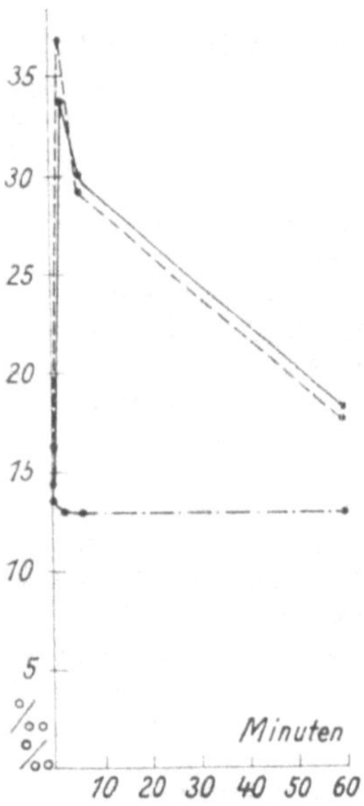

Abb. 10. *Kalziumgehalt des Serums.* - - - - Nach intraarterieller Injektion von $CaCl_2$, —— Nach intravenöser Injektion von $CaCl_2$, -·-·-·-·- Kontrolle ohne Injektion nach O. EHRISMANN.

Unter den von ihm geprüften anorganischen Giften wies das Kalzium den deutlichsten Unterschied zwischen den beiden Anwendungsarten auf. In der Annahme, daß sich aus der Festhaltung des Kalziums im Gewebe Verschiedenheiten in Höhe und Dauer des Blutkalkspiegels ergeben müßten, bestimmte EHRISMANN bei 8 Kaninchen den Kalziumgehalt des Blutserums vor und in wechselnden Zeitabständen nach der Injektion. In sämtlichen Versuchen stieg der Kalkspiegel im Blut sofort auf etwas über das Doppelte seines Ausgangswertes an, behielt diesen etwa 5 Minuten bei, um dann allmählich abzusinken; ein Unterschied zwischen intraarterieller und intravenöser Verabreichung war jedoch nicht zu beobachten (Abbildung 10).

Der ungehinderte Abfluß aus dem arteriellen Stromgebiet erlaubt also offenbar eine so rasche Rückresorption in die Blutbahn und führt nur eine so geringe Bindung des gelösten anorganischen Stoffes im Gewebe herbei, daß die Unterschiede in der pharmakologischen Wirksamkeit des Giftes in der Höhe des Blutkalkspiegels gar nicht zum Ausdruck gelangen.

Aus diesen Beobachtungen ist nur einmal mehr der Schluß zu ziehen, daß es bei der arteriellen Einspritzungsbehandlung, sei es der therapeutischen, sei es der entgiftenden Wirkung wegen, besonders darauf ankommt, das verwendete Arzneimittel in möglichst langer Berührung mit dem Gewebe am Ort der beabsichtigten Einflußnahme zu bringen.

III. Heilmittel zur arteriellen Verwendung

Im vorangegangenen Abschnitt wurde die Bedeutung des Stoffaustausches und Stoffverbleibs erörtert. Nach dem weiteren Schicksal der von der Blutbahn in die Gewebsflüssigkeit übertretenden Substanzen fragen, heißt zugleich die Frage nach ihrer Wirkung stellen. Chemische Konstitution und pharmakologische Eigenschaften eines Arzneimittels sind freilich für seine therapeutische Wirksamkeit allein nicht ausschlaggebend; diese hängt vielmehr von so zahlreichen Voraussetzungen und Bedingungen ab, daß nur die klinische Erfahrung das letzte Wort zu sprechen vermag.

Daß die Arzneimittelwirkung weitgehend durch die Beziehung der Zuführungsart und des Zuführungsortes zum Sitz des Erfolgsorgans bestimmt wird, wurde bereits an der Abhängigkeit gezeigt, die hinsichtlich des Eintritts von Vergiftungserscheinungen bei Einspritzung gleichgroßer Mengen toxischer Arzneimittel teils in die Karotis, teils in die Vena jugularis bestehen.

Weitere Schwierigkeiten bei der *Beurteilung der Wirkungsweise* von Arzneimitteln entspringen der Tatsache, daß wir es selten nur mit einer, fast immer mit einer ganzen Anzahl qualitativ und quantitativ verschiedener Wirkungen zu tun haben.

Unterschiede der Wirkungsart und der Wirkungsbreite ergeben sich ferner aus der Dosierung. Diese Unterschiede beruhen vor allem auf der individuellen Verschiedenheit der Einzelwesen und darauf, daß sich Zellen und Gewebe Substanzen gegenüber, die an sie herangeführt werden und auf sie einwirken, keineswegs passiv verhalten; es hängt vielmehr vom Zellverhalten ab, ob die Stoffe nur ihren Grenzflächen angelagert werden oder in sie eindringen können. In gewissen Grenzen vermögen die Körperzellen ihre Funktionslage auch zu verändern, sei es im Rahmen des physiologischen Geschehens, sei es unter dem Einfluß pathologischer Vorgänge Sie werden dadurch entweder empfänglicher oder widerstandsfähiger gegen Stoffe, die von außen an sie herantreten.

In gleicher Weise verhalten sich Parasiten und Bakterien, die sich im Gewebe ansiedeln. Das jüngste Beispiel hierfür kennen wir aus der Verwendung antibiotischer Stoffe, deren therapeutischer Wirkungsgrad sich keineswegs auf alle Erreger erstreckt und sogar eine — neuestens allerdings bestrittene — Resistenzsteigerung von Bakterienstämmen zuläßt, die schon wiederholt mit diesen Stoffen in Berührung kamen, so daß eine Abschwächung bis zum völligen Versagen der Therapie die Folge ist.

Den angedeuteten Unsicherheiten in der Beurteilung von Heilmittelwirkungen unterliegt auch die arterielle Stoffzuführung. Für diesen Behandlungsweg vereinfachen sich die Verhältnisse insofern, als Ort der Verabreichung und Angriffsort, wie bei jeder örtlichen Therapie, weitgehend zusammenfallen. Zudem werden ausschließlich oder vorzugsweise Mittel verwendet, die ihre Wirkung innerhalb der Strombahn einer Stammarterie entfalten. Bei der intraarteriellen Einspritzungsbehandlung bestimmt deshalb mehr als bei jeder anderen Art der Arzneimittelverabfolgung, mit Ausnahme rein örtlicher Anwendungsformen, das therapeutische Ziel die Wahl des Mittels. Das schließt jedoch nicht aus, daß Stoffe, die dem Gewebe mit dem arteriellen Blutstrom zufließen, das Gebiet der Strombahn wieder verlassen, und über venöse Abflußgefäße und Lymphbahnen in den Gesamtkreislauf gelangen. Von hier aus sind Einflüsse auf verschiedene andere Erfolgsorgane und Angriffsorte möglich, die nicht gegensätzlicher oder toxischer Art zu sein brauchen, sondern auch im Sinne der Therapie liegen können. Die Vermeidung gegenteiliger Allgemeinwirkungen ist Aufgabe der Auswahl der Mittel und ihrer Dosierung.

Aber auch innerhalb der örtlichen Gegebenheiten ist die Auswirkung der arteriellen Therapie keineswegs einheitlich. Auf die Abhängigkeit von den Durchblutungs- und Blutverteilungsverhältnissen wurde bereits hingewiesen. Es ist ferner nicht gleichgültig, welches der arteriellen Stromgebiete auf Grund des Krankheitsgeschehens für die arterielle Stoffzuführung herangezogen wird. Arzneimittel, die in Gliedmaßenarterien eingespritzt werden, treffen auf andere Übertritts- und Ausbreitungsbedingungen als Stoffe, die von der Halsschlagader aus dem Hirngewebe zugeleitet werden sollen und die Schrankeneinrichtungen dieses Weges zu überwinden haben.

An mehreren Stellen dieses Kapitels wird die Möglichkeit erwähnt, Lösungen gleicher oder verschiedener Wirkungsweise gemeinsam einzuspritzen, um den therapeutischen Einfluß zu steigern. Die gemischte arterielle Behandlung setzt voraus, daß sich die Wirkung der verwendeten Mittel nicht gegenseitig aufhebt oder sich dahin auswirkt, daß die Gefäße und Gewebe im Versorgungsgebiet der injizierten Arterie geschädigt werden.

Für die *Vermeidung örtlicher Gewebsschädigungen* sind Wahl und Dosierung der Stoffe auf der einen, Herstellung, Menge und Konzentration der Lösungen auf der anderen Seite entscheidend. Da in der Regel lediglich Heilmittel Verwendung finden, die ohne Bedenken intravenös eingespritzt werden dürfen und deren pharmakologische und biologische Wirkung bekannt ist, ergeben sich für die intraarterielle Anwendungsweise im wesentlichen nur Fragen der Dosierung, der Konzentration und der Anpassung an die Reaktion des Blutes.

Für die *Dosierung* sind in der Hauptsache therapeutische Zielsetzung und Schwere des Krankheitsgeschehens maßgebend. Im übrigen richtet sich die Bemessung der Dosis nach den für das jeweilige Mittel bekannten pharmazeutischen Erfahrungen.

Hinsichtlich der *Konzentration* der einzuspri zenden Lösungen ist eine Beschränkung auf blutisotonische Lösungen nach den vorliegenden Beobachtungen nicht erforderlich. Zu intravenösen Einspritzungen werden ohne Nachteil 40 und 50%ige Heilmittel verwendet. Wenngleich die Verdünnung durch das strömende Blut bei Einspritzungen in eine Arterie wesentlich geringer ist als bei intravenösen Injektionen, so dürfte sie für die Vermeidung von Gefäßwand- und Gewebsschädigungen doch ausreichen. Außerdem ist die Herstellung eines Konzentrationsgefälles von der Blutbahn zur Gewebsflüssigkeit durchaus erwünscht, um den Stoffübergang zu erleichtern.

Anders verhält es sich mit der aktuellen *Reaktion* der Lösungen, die intraarteriell eingespritzt werden sollen; ihr p_H wird zweckmäßig der Reaktion des Blutes durch Säure- oder Alkalizusatz angeglichen, um nachteilige Auswirkungen auf Zellen und Gewebe zu vermeiden.

Ein für den therapeutischen Erfolg sehr wesentlicher Unterschied gegenüber der intravenösen Verabfolgung eines Arzneimittels ist darin zu sehen, daß bei der intraarteriellen Einspritzung eine verhältnismäßig sehr große Heilmittelmenge, gewissermaßen auf einen Schlag, in einem begrenzten Gewebsabschnitt zur Auswirkung gelangt. Faßt man die biologische Wirkung eines Arzneimittels als chemische Reaktion auf, was sie wohl auch ist, dann bedeutet die durch arterielle Zuführung ermöglichte hohe Reaktionsgeschwindigkeit wahrscheinlich gleichzeitig eine gesteigerte pharmakologische Wirkung. Auf dieser Grundlage erscheint es infolgedessen nicht ausgeschlossen, daß bereits mit einer einmaligen intraarteriellen Gabe eines Heilmittels, etwa eines Sulfonamidpräparates, ein ausreichend großer therapeutischer Erfolg dadurch erzielt wird, daß die kurze Berührungszeit des verabreichten Mittels mit dem Erfolgsorgan durch die hohe Dosis und die große Reaktionsgeschwindigkeit wettgemacht wird. In dem gewählten Beispiel der intraarteriellen Sulfonamideinspritzung würde so der nur sehr flüchtige Kontakt mit den Erregern durch die intensivere und umfangreichere Einwirkung vielleicht bis zu einem gewissen Grade ausgeglichen werden können, wenn sie auch die Verabreichung des Mittels über längere Zeit durch Wiederholungseinspritzungen nicht ersetzen kann.

Die für die arterielle Therapie vorzugsweise in Frage kommenden Heilmittel lassen sich hinsichtlich ihrer Wirkungsweise gruppenweise zusammenfassen.

1. Gefäßwirksame Stoffe

Die an Gefäßen angreifenden Arzneimittel gestatten eigentlich noch eine weitere Unterscheidung, je nachdem sie Gefäßwand, Gefäßnerven, arterielle oder venöse Gefäßverzweigungen oder Endstromgefäße bevorzugt beeinflussen. Angriffsweise und Auswirkungen überschneiden sich jedoch vielfach derart, daß der Versuch einer weiteren Unterteilung keinen Vorteil bietet. Auch die alte Unterscheidung gefäßverengernder und gefäßerweiternder Gefäßmittel ist nur mit Einschränkung verwendbar. Denn mit Ausnahme des Adrenalins gibt es keine Stoffe, die auswählend nur die abnorme Weitstellung der Gefäße herabzusetzen vermögen. Dagegen kennt man tonusregulierende Arzneimittel, die sowohl bei Verengerung wie bei Erweiterungsneigung der Gefäßwände günstig auf vorhandene Durchblutungsstörungen einwirken; zu ihnen gehören unter anderem die Sexualhormone.

Für die arterielle Einspritzungsbehandlung kommen in erster Linie gefäßerweiternde und durchblutungsfördernde Mittel in Frage, die gleichen also, die auch sonst zur Beeinflussung peripherer Durchblutungsschäden herangezogen werden. Die Erfolge sind bei keinem dieser Mittel wirklich immer zuverlässig. Erfahrungen mit intraarterieller Anwendung liegen bisher nur in geringem Umfang vor.

Zuerst seien die zu Vasographien benutzten *jodhaltigen Kontraststoffe* genannt. Als letzte Etappe der diagnostischen Röntgenerforschung der inneren Organe und der Körperhöhlen wurde erstmalig im Jahre 1927 versucht, durch Einführung röntgenundurchlässiger Lösungen ein Schattenbild der Blutgefäße, insbesondere der Schlagadern, zu gewinnen. Das 1929 für die Ausscheidungspyelographie geschaffene *Uroselectan* entsprach als erstes Kontrastmittel allen Anforderungen hinsichtlich Unschädlichkeit und Schattendichte und gestattete die Kontrastdarstellung der Blutgefäße am Lebenden. Seine Anwendung erwies sich sowohl für den Gesamtkörper wie für die Innenhaut der Schlagadern und das Haargefäßnetz als gefahrlos.

Im Zuge der vasographischen Untersuchungen mit Uroselectan ergaben sich neben seiner hervorragenden Eignung als Kontrastmittel auch eindeutige therapeutische Wirkungen. Die gleiche Feststellung konnte für die später eingeführten Kontraststoffe *Perabrodil*, *Tenebryl* und *Vasoselectan* getroffen werden. Alle jodhaltigen organischen Verbindungen wirken bei intraarterieller Einspritzung gefäßerweiternd und heben funktionell bedingte Gefäßverengerungen auf, wie aus den Beobachtungen von J. Schüller, M. Sgalitzer, R. Demel, M. Ratschow u. a. mit Sicherheit hervorgeht. Seit dieser Erkenntnis dient das Arteriogramm nicht nur als diagnostisches Hilfsmittel und zur Funktionsprüfung der Gefäße bei schweren Erkrankungen des peripheren Kreislaufes, sondern im Hinblick auf die erzielten therapeutischen Erfolge, die manche drohende Gliedabsetzung überflüssig machten, auch als Behandlungsverfahren.

Die erweiternde Wirkung der genannten Jodverbindungen auf die peripheren Gefäße haben pharmakologische Nachprüfungen H. Kramers bestätigt. Intraarterielle Verabreichung führt zu einer auffallenden Gefäßerweiterung. Sie beruht auf der Wirkung des jodhaltigen Gesamtmoleküls und ist weitgehend vom Tonus der Gefäße abhängig; nur gut tonisierte Gefäße sprechen in dieser Weise auf Jod an. Gefäßverengernde Einflüsse, ausgelöst durch Pituitrin oder Adrenalingaben, werden durch die untersuchten Jodverbindungen nicht aufgehoben.

Über die *Wirkungsweise* von Perabrodil und Uroselectan hat O. Klein eingehende Untersuchungen veröffentlicht. Sie ergaben eine äußerste Erweiterung der kleinen Arterien und der Kapillaren des regionären Gefäßgebietes, wenn das Kontrastmittel in einen arteriellen Hauptstamm eingespritzt wurde. Gefäßerweiterung und dadurch bedingte arterielle Hyperämie kommen in starker Hautrötung, Zunahme der Hauttemperatur sowie in mikroskopisch nachweisbarer extremer Erweiterung der Kapillargefäße und beschleunigter Blutströmung zum Ausdruck. Auch die Anzahl der durchbluteten Kapillargefäßschlingen nimmt sichtbar zu. Es tritt also nicht nur eine Mehrdurchblutung, sondern auch eine Verbesserung der Kapillarisation des betreffenden Gefäßgebietes ein. Ferner wurde ein Anstieg des Venendruckes festgestellt, wohl eine Folge des vermehrten Blutzuflusses aus der Peripherie. Die eigentliche Grundlage des therapeutischen Einflusses bildet nach den Untersuchungen von O. Klein die Einwirkung der Kontrastmittel auf den Gaswechsel, insbesondere auf die Sauerstoffabgabe in den Kapillaren des regionären Gefäßgebietes. Die Verwendung nicht zu großer Mengen und nicht zu hoher Konzentrationen steigert die Sauerstoffabgabe, was in einer Zunahme des Sauerstoffdefizits und der entsprechenden Abnahme des Sauerstoffgehaltes und der prozentualen Sauerstoffsättigung des venösen Blutes zum Ausdruck kommt. Die Steigerung der Utilisation des Sauerstoffes ist offenbar die Folge der Vergrößerung der Sauerstoffaustauschfläche zwischen Blut und Gewebe nach Erweiterung des Kapillarbettes. Diese Wirkung hält stundenlang an und kann zu einer dauernden Verbesserung der peripheren Durchblutungsverhältnisse und der Sauerstoffausnutzung durch das Gewebe führen. Dagegen hebt die Einspritzung höher konzentrierter Lösungen, z. B. 20 ccm Perabrodil innerhalb 1 Minute, die Sauerstoffabgabe infolge schwerster Schädigung der Kapillarfunktion fast vollständig auf. Dieselbe Wirkung ist bei intraarterieller Injektion von Pituitrin, Histamin und hypertonischen Kochsalzlösungen zu beobachten; erst nach Abklingen der ersten toxischen Phase mit Blockierung der Sauerstoffabgabe erfolgt eine Umkehr dieses Vorganges.

Leichte Schädigungen toxischer Art oder zumindest Einwirkungen auf das

Kapillargebiet im Sinne der Reizung und Anregung des Stoffwechselablaufes dürften auch den Beobachtungen zugrunde liegen, nach denen *nichtjodhaltige Kontrastmittel* ebenfalls durchblutungsverbessernd wirken. So haben G. Rintelen u. a. von Arteriographien mit *Thorotrast* gleich gute therapeutische Erfolge gesehen, wie sie für Uroselectan und Perabrodil mitgeteilt wurden.

Wie die meisten krampflösenden Mittel greift das dem Papaverin nahestehende gefäßerweiternde *Eupaverin* an der Gefäßmuskulatur an; es ist deshalb besonders gut geeignet, Verengerungszustände der Gefäße, die auf Spasmen beruhen und mit schmerzhaften peripheren Durchblutungsstörungen einhergehen, günstig zu beeinflussen. Mit organischen Gefäßerkrankungen vergesellschaftete funktionelle Gefäßverschlüsse lassen sich durch Eupaverin, das vielfach auch intraarteriell verabfolgt wurde, ebenfalls lösen. Diese Feststellungen waren Veranlassung, Eupaverin zur Aufhebung des Gefäßkrampfes bei arteriellen Embolien zu verwenden. Im Gegensatz zu gleichen Versuchen mit Atropin wurden dabei sehr eindrucksvolle Erfolge erzielt (Denk, Kohlmeyer [Zbl. Chir. **1933**, Nr. 19), Kutschera-Aichberger [Wien. med. Wsch. **1939**, Nr. 42]). Die intravenöse wie die intraarterielle Eupaverinanwendung kann jedoch nur bei Embolien in muskulären Arterien, in denen der Blutpfropf durch Dehnungsreiz einen aktiven Muskelkrampf auslöst, erfolgreich sein; bei elastisch gebauten Gefäßen, in denen der Embolus von der elastischen Gefäßklammer festgehalten wird, muß sie dagegen versagen.

In den letzten Jahren ist *Priscol*, ein in Wasser lösliches aromatisches Imidazolin, stark in Aufnahme gekommen. Es ist der Adrenalin-Ephetoningruppe chemisch verwandt, steht aber auch dem Histamin nahe und bewirkt vorzugsweise eine Erweiterung der kleinen Arterien und Arteriolen und dadurch eine Blutdrucksenkung. Nach Untersuchungen von R. Meier und R. Th. Meyer greift Priscol unmittelbar an der Gefäßwand bzw. am terminalen Retikulum an. Bei ihren Versuchen am adrenalininfundierten Gefäßpräparat wiesen sie nach Zusatz von Priscol eine deutliche Gefäßerweiterung nach, die auch bei Zusatz von Atropin *und* Priscol fortbesteht, während die gleichgerichtete Wirkung des dem Priscol nahestehenden Azetylcholins durch Atropin nicht ausgeschaltet wurde. Aus dieser Beobachtung ist der Schluß zu ziehen, daß sich Priscol und Azetylcholin hinsichtlich des Angriffsortes und der Wirkungsweise unterscheiden.

Am besten sprechen funktionell bedingte Durchblutungsstörungen auf Priscol an. Im Schrifttum wurde wiederholt über gute Erfolge mit intramuskulären und intravenösen Priscolgaben berichtet so, von Birklen (Med. Klin. **1940**, Nr. 9), Buckreus (Med. Welt **1941**, Nr. 29) und R. Singer (Wien. med. Wschr. **1940**, Nr. 23). Nach diesen Angaben lassen sich bereits mit der üblichen parenteralen Anwendungsweise des Mittels wesentliche Besserungen bei örtlichen Durchblutungsschäden im prägangränösen und gangränösen Stadium erzielen.

Bei intraarterieller Verabreichung kann die von H. Siedeck gefundene Abhängigkeit der Priscolwirkung von der vegetativen Verfassung des Einzelwesens, die bei sympathikotonisch eingestellten Kranken den Blutdruck ansteigen läßt, eher als bei intravenöser Einspritzung vernachlässigt werden. Das Gleiche gilt für die Tatsache, daß Priscol nicht frei von Nebenerscheinungen ist und von manchen Menschen schlecht vertragen wird. Für die regionäre arterielle Anwendungsweise ist ferner die von O. Lippross durch Gewebsthermometrie ermittelte Feststellung wichtig, nach der die Gefäße der unteren Gliedmaßen von Priscol viel stärker beeinflußt werden als die der oberen Glieder. Nach seinen Untersuchungen weisen die Gefäße des Unterschenkels und Fußes bei Verwendung keines anderen Mittels eine so erhebliche Mehrdurchblutung auf, als wie gerade nach Priscol.

Über eine arterielle Verabreichung der klinisch sehr wirksamen Gefäßmittel *Omnivit* und *Adenosinphosphorsäure*, die beide ausgesprochen gefäßregulierend wirken und sowohl entzündliche Gefäßleiden mit Verengerungszuständen wie auch abnorme Gefäßerweiterung günstig beeinflussen, ist bisher nichts bekannt.

Von den zur Behandlung örtlicher Kreislaufschäden, besonders aber der Altersdurchblutungsstörungen herangezogenen Gewebsauszügen sei hier nur das von KREUT und E. K. FREY aufgefundene *Kallekrein* (Padutin) erwähnt, da es auch vielfach arteriell verabfolgt wird. Es gilt als ausgesprochenes Kreislaufhormon und zählt wahrscheinlich zu den körperlichen Wirkstoffen, die als Zwischenprodukt des Stoffwechsels gebildet werden und am Ort ihrer Entstehung Spannung und Blutfülle der Endstromgefäße regeln.

Den örtlich gebildeten kreislaufwirksamen Stoffen verwandt sind die *Cholinabkömmlinge*, von den *Pacyl* hauptsächlich im amerikanischen, *Azetylcholin* im deutschen Schrifttum eine Rolle spielt. Der Angriffspunkt dieser beiden Verbindungen, die das parasympathische Nervengeflecht schon in außerordentlicher Verdünnung zu beeinflussen vermögen, liegt an der Übergangsstelle cholinergischer Nervenfasern zum Erfolgsorgan. Unter den im Tierversuch und am überlebenden Organ festgestellten Wirkungen tritt die mit Blutdruckerniedrigung einhergehende Erweiterung der peripheren Gefäße besonders hervor.

Am adrenalindauerinfundiertem Gefäßpräparat konnten R. MEIER und E. TH. MEYER eine Steigerung der Durchflußmenge von 24 ccm/Minuten nach Azetylcholinzusatz auf maximal 56 ccm/Minuten nachweisen.

Namentlich Azetylcholin findet deshalb vorzugsweise bei krankhaften Verengerungszuständen der Endstromgefäße Verwendung. Seiner Wirkungsweise entsprechend sind die Erfolge an die örtliche Einbringung in das ungenügend durchblutete Gewebe gebunden.

Als Folge der besseren Durchblutung der kleinen Gefäße stellte O. LIPPROSS eine Erhöhung der Gewebstemperatur schon nach intramuskulärer Azetylcholininjektion fest, wie vergleichende gewebsthermometrische Messungen zeigten, beschränkte sich die Temperaturerhöhung nach der intramuskulären Anwendung bemerkenswerterweise in der Hauptsache auf die obere Körperhälfte. Auch diese Beobachtungen sind ein Hinweis darauf, daß es im Sinne einer Wirkungssteigerung liegt, das Mittel möglichst nahe an den erkrankten Körperteil heranzubringen.

Neben der Anwendung in Salbenform und der Zuführung durch Jontophorese hat sich die örtliche Infiltration des Gewebes mit einer Mischung von Azetylcholin und 1%iger Novocainlösung nach M. RATSCHOW besonders bewährt. Er konnte auf diese Weise annähernd 100 Fälle schwerer Durchblutungsstörungen im Zustand der beginnenden Gangrän wesentlich bessern. Bereits in Nekrose übergegangene Gewebsbezirke sind demnach keine Gegenanzeige für diese Behandlungsmaßnahme. Vielmehr werden gerade die in den Randzonen des abgestorbenen Gewebes ausgelösten und oft ungemein heftigen Schmerzen anhaltend günstig beeinflußt und die Durchblutungsverhältnisse in der Peripherie überraschend gebessert. Die Untersuchungen M. RATSCHOWS haben eindeutig ergeben, daß die günstige Wirkung allein der direkten Zuführung des Mittels zu danken ist. Azetylcholin muß daher unmittelbar in den Bereich der örtlichen Durchblutungsstörungen gebracht werden. Subkutane und intramuskuläre Einspritzungen haben sich als weit weniger wirksam erwiesen, da die empfindliche Verbindung offenbar viel zu rasch im Blut und Gewebe unwirksam gemacht wird, als daß sie bei dieser Anwendungsweise auf fernergelegene örtliche Krankheitsherde noch erfolgreich einwirken könnte.

Infolgedessen bietet sich das Azetylcholin ebenso wie die übrigen, auf Cholingrundlage hergestellten Arzneimittel, für die arterielle Verabreichungsweise geradezu an, und es leuchtet ohne weiteres ein, daß die Zuführung auf arteriellem Wege eine bedeutend stärkere und vor allem gleichmäßigere Durchtränkung des Krankheitsgebietes ergeben muß. In der Tat sind mit dieser Verabreichungsweise überaus gute Erfolge erzielt worden.

Es ist das Verdienst R. SINGERS, als erster den arteriellen Weg gewählt zu haben, um die Wirksamkeit des Azetylcholins möglichst wenig zu beeinträchtigen und den Stoff in innige Berührung mit den zu erweiternden Strombahnabschnitten zu bringen.

Schließlich sei noch die Verwendung von *Strophantin* erwähnt, dessen intravenöse Verabfolgung zwar keine nachweisbare Mehrdurchblutung, auch keine Zunahme der Strömungsgeschwindigkeit in den peripheren Gefäßen nach sich zieht, aber auf dem Umweg über eine bessere Sauerstoffversorgung des Gewebes bei peripheren Durchblutungsstörungen therapeutische Erfolge erwarten läßt. Jedenfalls fanden O. KLEIN und K. GOSCH durch Messung des inneren Gaswechsels nach intraarterieller Strophantininjektion eine deutliche Erhöhung der Sauerstoffutilisation im zugehörigen Venenblut.

2. Gewebswirksame Stoffe

Die hier getroffene Unterscheidung zwischen gewebs- und zellwirksamen Stoffen ist streng genommen nicht statthaft. Fast alle Substanzen, die von der Blutbahn aus in das Gewebe übertreten, üben ihre Wirkung auch auf Zellverbände aus. Die Eigentätigkeit der Zellen wird bei keinem Reaktionsablauf nach arterieller Stoffzuführung vermißt; Zell- und Gewebsverhalten gehören also untrennbar zusammen. Die getroffene Unterteilung läßt sich daher nur rechtfertigen, wenn man berücksichtigt, daß es eine Anzahl von Stoffen gibt, die nicht auswählend auf bestimmte Zellgruppen, sondern auf das gesamte, aus zelligen und zwischenzelligen Anteilen bestehende Gewebe einwirken oder schon von der Blut- und Gewebsflüssigkeit aus Wirkungen entfalten, an denen Zelleistungen unbeteiligt sind.

Zu diesen Stoffen können die *Vitamine* gerechnet werden. Ausgehend von der Annahme, daß ein örtlicher Mangel an Vitamin B_1, das bekanntlich als Koferment der Gewebskarboxydase gilt, zur Anhäufung schmerzverursachender Stoffwechselschlacken führt, hat sich die örtliche Anwendung dieses Vitamins bei der Behandlung peripherer Durchblutungsstörungen eingebürgert und namentlich bei der Bekämpfung von Schmerz- und Empfindungsstörungen gute Erfolge gezeitigt. Vitamin A wirkt sich erfahrungsgemäß allgemein abwehrsteigernd und hemmend auf die Entwicklung degenerativer Gefäßwandveränderungen aus. Es wird deshalb ebenso wie Vitamin C, das bei Kranken mit Durchblutungsschäden als Mangelfaktor festgestellt werden konnte, für die Behandlung dieser Leiden herangezogen. Die genannten drei Vitamine sind außerdem geeignet, die chirurgische Behandlung eitriger Infektionen zu unterstützen und kommen wegen ihrer örtlich bestimmten Wirkungsweise auch für die arterielle Therapie in Betracht. Man wird sie allerdings nur in Verbindung mit anderen Arzneistoffen verwenden, da die mit Vitaminen allein erzielbaren Einwirkungen auf regionäre Krankheitsvorgänge die Vornahme intraarterieller Einspritzungen nicht rechtfertigen.

Die gleiche Einschränkung gilt für *Insulin*. An arterielle Insulingaben ist aus folgenden Erwägungen zu denken: Insulin wirkt nicht nur auf die Leber, sondern auch auf die Peripherie des Körpers und hier vornehmlich auf die Muskulatur. Die Wirkung ist jedoch keineswegs auf Organe und Muskelgewebe beschränkt, auch der freie Zucker des Blutes und der Gewebsflüssigkeit unterliegt dem Insulineinfluß. Diese Feststellung wurde selbst für die Flüssigkeit in Hautblasen getroffen [O. Müller und Gänslein (Münch. med. Wschr. **1924**, 169]). Schon normalerweise ist das Hormon des Inselorgans im ganzen Körper verbreitet und kommt an allen Geweben und Zellen, im Blut und in der Gewebsflüssigkeit zur Wirkung. Der normale Gehalt der Körpersäfte an Insulin beträgt rund 100 mg. Aus dem ubiquitärem Vorkommen und der Tatsache, daß jede Zelle Kohlehydrate für ihren Stoffwechsel braucht, darf gefolgert werden, daß unter besonderen Umständen auch die regionäre Zuführung von Insulin zum Gewebe von Nutzen ist. Das dürfte meines Erachtens bei der Bekämpfung begrenzter peripherer Durchblutungsschäden und beginnendem Gewebsbrand Zuckerkranker zutreffen. Aus zahlreichen Beobachtungen ist ferner bekannt, daß umschriebene bakterielle Entzündungen und infizierte Wunden oft eine ungenügende Heilungsneigung aufweisen, für die sich häufig, ohne daß eine Zuckerkrankheit vorläge, keine andere Ursache als ein leicht erhöhter Blut- und Gewebszuckerspiegel findet. Durch Traubenzuckerbelastungsproben kann in diesen Fällen eine ungenügende Zuckerverwertung nachgewiesen werden. Bei solchen Kranken habe ich zusätzlich zu arteriell verabfolgten durchblutungsfördernden oder anderen therapeutisch wirksamen Mitteln wiederholt kleine Mengen Insulin in der Annahme hinzugefügt, auf diese Weise den örtlichen Stoffwechsel und die allgemeine Abwehrlage zu steigern. Auch A. Borelli ist so vorgegangen (S. 87).

Als schmerzlindernder Zusatz zu intraarteriell eingespritzten Heilmittellösungen wird vielfach *Novocain* in 1%iger Lösung verwendet. Namentlich hypertonische Lösungen und die früher zur inneren Gewebsdesinfektion häufig benutzten Metall- und Farbstofflösungen rufen bei ihrer Einspritzung in die Arterie starke Schmerzen hervor. Diese Schmerzzustände lassen sich durch intraarterielle Novocaineinspritzungen weitgehend ausschalten.

Die von M. Ratschow gewählte *Koppelung von Azetylcholin und Novocain* in Form der örtlichen Gewebsdurchtränkung bei bereits eingetretenem Gewebsuntergang wurde bereits erwähnt. Wie M. Ratschow annimmt, unterstützt in solchen Fällen die sympathikusblockierende Wirkung des Novocains die schleusenöffnende Wirkung des Azetylcholins. In Tierversuchen konnte er nachweisen, daß Novocain die Azetylcholinwirkung auch zeitlich verlängert, wobei es gleichzeitig die parasympathische Reizwirkung auf den gesamten Kreislauf dämpft. Von R. Singer u. a. ist Azetylcholin, das nach thermoelektrischen Messungen eine starke Mehrdurchblutung vor allem der Bindegewebsschichten bewirkt, mit bestem Erfolg arteriell gegeben worden. Infolgedessen dürften auch gegen die Verwendung eines Azetylcholin Novocaingemisches keine Bedenken bestehen.

Das schmerzstillende Novocain ist selbst ein durchblutungsförderndes Mittel. Es lähmt nicht nur die sensiblen Bahnen, sondern auch die sympathischen Fasern und bewirkt dadurch eine Gefäßerweiterung, ein Grund mehr, den Novocainzusatz zur arteriellen Einspritzungbehandlung von peripheren Durchblutungsschäden heranzuziehen. Auch als Schmerzen empfundene Sympathikusreize (Kausalgie!) lassen sich durch Novocain ausschalten, und zwar für längere Zeit, als der rein betäubenden Wirkung entspricht. Man hat deshalb von der „Lokalanästhesie als Heilmittel" gesprochen und bei vielen Schmerzzuständen Gebrauch gemacht. Dieser heilende Einfluß ist wohl kaum allein eine Folge der durch Gefäßerweiterung bewirkten Mehrdurchblutung des Gewebes, wie vielfach angenommen wird, sondern eher im Sinne der Auffassung von A. W. Wischnewski zu erklären, der in der Novocainblockade eine Ausschaltung störender Reize und Hemmungen für die trophischen Aufgaben der sympathischen Nervenleistung erblickt. Zumindest kann man in der Novocainwirkung eine Art „Sympathektomieeffekt" erblicken, wie er schlagender noch nach Gefäßentnervung oder Grenzstrangunterbrechung in Erscheinung tritt.

Bei dieser Art des Vorgehens ist die Dosierung besonders wichtig. Nur Lösungen in niedrigerer Konzentration üben einen heilenden Einfluß aus, der auch zu Fernwirkungen befähigt ist. Weiter ist bekannt, daß *Koffein* die Heilwirkung des Novocains unterstützt. Infolgedessen ist daran zu denken, an Stelle einfacher Novocainlösungen *Impletol*, eine komplexe Novocain-Koffeinverbindung zu verwenden. Für das von F. Haucke eingeführte Impletol, dessen Wirkung oft schlagartig einsetzt und lange anhält, soll der Ort der Einspritzung entscheidend sein. Bemerkenswerterweise werden dem Mittel Erfolge namentlich bei paraarterieller Injektion — Einwirkung auf das sympathische Gefäßnervengeflecht? — nachgesagt. Die intraarterielle Verabfolgung bedeutet also eigentlich nur einen Schritt weiter auf diesem Wege.

Als *Gegenanzeige für die zusätzliche Novocainanwendung* sind nach den bisherigen Erfahrungen intraarterielle Sulfonamideinspritzungen zu bezeichnen. Diese Feststellung findet ihre Begründung in der Wirkungs- und Anwendungsweise der Sulfonamide.

Eine arteriell durchgeführte *Serumbehandlung* hat es bisher nur in einem sehr engen Rahmen gegeben. In erster Linie kommt die Erzeugung einer *passiven Immunität* in Frage. Sie ist im Körper an die Gegenwart von Antikörpern im Blut und in den Gewebssäften gebunden. Auf diesen Schutzstoffen beruhen die bakterienfeindlichen Eigenschaften der Körpersäfte.

Die bedeutendste Rolle spielen dabei die Antitoxine; sie sind, wie die übrigen Schutzstoffe, meist an Serumglobuline als die eigentlichen Träger der antibakteriellen Funktion gebunden. Antitoxisch wirkende Sera sind mit Aussicht auf Erfolg nur bei Infektionen verwendbar, die durch Erreger hervorgerufen werden, die selbst echte Toxine (Ektotoxine) bilden. Gifte, die durch Zerfall der Leibessubstanz der Erreger (Endotoxine) frei werden, lassen sich auf diese Weise nicht ausschalten oder unwirksam machen. Selbst antiendotoxische Heilsera binden nur wenig Gifte dieser Herkunft. Antitoxine dagegen, die im Körper unter der Einwirkung von Atigenen von den Zellen des retikulo-endothelialen Apparates gebildet oder durch Einspritzung antitoxischer Sera einverleibt werden, binden nicht nur die im Blut und in den Gewebssäften kreisenden Ektotoxine, sondern verhindern auch deren Verankerung an den Zellen. Frühzeitige Serumanwendung ermöglicht es sogar, frische Verbindungen zwischen Zellen und Bakteriengiften zu sprengen. Die Serumschutzbehandlung durch passive Übertragung von Antikörpern, insbesondere von Antitoxinen, bewirkt demnach eine direkte Auseinandersetzung zwischen Antitoxinen und Toxinen, wobei letztere wenn auch keine Vernichtung, so doch eine feste Verbindung erfahren, die sie unwirksam macht.

Da die chirurgischen Infektionskrankheiten in den meisten Fällen örtlichen Charakter haben oder wenigstens örtlich beginnen und in der Regel von einer umschriebenen Eintrittspforte ihren Ausgang nehmen, liegt es durchaus nahe, für die Übertragung antitoxischer Heilseren den arteriellen Weg zu wählen. Dabei erfolgt die regionäre Serumzuführung entgegengesetzt der Ausbreitungsrichtung der Infektion und erreicht auf diese Weise ohne Frage am schnellstens den Gewebsraum, in dem die Bakteriengifte zuerst auftreten und in die Körpersäfte übergehen.

Ähnlich günstige Vorbedingungen für die Wirksamkeit antitoxischer Heilseren sind dann gegeben, wenn es sich um Ektotoxine handelt, deren Angriffsort in einer bestimmten, der arteriellen Zuführung zugänglichen peripheren Körperregion gelegen ist. Voraussetzung für die arterielle Serumtherapie ist die ausreichende Durchlässigkeit der Kapillargefäße für die eiweißartigen bzw. an Eiweißkörper gekoppelten Antikörper. Sofern sich im Stromgebiet der Arterie Entzündungen abspielen, unterliegt die Durchlässigkeit der Kapillarschlingen für Eiweißstoffe keinem Zweifel.

Chirurgische Infektionen, bei denen eine Bindung der Ektotoxine durch antitoxische Sera in Betracht kommt, gibt es nicht allzu viele. Zu den gefährlichsten Eiterungen zählen die Streptokokkeninfektionen; von ihnen ist die Art der wirksamen Bakteriengifte noch nicht einmal genau bekannt. Ektotoxine treten wahrscheinlich nur in geringem Umfang auf. Auch über die Wirkungsweise der gebräuchlichen *Streptokokkensera* sind die Meinungen noch ebenso geteilt, wie über den Wert der Serumanwendung bei Streptokokkeninfektionen überhaupt.

Die gleiche Unsicherheit besteht hinsichtlich der Wirkungsweise des *Milzbrandserums*, doch sind die therapeutischen Erfolge der Serumtherapie des menschlichen Milzbrandes so hervorragende, daß die arterielle Serumbehandlung bei geeigneten Fällen, d. h. beim Sitz der Milzbrandpustel an der Gliedmaßenperipherie, durchaus in Erwägung zu ziehen ist. Dies um so mehr, als die Erfahrung gelehrt hat, daß bei intramuskulärer und intravenöser Serumanwendung sehr hohe Dosen zur Heilung notwendig sind. Deshalb dürfte die direkte Heranführung der Antikörper an den Herd auf dem Blutwege möglicherweise von stärkerer und schnellerer Wirkung als die übliche Anwendungsart sein.

Auch die Frage nach der Wirkungsweise des in der Praxis so erfolgreichen *Rotlaufserums* ist noch nicht endgültig entschieden und jahrelang in der verschiedensten Weise beantwortet worden. Wahrscheinlich übt das Serum eine antiagressive Wirkung im Sinne BALLs aus. Die arterielle Anwendung kommt, wenn überhaupt, so nur ausnahmsweise für die Behandlung schwerer und schwerster Rotlauferkrankungen des Menschen in Frage.

Die zur Serumbehandlung des ausgebrochenen Gasbrandes verwendeten polyvalenten *Gasbrandseren* haben im wesentlichen eine antitoxische Wirkung und enthalten entsprechend der Verbreitung und der pathogenen Bedeutung der einzelnen Erreger Gegengifte gegen alle praktisch in Betracht kommenden Toxine. Die bisherigen Erfahrungen sind nicht ungünstig, wenn ausreichend hohe Dosen intravenös verabfolgt werden. Da sich beim Gasbrand am Ort der Infektion innerhalb weniger Stunden eine gewaltige Bazillenmenge anzusiedeln pflegt und den Körper von hier aus, ohne auf ein Hindernis zu stoßen, mit Giften geradezu überschwemmt, hat man vielfach in Fällen, die eine radikale Opferung des infizierten Gliedes nicht unumgänglich notwendig erscheinen ließen, das Serum in die unmittelbare Umgebung der Eintrittspforte gespritzt. Während z. B. ANGERER [Arch. klin Chir. 178, 179 (1934)] die örtliche Serumanwendung auf Grund von Tierversuchen für therapeutisch wirksamer hielt, haben andere Autoren sowohl von der örtlichen Serumumspritzung als auch von subkutanen und intramuskulären Einspritzungen entfernt vom Sitz der gasbrandinfizierten Wunde abgeraten, weil an den Einspritzungsstellen nicht selten sekundäre Ansiedlungen der Erreger auftraten. Bei dieser Sachlage ist vielleicht gerade die arterielle Serumzuführung geeignet, sowohl an die Stelle örtlicher Umspritzungen zu treten und letztere sowie die intravenöse Einspritzung an Wirksamkeit zu übertreffen, als auch die Gefahren der extravasalen Infektion zu vermeiden. Auf die mit der arteriellen Anwendungsweise erzielten Ergebnisse gehe ich im nächsten Kapitel (S. 86) ein.

Der *Wundstarrkrampf* des Menschen nimmt bekanntlich nicht nur unter den Wundinfektionen, sondern auch in der Geschichte der Schutz- und Heilserumanwendung eine besonderen Platz ein.

Seine Sonderstellung unter den chirurgischen Infektionen verdankt der Tetanus dem fast völligen Fehlen örtlicher Entzündungserscheinungen an der Ansiedlungsstelle und dem stark umstrittenen Vordringen des Tetanustoxins auf dem Wege der Nervenscheiden, in denen es das zentrale Nervensystem erreichen soll, um von hier aus durch Zellvergiftung das klinische Bild des Wundstarrkrampfes hervorzurufen. Umstritten ist ferner die Frage, ob der Tetanusbazillus am Ort seines Eindringens verbleibt oder auf dem Lymph- und Blutwege weiter im Körper verbreitet wird und so die inneren Organe erreicht. Wahrscheinlich kommen nur die im Bereich der Eintrittspforte sich vermehrenden Tetanusbazillen für die Giftbildung in Betracht, weil sie nur hier die ihnen zusagenden Wachstumsbedingungen finden.

Die bakteriologisch-serologische Forschung hat den Tetanusbazillus und sein Toxin verhältnismäßig frühzeitig nachgewiesen. Die Tetanusantitoxinherstellung gelang bereits 1890 (v. BEHRING und KITASATO). Seitdem wird das Tetanusantitoxin als Schutz- und Heilserum verwendet. Über den Wert sowohl der prophylaktischen wie der therapeutischen Serumgaben gehen die Auffassungen trotz ausgedehntester Erfahrungen nach wie vor stark auseinander. Diese Tatsache kommt auch in der Empfehlung verschiedenartiger Einspritzungsorte zum Ausdruck.

Gegenwärtig wird die intravenöse Injektion großer Antitoxinmengen bevorzugt. Daneben werden kleinere Dosen intralumbal gegeben, namentlich dann, wenn die zum Starrkrampf führende Verletzung sich am Rumpf oder den Gliedmaßen befindet. Aber schon v. BEHRING hat die örtliche Serumanwendung in der Wunde entsprechend der nur von hier ausgehenden Verbreitung und Wirkung des Tetanusgiftes in Form einer Umspritzung des gesamten Wundgebietes angeregt. In der Folge haben viele Chirurgen die Umspritzungsbehandlung durchgeführt oder durch regionäre intramuskuläre Einspritzungen ersetzt. Infolgedessen ist es durchaus zu erwägen, ob man an die Stelle dieser Anwendungsweise der antitoxischen Seren nicht die arterielle Zuführung zum Ausgangsherd der Infektion sowohl vorbeugend wie bei bereits ausgebrochenem Wundstarrkrampf setzen soll.

Eine weitere Möglichkeit, die Serumtherapie des Tetanus in Übereinstimmung mit Ausbreitung und Angriffsort des Toxins zu bringen, besteht darin, das Serum, namentlich bei nicht peripher gelegenen Verletzungen, durch Einspritzung in die Halsschlagader unmittelbar an die vergifteten Hirnzellen heranzubringen. Die Beobachtung, daß bei noch nicht zu weitgehender Vermehrung der Toxine im nervösen Gewebe eine Entgiftung gelingen kann, spricht für diesen Behandlungsweg, der in der Praxis schon verschiedentlich beschritten wurde. Über die sich aus den besonderen Verhältnissen des Bluthirnweges ergebenden Schwierigkeiten und Einwände berichte ich später (Sl 100) im Zusammenhang mit den bei diesem Vorgehen gewonnenen klinischen Erfahrungen.

Als gewebswirksam ist auch die intraarterielle *Einspritzung hypertonischer Salz- und Traubenzuckerlösungen* mit dem Ziel einer *entwässernden* Beeinflussung des Hirnödems zu bezeichnen. Die regionäre Anwendungsweise erscheint gerade bei dieser therapeutischen Maßnahme wirksam und sinnvoll.

Ob mit der *Übertragung von Frisch- oder Zitratblut* in das arterielle Gefäßnetz Sonderwirkungen verbunden sind und wie man sich diese erklären soll, ist schwer zu beurteilen. Die Überlegungen und Vorstellungen, die den wiederholt durchgeführten intraarteriellen Blutübertragungen zugrunde liegen, sind deshalb nicht ganz durchsichtig.

Einer gewissen Begründung entbehrt nicht die Übertragung des an Bindungskörpern und anderen Schutzstoffen reichen Blutes, das von Rekonvaleszenten oder nach aktiver Immunisierung des Spenders gewonnen wird. Menschliches *Rekonvaleszentenblut* wurde unter anderem bei Staphylokokkeninfektionen mit Erfolg übertragen. H. GOTTESBÜREN [Arch. klin. Chir. **195**, 250 (1939)] hat empfohlen, auch Tetanuskranke mittels Bluttransfusion von aktiv immunisierten Spendern zu behandeln. Dieser Vorschlag dürfte bei weiterer Einführung der aktiven Schutzimpfung bei Wundstarrkrampf leicht zu verwirklichen sein. Das Spenderblut auf arteriellem Wege unmittelbar an den infektiösen Krankheits- oder Ausgangsherd heranzubringen, läge dabei durchaus in der Linie der therapeutischen Serumbehandlung örtlicher Eiterungen und anderer Infektionen durch arterielle Einspritzungen.

Weitere Erfolgsaussichten der arteriellen Blutzuführung sind möglicherweise in der Auslösung starker Gewebsreize gegeben. Vielleicht ist in dieser Weise die nach Blutübertragungen beobachtete schnellere *Überwindung schwerer Schockzustände* zu erklären. Auch der schwere Verletzungen und Blutungen begleitende Wundschock wird ja durch die Vornahme von Blut- und Serumübertragungen erfahrungsgemäß günstig beeinflußt, wenngleich ein Teil dieser Wirkung zweifellos auf die Auffüllung des Gefäßsystems und den Ersatz der verlorengegangenen Blutmenge zurückzuführen ist. Jedenfalls wurde die arterielle Blutzuführung zur Bekämpfung wie zur Wiederbelebung der Herztätigkeit nach kurz zuvor eingetretenem Herzstillstand bereits mehrfach mit Erfolg angewendet.

In diesem Zusammenhang sei daran erinnert, daß die Endothelien der Blutgefäße vielfach als „Schockgewebe" angesehen werden, obwolhl sich die dieser Auffassung zugrunde liegenden Beobachtungen in erster Linie auf die Auslösung oder Verhinderung des anaphylaktischen Schocks beziehen. Die Reizwirkung, die der Blutzuteilung zum Gewebe in Bezug auf andere Teile des retikulo-endothelialen

Systems, insbesondere auf das Knochenmark, zugeschrieben wird, und in einer Hebung der allgemeinen Widerstandsfähigkeit und in beschleunigter Blutmauserung bestehen soll, kommt hier dagegen weniger in Betracht; sie würde für sich allein die Benutzung des arteriellen Weges auch nicht rechtfertigen.

3. Zellwirksame Stoffe

Nicht weniger reich an theoretischen Erwägungen und therapeutischen Versuchen als die bisherigen Abschnitte dieses Kapitels ist der nachstehende, der die Einflußnahme arteriell zugeführter Stoffe auf die zelligen Anteile des Gewebes behandelt. Um Zellwirkungen handelt es sich, wie schon früher ausgeführt wurde, letzten Endes bei jeder Stoffzuführung auf diesem Wege. Hier stehen jedoch Wirkungsweise und Angriffsmöglichkeiten an ganz bestimmten Zellverbänden zur Erörterung. Erst diese Möglichkeit berechtigt dazu, die intraarterielle Einspritzungsbehandlung als gezielte Therapie zu bezeichnen.

Im Mittelpunkt der Vorgänge, die eine örtlich begrenzte und hinsichtlich des Erfolgsgewebes beabsichtigte Einwirkung zulassen, stehen die zellulären Speicherungs- und Stapelungsvorgänge, deren Bedeutung für den Verbleib gewebsfähiger kolloidaler und fester Substanzen bereits eingehend gewürdigt wurde. Die Speicherfähigkeit ist eine Eigenschaft, die in überwiegendem Maße den Zellen des mesenchymalen Gewebes zukommt. Das Speicherzellensystem läßt sich durch geeignete, auf dem Blutwege herangebrachte Stoffe mit Sicherheit erreichen und in verschiedenartiger Weise beeinflussen. Die Bedeutung des mit der Speicherung zusammenhängenden Geschehens geht weit über die bloße Stoffausmerzung hinaus; sie umfaßt die gesamten Abwehrleistungen der Körpersäfte und Gewebe im Kampf mit der Infektion. Die zahlreichen Untersuchungen über die Möglichkeit einer Blockade des retikulo-endothelialen Apparates haben ebenso wie die serologischen Forschungsmethoden über die Antikörperbildung nach parenteraler Einverleibung artfremder Eiweißkörper, die ja sämtlich Antigencharakter besitzen, den ganzen Umfang der Rolle erkennen lassen, die das Speicherzellensystem im intermediären Eiweißstoffwechsel spielt. Die Leistungen der Zellen mesenchymaler Abkunft erschöpfen sich keineswegs in der Speicherung und intrazellulären Auflösung eiweißhaltiger Substanzen, sondern bestehen darüber hinaus in der Abgabe von Verdauungsprodukten und Abbaufermenten sowie in der Bildung spezifischer Schutzstoffe. Die keimvernichtende Tätigkeit dieser Zellen ist nach R. RÖSSLE nur eine Sonderaufgabe ihrer vielumfassenderen Verdauungsarbeit, die vom Abbau der Eiweißsubstanzen bis zur Entfernung aller zu Abfallstoffen gewordenen Schlacken des gesunden wie des krankhaft veränderten Gewebslebens reicht.

Sämtliche Aufgabenbereiche des mesenchymalen Gewebes lassen sich durch parenterale Eiweißzuführung beeinflussen. Sie wirkt sich nicht nur blockierend, sondern auch tätigkeitssteigernd auf die Speicherzellen aus und hat insbesondere eine Steigerung der örtlichen Entzündungsvorgänge zur Folge, deren Abhängigkeit sowohl vom Gesamtstoffwechsel wie von allen örtlich vor sich gehenden Stoffwechseländerungen zur Genüge bekannt ist. Infolgedessen spricht man von einer mesenchymalen *Reizkörpertherapie* oder von einer omnizellulären Protoplasmaaktivierung (WEICHARDT), wie die ältere, weniger treffende Bezeichnung für die durch parenterale Eiweißgaben erzielte Leistungssteigerung des Speicherzellensystems lautet.

Die an diesem Zellsystem angreifenden, speicherbaren *Reizkörper* stellen Semikolloide und Kolloide dar, die eine elektronegative Aufladung besitzen oder sie im Organismus erhalten. Auch einige Arzneimittel, so Bayer 205, das dem Trypanblau nahesteht, und Salvarsan, sowie die bei Tuberkulose viel benutzten Goldpräparate gehören in diese Gruppe. Die unspezifische Reizkörpertherapie, von der man sich eine Steigerung der humoralen und zellulären Abwehrleistungen des Körpers verspricht, ist auch arteriell durchgeführt worden, um die örtlichen Abwehrvorgänge anzuregen.

Welche Aussichten die Verwendung speicherbarer Stoffe möglicherweise auf dem Gebiet therapeutischer *Organbeeinflussung* zuläßt, geht aus der Schaffung von Kontrastsolen hervor, die selbst bei intravenöser Verabreichung auswählend in ganz bestimmten Organen gespeichert werden. Bekanntlich gelang es DEGKWITZ, wasserunlösliche Stoffe in wäßrigen Mitteln so anzuordnen, daß ihre kolloidalen Teilchen eine willkürlich bestimmbare Größe und Form annehmen. Je nach Gestalt und Größenanordnung lassen sich diese Sole „gezielt intravenös injizieren“ und nach Wunsch in einzelne Organe (Milz, Leber, Lunge) schicken. Das jeweilige Verhalten dieser Sole ist nicht von der chemischen, sondern lediglich von den physikalischen Eigenschaften des Ausgangsstoffes abhängig.

In der gleichen Ebene, aber mit dem Ziel, eine spezifische Therapie zu treiben, liegt die arterielle *Verabfolgung von Vakzinen* zur Erzeugung einer örtlichen aktiven antiinfektiösen Immunisierung. Inwieweit die Beschränkung der Antigenzuführung auf den begrenzten und verhältnismäßig engen Bezirk eines arteriellen Stromgebietes hierzu ausreicht, bleibe zunächst dahingestellt. Wenn man bedenkt, daß als Hauptbildungsstätte spezifischer Immunkörper neben den Lymphdrüsen und dem Knochenmark die Milz anzusehen ist, erscheint der Nutzen einer bloß regionär wirksamen Vakzineeinspritzung einigermaßen fraglich. Dabei ist jedoch darauf hinzuweisen, daß man nach dem Vorschlag von A. v. WASSERMANN mit Vakzinen in Salbenform eine spezifische lokale Immunität und dadurch eine allgemeine Immunität, namentlich bei Staphylokokkeneiterungen der Haut, erzielen zu können geglaubt hat. Die behaupteten guten Ergebnisse dieser Behandlung wurden zwar von anderer Seite als eine lediglich unspezifische Resistenzsteigerung gedeutet. Dem ist aber entgegenzuhalten, daß A. BORELLI durch „regionäre intraarterielle Vakzinetherapie“ unbestreitbare Erfolge erzielt zu haben angibt, die kaum anders als durch eine sehr wirksame Steigerung der *örtlichen* zellulären Abwehrleistungen zu erklären sind.

Die zweite Zellart, die einer gezielten arteriellen Therapie zugänglich sein könnte, ist die der bösartigen Geschwülste, in Sonderheit die der Krebse. Für Versuche in dieser Richtung kommen nur operativ nicht oder nicht mehr angreifbare Neubildungen in Betracht, soweit sie ihrem Ansiedlungsort nach überhaupt auf dem Gefäßweg erreichbar sind. Einmal ist daran zu denken, gefäßverödende Mittel zu verwenden, um das Geschwulstgewebe zum Absterben zu bringen. Diesen Weg ist LAUWERS gegangen. Die Verwendung sog. Mitosegifte, wie Urethan und Kolchizin, dürfte an der zu großen Giftigkeit dieser Stoffe scheitern.

Eine weitere Möglichkeit zielt auf die unmittelbare Vernichtung der Geschwulstzellen ab. Seit Jahrzehnten ist unendlich viel Arbeit darauf verwandt worden, Substanzen zu finden, die auf Krebszellen zerstörend einwirken oder sich wenigstens als Träger anderer krebszellenvernichtender oder -auflösender Stoffe benutzen lassen. Auch aktive und passive Immunisierung wurde versucht. Für diesen Behandlungsweg spricht, daß auch in Geschwulstzellen Speicherungsvorgänge stattfinden. Durch Zuführung „tumoraffiner Stoffe“ kann eine Entwicklungshemmung und dadurch ein Zerfall der Krebszellen erreicht werden. Bisher wurden vorwiegend Metalle wie Kupfer, Zink, Platin, Kobalt und Selen verwendet, ohne daß diesen Bemühungen klinische Erfolge beschieden waren. Vielleicht sind die neuerdings in größerer Menge anfallenden radioaktiven Isotope, über die unter anderem G. Schubert berichtet hat (Dtsch. med. Wschr. **1944**, 191) und von denen namentlich im ausländischen Schrifttum viel die Rede ist, geeignet, neue Möglichkeiten, für die auch die arterielle Anwendungsweise in Frage kommt, zu erschließen.

4. Antiseptisch und antibiotisch wirkende Stoffe

In der Aufstiegszeit der Bakteriologie hat es nicht an Versuchen gefehlt, gewebsdesinfizierende Mittel aufzufinden, die im Sinne Paul Ehrlichs bakterizid wirken und in das Gewebe eingedrungene Erreger von der Blut- und Gewebsflüssigkeit aus abtöten. Die chemotherapeutischen Bemühungen dieser Art waren jedoch wenig befriedigend, nicht zuletzt deshalb, weil eine ausreichende Wirksamkeit nicht ohne gleichzeitige schwere Gewebsschädigung zu erreichen war. Infolgedessen haben die meisten der herangezogenen Mittel die in sie gesetzten Erwartungen nicht erfüllt. Ich nenne hier nur die Silberpräparate, darunter besonders Kolloidsilber und Jodsilber, ferner die von Morgenroth zur örtlichen Gewebsdesinfektion geschaffenen Alkoholderivate des Chinins (Vuzin und Eukupin) sowie die Naphtholabkömmlinge. Auch Trypaflavin, Rivanol und andere Akridinfarbstoffe erwiesen sich nicht wirksam genug. Die im ausländischen Schrifttum viel genannten und als stark antiseptisch wirkend bezeichneten Mittel Mercurochrom und Gentianaviolett riefen leicht Gewebsschäden hervor.

Ich kann hier davon absehen, auf die Anwendung und Wirkungsweise dieser Stoffe, die größtenteils auch zu arteriellen Einspritzungen benutzt wurden, ausführlicher einzugehen, weil sie samt und sonders durch die seit 1932 von Mietzsch und Klarer synthetisch hergestellten und von G. Domagk in die Therapie eingeführten, sulfonamidhaltigen Azoverbindungen überholt worden sind. In noch stärkerem Maße trifft diese Feststellung für das 1929 von dem englischen Bakteriologen A. Fleming entdeckte Penicillin zu.

Sulfonamide und Penicillin wirken nicht einfach antiseptisch, wie Karbolsäure und andere chemische Mittel, sondern biologisch, indem sie in die Stoffwechseltätigkeit der Erreger eingreifen. Die Erscheinung der Wachstumsbeeinflussung einer Bakteriengruppe durch eine andere war bereits Pasteur bekannt und wurde als Bakterienantagonismus oder *Antibiose* bezeichnet. Die Anwendung dieser Stoffe stellt ein ganz neues Prinzip in der Bekämpfung von Erregern dar, die sich im Gewebe angesiedelt haben. Mit der Einführung antibiotischer Stoffe in die Therapie ist ohne Frage ein Wendepunkt in der chemotherapeutischen Beeinflussung eitriger und anderer Infektionen eingetreten.

Da Sulfonamide und Penicilline bereits in großem Umfang zu intraarteriellen Einspritzungen benutzt werden, ist es notwendig, näher auf Berechtigung und Erfolgsaussichten dieser Anwendungsform im Zusammenhang mit der Wirkungsweise antibiotischer Heilmittel einzugehen. Ich kann mich dabei auf Ausführungen beziehen, die ich anderen Orts (Chirurg **1947**, 625) gemacht habe.

Die Heilwirkung der Sulfonamide beruht auf der primären Verankerung dieser Stoffe in den Erregern, die dadurch in ihrer Lebens- und Entwicklungsfähigkeit gehemmt werden. Nach WOODS u. a. verdrängen die Sulfonamide die im Protoplasma der Bakterien vorhandene und für ihr Wachstum unentbehrliche p-Aninobenzoesäure. Nach MELLON, LORKE und SHINN wird bei Streptokokken auch die Katalase unwirksam gemacht, so daß das für die Entwicklung dieser Keime unentbehrliche H_2O_2 nicht abgebaut wird, sondern ebenfalls zur Hemmung des Bakterienwachstums beiträgt. Die auf diese Weise geschädigten Erreger werden durch die natürlichen humoralen und zellulären Abwehrmaßnahmen des Körpers, die auf Grund der Keimvermehrungshemmung das Übergewicht erhalten, vernichtet, vorausgesetzt, daß der infizierte Organismus über ausreichende Abwehrkräfte verfügt. Darüber hinaus entfalten die Sulfonamide auf Keime, denen gegenüber die Phagozytose ungenügend ist, eine opsoninartige Wirkung, die sie der Aufnahme und Verdauung durch die Freßzellen leichter anheim fallen läßt. Die zelluläre Abwehr selbst erleidet durch die Sulfonamide keine Einbuße.

Ihrem Wirkungsmechanismus entsprechend ist die Sulfonamidtherapie eine *ortsgebundene Maßnahme*; sie setzt die unmittelbare Berührung der antibiotischen Stoffe mit den Erregern voraus. Ihre Erfolge sind um so besser, je größer die Anreicherung am Sitz der Infektion ist. Auf die Dauer der Einwirkung kommt es erst in zweiter Linie an. Die Nutzlosigkeit der Verabfolgung kleiner verzettelter Dosen ist bekannt. Die Vorbedingung des örtlichen Kontaktes mit den in das Gewebe eingedrungenen Erregern findet klinisch darin ihren Ausdruck, daß der Wirkungsbereich der Sulfonamide erfahrungsgemäß nicht über den Krankheitsherd hinausreicht. Auch vorbeugend sind kaum nennenswerte Erfolge zu erzielen. Erst die anlaufende Keimvermehrung und die einsetzende örtliche Abwehr schaffen die therapeutischen Einwirkungsmöglichkeiten. Nur dort, wo frische ortgebundene, der Keimansiedlung und -vermehrung gleichlaufende Entzündungsvorgänge den Kontakt vermitteln, entfalten die Sulfonamide ihren wachstumshemmenden, die Keimvernichtung ermöglichenden Einfluß. Beruht die Infektion dagegen vorwiegend auf der Abgabe von Erregergiften (Ektotoxinen), wie bei Scharlach, Diphtherie und Wundstarrkrampf, dann bleibt die Sulfonamidtherapie entweder wirkungslos oder zumindest hinter den Erwartungen zurück.

Die volle Entfaltung der Sulfonamidwirkung ist an eine ausreichende Durchblutung des Gewebes gebunden. Ihr wachstumshemmender Einfluß allein reicht nicht aus; die Abwehrleistung der Gewebssäfte und Zellen muß hinzutreten, damit der Körper die Infektion überwindet. Welche Rolle die Gewebsdurchblutung spielt, zeigen die guten Ergebnisse der Sulfonamidanwendung bei Oberflächenentzündungen an Haut und Schleimhäuten. Mit der gleichen unterstützenden Wirkung durch gesteigerte Durchblutung ist in Entzündungsgebieten zu rechnen.

Es kommt also alles darauf an, die Stoffe in möglichst großer Menge und Konzentration unmittelbar an den Krankheitsherd und damit an die Erreger heranzubringen. Das kann durch *örtliche Anwendung* wie durch Zuführung auf dem Blutwege geschehen. Bei örtlichen Eiterungen, insbesondere bei Wundinfektionen, wird die örtliche Anwendungsweise bevorzugt. Ihr gelegentliches Versagen bei schweren Wundinfektionen beruht in der Hauptsache auf erschwerenden örtlichen Wirkungsbedingungen, sofern es nicht in dem Darniederliegen der natürlichen Abwehrkräfte oder in der Bildung örtlicher Gegenstoffe (Peptone) begründet ist, die gerade bei eitrigen Entzündungen in vermehrtem Maße auftreten. Namentlich unübersichtliche Wundverhältnisse, Blutungsreste und Gewebszerfall erschweren die ausreichende Heranführung der Sulfonamide an die Erreger, deren Vermehrung und Angriffskraft durch totes Gewebe Vorschub geleistet wird. Meist ist es nur bei der ersten Wundversorgung möglich, wirklich alle Teile und Buchten der Wunde mit Sulfonamiden auszufüllen, außerdem dringen die Erreger im weiteren Verlauf der Infektion in tiefere Gewebsschichten vor, wo sie für die örtliche Sulfonamidanwendung nicht mehr erreichbar sind.

Aus der zeitlich und räumlich beschränkten Wirkungsmöglichkeit der örtlich angewandten Sulfonamide ergibt sich die Notwendigkeit, die Bekämpfung der Wundinfektionen gleichzeitig oder zumindest schon sehr frühzeitig mit der Zuführung antibiotischer Stoffe auf dem Blutwege zu verbinden, um auf diese Weise auch die in die Tiefe vorgedrungenen Erreger zu erfassen. Bosse-Bosse-Jäger halten die zusätzliche innere Darreichung der Sulfonamide bei fortschreitenden chirurgischen Eiterungen für unbedingt notwendig, um die Infektion von der Blutbahn her abzuriegeln. Aber auch diesem Vorgehen sind Grenzen gesetzt. Sie liegen in der Kurzfristigkeit der üblichen Stoßbehandlung und in der Gefahr unerwünschter Nebenwirkungen bei längerer oral-parenteraler Verabfolgung der Sulfonamide

Die *innere Verabreichung* führt zur Anreicherung der Sulfonamide im Blut und, genügende Verbreitungsfähigkeit der Stoffe im Körper vorausgesetzt, auch in der Gewebsflüssigkeit. Die Höhe des erreichbaren Blut- und Gewebsspiegels hängt jedoch nicht allein von der zugeführten Menge, sondern auch von der Durchdringung des Gewebes sowie von der Ausscheidungsgeschwindigkeit ab. Infolgedessen gibt der Blutspiegel allein keinen ausreichenden Maßstab für die am Herd zur Wirkung gelangende Sulfonamiddosis ab. Die innere Verabreichungsweise bedeutet außerdem, daß, ähnlich der Entwässerungsbehandlung des Gewebes mit hypertonischen Lösungen, der ganze Körper mit Sulfonamiden überschwemmt werden muß, damit eine genügende örtliche Wirkung am Krankheitssitz erzielt wird. Unter Umständen sind also unerwünscht große Gaben erforderlich. Diese Nachteile werden durch die immer erneute Berührung der im Blut kreisenden Stoffe mit den Erregern nur teilweise ausgeglichen. „Ideal wäre deshalb ein Sulfonamid, das ausschließlich in ein Organ hineingeht, welches Sitz der Infektion ist, so daß die Frage bei einer gegebenen Infektionskrankheit nicht nur lauten darf, welcher Erreger verursacht die Krankheit, sondern auch, in welchem Organ sitzt der Erreger“ (Bosse-Bosse-Jäger).

Die äußere oder örtliche Anwendungsweise hat demnach vor der inneren den direkten Kontakt mit den Erregern, die ungleich höhere Konzentration am Ort der Infektion bei dedeutend niedrigerer Dosierung und damit eine weitaus größere Wirkungsstärke und -breite voraus. Mit der inneren Verabreichungsweise dagegen werden die in die Tiefe des Gewebes vorgedrungenen Erreger zuverlässiger und wirksamer als bei rein örtlicher Anwendung der Sulfonamide beeinflußt.

So gesehen, scheint die *arterielle Sulfonamidanwendung* berufen, die Vorzüge beider Darreichungsformen zu vereinen, ohne ihre Nachteile zu besitzen. Sie beschränkt sich auf eine umschriebene Körperregion, gestattet es infolgedessen, hohe örtliche Konzentrationen sowie eine mehrstündige Verweildauer der Stoffe durch Stauung zu erzielen, und führt die Stoffe von der Blutbahn aus entgegengesetzt der Ausbreitungsrichtung der Infektion an den Krankheitsherd heran. Da die Sulfonamide zunächst in das regionäre arterielle Stromgebiet, nicht in den allgemeinen Kreislauf gelangen, ist zudem weder ihre vorzeitige Umwandlung, Aufsaugung oder Ausscheidung noch das Auftreten schädlicher Nebenwirkungen zu befürchten.

Damit stellt die arterielle Sulfonamidzuführung nahezu die Erfüllung der von Bosse-Bosse-Jäger aufgestellten Idealforderung dar. Ihre Anwendung ist bei allen chirurgischen Infektionen zu erwägen, die eine nachdrückliche Einwirkung auf den Infektionsherd erforderlich machen, sei es, daß die örtlichen Bedingungen die alleinige äußere Anwendung unzureichend erscheinen lassen, sei es, daß es sich um fortschreitende Eiterungen handelt, deren Abriegelung nur von der Blutbahn aus möglich ist. Der einzige wesentliche Nachteil der arteriellen Sulfonamidtherapie liegt in der Notwendigkeit wiederholter Einspritzungen bei schweren Krankheitsfällen.

Die gleichen Gesichtspunkte gelten für die *arterielle Penicillinanwendung.* Sie besitzt dieselben Vorzüge der gezielten Therapie. Ähnlich den Sulfonamiden greift Penicillin in einer bestimmten Entwicklungsphase, der Phase der Zellteilung und -vermehrung, in den Bakterienstoffwechsel ein und schädigt die Keime in morphologisch nachweisbarem Grade. Im Gegensatz zur Sulfonamidtherapie ist die Mitwirkung der Körperabwehr für die endgültige Überwindung der Infektion bei der Penicillinanwendung nicht von gleich ausschlaggebender Bedeutung. So wenigstens wird es erklärt, daß selbst bei völligem Darniederliegen der humoralen und zellulären Abwehrkräfte noch eindrucksvolle Heilerfolge mit Penicillin erzielt werden. Auch sonst besitzt das Penicillin Vorzüge gegenüber den Sulfonamiden: seine Wirkung ist weitgehend unabhängig von der Anzahl der vorhandenen Erreger und wird durch Abbaustoffe toter Gewebe nicht beeinflußt.

Die Penicillintherapie erstreckt sich vorwiegend auf grammnegative Bakterien, insbesondere auf Streptokokken und Staphylokokken. Da die Wirksamkeit von Sulfonamiden und Penicillinen auf die verschiedenen Eitererreger von unterschiedlicher Stärke ist, werden erstere auch in Zukunft ihren Wert behalten oder beide Mittel gemeinsam angewendet werden.

Nicht nur gewöhnliche Eitererreger unterliegen der therapeutischen Beeinflussung von Sulfonamiden und Penicillin, sondern nach neueren Feststellungen auch *Erreger spezifischer Infektionen,* darunter der Tuberkelbazillus. In Weiterentwicklung des tuberkulosewirksamen Sulfothiazols hat G. Domagk neue Präparate, wie das noch im Versuch stehende Tb I/698, geschaffen, von denen Heilerfolge bei der Tuberkulose des Menschen zu erhoffen sind.

Von den aus Schimmelpilzkulturen gewonnenen Stoffen hat sich das Streptomycin bisher als erfolgreich bei der Behandlung menschlicher Tuberkulosen erwiesen.

Außer an die chemotherapeutische Beeinflussung tuberkulöser Weichteil-, Knochen- und Gelenkherde an den Gliedmaßen ist an eine allein auf das erkrankte Organ gerichtete arterielle Zuführung antibiotischer Stoffe bei Lungentuberkulose zu denken.

IV. Ergebnisse der arteriellen Heilmittelanwendung

Nachstehend habe ich die vorliegenden klinischen Erfahrungsberichte über die Zuführung von Arzneimitteln auf arteriellem Wege zusammengestellt, soweit mir das Schrifttum zugänglich war. Dabei war ich bemüht, die über das Weltschrifttum zerstreuten Einzelmitteilungen nach Körpergebieten und therapeutischen Zielen zu ordnen. Viele Veröffentlichungen besitzen nur noch historischen Wert, da die verwendeten Mittel für die arterielle Anwendung heute nicht mehr in Frage kommen. Als Vorläufer und Wegbereiter der regionären arteriellen Therapie sind sie trotzdem wertvoll.

Geschichtliche Vorbemerkungen

Als erster scheint PARLAVECCHIO (zitiert nach G. RINTELEN) im Jahre 1899 die arterielle Verwendung von Medikamenten klinisch erprobt zu haben. Nach den erreichbaren spärlichen Schrifttumsangaben zu schließen, trat die von ihm erwartete therapeutische Wirkung auch bis zu einem gewissen Grade ein. Versuche in der gleichen Richtung unternahm GOYANES, der 1908 eine „Neue Methode der regionären Anästhesie" bekannt gab und bei Gelenktuberkulosen Heilmittel in die zuführende Stammarterie einspritzte.

Das Verdienst, die Bedeutung der arteriellen Heilmittelanwendung in ihrem ganzen Ausmaß erkannt und praktische Vorschläge gemacht zu haben, gebührt F. BLEICHRÖDER. Er hielt am 1. Mai 1912 in der Berliner Hufeland-Gesellschaft einen Vortrag über „Intraarterielle Therapie", der zu weiterer Beschäftigung mit dem Verfahren anregen sollte. Der Vortragende stützte sich auf Versuche, die sieben Jahre zurücklagen und hob bereits das Wesentliche des arteriellen Behandlungsweges hervor, nämlich die unmittelbare Zuführung des Heilmittels zum Krankheitsherd in hoher Konzentration und ohne Aufsplitterung der Wirkung durch Verteilung des Mittels auf den Gesamtkreislauf. Zur Herabsetzung der Durchströmungsgeschwindigkeit empfahl er die venöse Stauung.

Zunächst hatte F. BLEICHRÖDER die Sondierung des rechten Herzens nicht nur in zahlreichen Tierversuchen, sondern nach zwei gelungenen Selbstversuchen auch bei Menschen durchgeführt, indem er die *Vena femoralis* freilegte und einen Ureterenkatheter kavawärts bis zum Herzen vorschob. Auf diesem Wege waren ihm allerdings CHEVEAU, MAREY u. a. bereits vorangegangen; ersterer hatte schon 1861 bei Tieren die Sondierung des Herzens zur Einführung von Meßinstrumenten von der Halsschlagader und der Jugularisvene aus vorgenommen.

In Weiterführung seiner Untersuchungen legte F. BLEICHRÖDER die *Arteria femoralis* frei; von ihr aus führte er mittels eines Ureterkatheters Einspritzungen in die Bauchschlagader aus, um eitrige Infektionen im Bereich ihres Stromgebietes therapeutisch zu beeinflussen. Auf diese Weise wurden vier Fälle von Kindbettfieber mit Kollargol behandelt.

UNGER, der mit BLEICHRÖDER zusammenarbeitete, war in einem Falle der gleichen Erkrankung ebenso vorgegangen; in der Sitzung vom 1. Mai 1912 schlug er vor, den arteriellen Weg zur Einspritzung von Medikamenten bei Erkrankungen der Gliedmaßen zu benutzen.

Der Vorschlag, schwere Tetanusfälle mit Tetanusantitoxineinspritzungen in die Halsschlagadern zu behandeln, geht gleichfalls auf F. Bleichröder zurück. Seinen Empfehlungen sind 1914 Unger und 1917 Heddäus, später C. J. Lehmann (1923) und E. Fritsche (1936) gefolgt, während von Sinclair und O. Knauer (1919) auf Grund eigener, günstig lautender Erfahrungen die Behandlung der Hirnlues mit Salvarsaneinspritzungen in die Halsschlagader empfohlen wurde. Zeitlich schlossen sich Versuche F. Starlingers (1929) an, die eitrige Hirnhautentzündung durch intraarterielle Urotropingaben zu bekämpfen.

Zur Behandlung eitriger Infektionen an den Gliedmaßen wurde der arterielle Weg schon frühzeitig herangezogen, ohne jedoch größere Verbreitung zu finden. 1918 gab Stutzin seine Bemühungen um eine „Intraarterielle Desinfektion" des Gewebes, 1920 A. Lang Versuche „Über innere Gewebsdesinfektion mit Vuzin" bekannt und 1932 berichteten Nonnenbruch und Wenzel über glückliche Erfolge mit „Intraarterieller Trypaflavintherapie bei septischen Herden an den Gliedmaßen".

Entscheidenden Anstoß erhielt die arterielle Arzneimittelanwendung durch die Entwicklung der Arteriographie. Eine brauchbare Kontrastdarstellung der Gliedmaßengefäße gelang Sicard und Forestier (1922) in Frankreich, J. Berberich und G. Hirsch (1923) in Deutschland und Barney Brooks in Amerika. Die röntgenologische Gefäßdarstellung wurde allerdings erst zu einem unentbehrlichen und allgemein gebräuchlichen diagnostischen Hilfsmittel, als es gelungen war, unschädliche und trotzdem gut schattengebende Mittel aufzufinden. Zu diesen grundlegenden Fortschritten hat E. Moniz, der Vater der zerebralen Angiographie, in hervorragendem Maße beigetragen. In den Jahren 1926 und 1927 empfahl er eine 25%ige Jod-Natriumlösung und wies in umfangreichen Versuchen die Ungefährlichkeit und Schmerzlosigkeit ihrer arteriellen Verwendung nach.

Von diesem Zeitpunkt datiert ein doppelter Aufschwung der arteriellen Therapie.

Einmal ergab sich mit zunehmender Verwendung der Arteriographie, daß die Jod-Natriumlösung und ebenso die später verwendeten organischen Jodverbindungen und Jodsole auch therapeutische Wirkungen gefäßerweiternder und durchblutungsfördernder Art entfalten. Bereits E. Moniz beobachtete, erstmalig im Jahre 1928, den therapeutischen Einfluß intrakarotidieller Einspritzungen von Jod-Natrium bei einer Kranken mit Hirndrucksteigerung. Diese Feststellung hatte zur Folge, daß die ursprünglich als diagnostisches Verfahren entwickelte Arteriographie therapeutische Bedeutung erlangte und schließlich unter Verwendung gefäßwirksamer Mittel zur Behandlungsmethode bei peripheren Durchblutungsstörungen erhoben wurde.

Zum anderen hat der Lissaboner Chirurg R. dos Santos, der sich 1928 der Arteriographie der Gliedmaßen zuwandte, sogleich die Möglichkeiten dieses Verfahrens für die Behandlung lokaler eitriger Infektionen mit antiseptischen Flüssigkeiten erkannt und genutzt. Im Jahre 1929 gelangen R. dos Santos, R. Lamas, J. Pereira und Caldas die ersten Gefäßfüllungsbilder mit der von E. Moniz empfohlenen 25%igen Jod-Natriumlösung, dessen Technik sie übernahmen. Im März des gleichen Jahres führten R. dos Santos und seine Mitarbeiter die Arteriographie nach Punktion der Bauchschlagader durch. Beide Anwendungsarten dienten ihnen in der Folgezeit dazu, die verschiedensten eitrigen Entzündungen im Bauchraum sowie Eiterungen an den oberen und unteren Gliedmaßen durch „Arteriotherapie" zu behandeln. 1937 berichtete R. DOS SANTOS über „neue technische und therapeutische Gesichtspunkte" seines Vorgehens, das er inzwischen auf eitrige Entzündungen im Versorgungsgebiet der Halsschlagadern ausgedehnt hatte. Sein Beispiel machte namentlich in den romanischen Ländern Schule und unter anderen den bedeutenden französischen Chirurgen R. LÉRICHE zum Befürworter der arteriellen Therapie.

A. Einspritzungen in periphere Strombahnen

Als Empfängergefäße kommen in erster Linie die Arm- und die Beinschlagadern in Frage. Gelegentlich sind auch Arteria maxillaris ext., Arteria subclavia und Arteria radialis zu intraarteriellen Einspritzungen herangezogen worden. Die bevorzugten Einspritzungsorte ergeben sich aus den Stellen der besten anatomischen Zugänglichkeit; sie fallen in der Hauptsache mit den Regionen zusammen, in denen die Freilegung dieser Gefäße zur Unterbringung „am Ort der Wahl" aus chirurgischer Indikation vorgenommen wird. Auf die Technik selbst komme ich im nächsten Kapitel zurück.

Zur Auswirkung im Stromgebiet der Beinschlagadern, aber auch zur Erreichung der Beckenorgane wurden wiederholt Einspritzungen in die Bauchschlagader ausgeführt.

Heilmitteleinspritzungen in die peripheren Strombahnen dienen der Erreichung teils allgemeiner, teils örtlicher Einwirkungen. Nur letztere werden dem eigentlichen Sinn der arteriellen Therapie, nämlich der unmittelbaren Auswirkung des Heilmittels auf den Krankheitsherd von der Blutbahn aus, gerecht.

I. Allgemeine therapeutische Ziele

L. M. KUGELMEIER scheint der erste gewesen zu sein, der bei einer ganzen Reihe von Kranken *Infusionen und Transfusionen in das arterielle Gefäßnetz* ausgeführt hat. Im Jahre 1940 nahm er bei einem Kranken, der infolge einer massiven Blutung aus Ösophagusvarizen bereits puls- und bewußtlos war, eine intraarterielle Infusion mit Tutofusin und anschließend eine Transfusion von Zitratblut in die Arteria femoralis ohne Zwischenfall vor; der Kranke erholte sich von seinem schweren Kollaps, erlag aber drei Tage später einer zweiten, noch stärkeren Blutung. Bei einem zweiten, ähnlich gelagerten Fall, der insgesamt drei arterielle Blutübertragungen und eine Infusion erhielt, fanden sich bei der Leichenöffnung weder am Herzen noch an den größeren Gefäßen krankhafte Veränderungen; auch die Lunge war frei von Gerinnseln. In der Folge hat KUGELMEIER bei insgesamt 14 Kranken, darunter 4 Fleckfieberfällen, intraarterielle Infusionen und Transfusionen mit vollem Erfolg und zum Teil wiederholt ausgeführt; sie wurden sämtlich anstandslos vertragen, weder örtliche Beschwerden noch allgemeine Störungen traten in Erscheinung. Es bestand vielmehr der Eindruck, daß die intraarterielle Flüssigkeitszuführung besser vertragen wird, als die intravenöse Verabfolgung größerer Flüssigkeitsmengen in gleichartigen Fällen. Als Grund glaubt er die bei intraarterieller Infusion und Transfusion vermiedene unmittelbare Belastung des rechten Vorhofes ansehen zu können, die bei geschädigtem Herzen und zu rasch erfolgender intravenöser Zuführung großer Flüssigkeitsmengen sich oft nachteilig auswirkt. Die Menge der infundierten Flüssigkeiten (Periston, Tutofusin) betrug bis zu 750 ccm, die des transfundierten Blutes bis zu 300 ccm.

Der Anzeigenbereich zur Vornahme intraarterieller Blutübertragungen und Flüssigkeitseingießungen, die er sets perkutan durchführte, wird von L. M. KUGELMEIER auf Krankheitsfälle beschränkt, die eine intravenöse Zuführung aus äußeren Gründen nicht zulassen, bei denen aber die Verabfolgung größerer Flüssigkeits- oder Blutmengen unbedingt notwendig oder gar lebensrettend erscheint. Hierzu rechnet er in erster Linie Kollaps- und Schockzustände nach schweren Verletzungen und großen Blutverlusten sowie das toxisch bedingte Kreislaufversagen bei Infektionskrankheiten. Die Anzeigestellung berücksichtigt also im wesentlichen einen negativen Umstand, nämlich die technische Undurchführbarkeit der gebräuchlichen intravenösen Infusion oder Transfusion. Die gleichen Gründe haben bekanntlich HENNING (Dtsch. med. Wschr. **1943**, Nr. 41 und 42) zur Empfehlung der intrasternalen und intraossalen Infusion und E. REGENBOGEN (1946) zur Vornahme intrakardialer Blutübertragungen veranlaßt.

Gegenanzeigen sieht KUGELMEIER nur in ausgesprochenen krankhaften Veränderungen der peripheren Gefäße, deren Brüchigkeit oder Wandschädigung die Gefahr der Nachblutung heraufbeschwört. Er hat dagegen keine Bedenken gegen die Vermischung des arteriellen Empfänger- mit dem venösen Spenderblut, da er keinerlei darauf hindeutende nachteilige Feststellungen machen konnte. In diesem Zusammenhang sei daran erinnert, daß die Entwicklung der modernen Blutübertragungsverfahren zunächst den gleichen Weg gegangen ist. Bevor die heute allgemein übliche, unmittelbare Überführung des Spenderblutes in die Vene des Empfängers sich durchsetzte, wurden Blutübertragungen mit vollem Erfolg und ohne jede Schädigung des Empfängers in freigelegte Schlagadern ausgeführt (E. KÜSTER, C. HUETER).

In ausgesuchten Fällen sind Blutübertragungen auch unmittelbar in die Bauchschlagader vorgenommen worden. Nach E. B. TUOHY eignet sich dieses Verfahren namentlich für Kinder; die Übertragung geschieht mit Spritze, da ein Druck von 50—80 mm Hg zu überwinden ist.

Von russischer Seite wurden intraarterielle Blutübertragungen angewandt, um frisch Verstorbene in das Leben zurückzurufen. In etwa 50 Fällen ist russischen Ärzten die Wiederbelebung Verletzter gelungen, in einem keinen Prozentsatz sogar mit anhaltendem Erfolg. Als Vorbedingung ergab sich dabei, daß die Blutübertragung innerhalb der ersten 5 Minuten nach Eintritt des klinischen Todes erfolgen muß. Dieser Zeitpunkt wird durch den Stillstand des Herzens, d. h. durch das Aufhören der Durchblutung des Körpers, bestimmt. Bekanntlich ist es schon seit langer Zeit möglich, eine Reihe von Organen mittels künstlicher Blutdurchströmung in Tätigkeit zu halten. Die Empfindlichkeit der einzelnen Organe gegen die Unterbrechung der Sauerstoffzufuhr ist jedoch sehr unterschiedlich. Während es z. B. gelingt, noch 20—30 Minuten nach Eintritt des Herzstillstandes die Tätigkeit des Herzmuskels wieder in Gang zu bringen, ist das Zentralnervensystem so empfindlich gegen Sauerstoffmangel, daß bereits nach wenigen Minuten Schädigungen auftreten, die einer Rückbildung nicht mehr fähig sind. Tierversuche ergaben weiter, daß eine Wiederherstellung der Tätigkeit des Großhirns ohne schwere Ausfälle höchstens 5—10 Minuten nach Aussetzen der Blutversorgung möglich ist. Dadurch ist die Absicht, den klinischen Tod eines Menschen durch künstliche Wiederherstellung des Kreislaufes rückgängig zu machen, eine enge zeitliche Grenze gesetzt, deren Beachtung aber in günstigen Ausnahmefällen offenbar eine Wiederbelebung Verstorbener durch intraarterielle Blutübertragung gelingen läßt.

Der große Wert der Blutübertragung bei Wiederbelebungsversuchen wurde bereits durch tierexperimentelle Untersuchungen vornehmlich deutscher Forscher — O. ZELLER (1908), O. BRUNS und THIEL (1927), C. HENSCHEN (1934), A. WINKELBAUER (1936) u. a. — aufgezeigt, während die praktische Anwendung beim Menschen lange Zeit fast ganz unterblieb. Dabei erwies sich die intraarterielle Blutübertragung als der intravenösen deutlich überlegen. Diese Feststellung wurde mit der Überfüllung der venösen Gefäße nach eingetretenem Tode erklärt, die eine Einführung venösen Blutes in das venöse System nur noch verschlimmern mußte. Von dieser Vorstellung ausgehend wurde das Verfahren der intraarteriellen Blutübertragung zur Wiederbelebung bei bereits eingetretenem klinischem Tod sehr eingehend studiert. O. ZELLER, C. HENSCHEN u. a. transfundierten das Blut in die Halsschlagadern *herzwärts*, HERZBERG, KOLOMIN u. a. in die Speichenschlagader, während TZANK, HENSCHEN, HAAS u. a. unter Berücksichtigung der sich besonders rasch nachteilig auswirkenden Ausschaltung der Blutversorgung des Gehirns die Blutüberleitung in die Halsschlagadern auch *hirnwärts* vornahmen. Namentlich PITROWSKI vertrat die Ansicht, daß die intraarterielle Bluttransfusion ihre volle Wirkung nur von der Arteria carotis communis aus entfalten könne. Demgegenüber gelang NIKITIN der Nachweis, daß die Füllung des arteriellen Gefäßsystems bei Blutübertragungen in die Arteria brachialis ebenso rasch wie bei der Transfusion in die Arteria carotis erfolgt. Eine Transfusionsgeschwindigkeit von 200 ccm/2 Minuten ermöglicht dabei eine Druckentwicklung bis zu 210/250 mg Hg in der Arterie. Zur Übertragung benutzte er mit 0,7 ccm einer 30%igen H_2O_2-Lösung konserviertes Blut; in 2 Minuten wurden 450 ccm in die Arteria brachialis eingeleitet. NIKITIN berichtet über zwei derartige Wiederbelebungsversuche nach Eintritt des klinischen Todes; in einem Falle hatte er Erfolg. Weitere erfolgreiche Wiederbelebungsversuche hat NEGOWSKI mitgeteilt.

II. Örtliche therapeutische Ziele

1. Periphere Durchblutungsstörungen

Die ersten Beobachtungen über therapeutische Wirkungen intraarteriell eingespritzter Substanzen bei funktionell und anatomisch bedingten Durchblutungsstörungen des peripheren Kreislaufes wurden im Zuge der Entwicklung des arteriographischen Untersuchungsverfahrens gemacht. Die röntgenologische Kontrastdarstellung der Arterien und Venen an den Gliedmaßen des lebenden Menschen, die eine so große diagnostische Bedeutung gewinnen sollte, wurde in verschiedenen Ländern fast gleichzeitig entwickelt. Zunächst wurden Strontium bromatum, dann Brom- und Jodöle und schließlich wäßrige Jodlösungen benutzt. Mit anorganischen Jodverbindungen ausgeführte Arteriographien ergaben vielfach eindeutige Besserungen der Durchblutungsstörungen, die im Versorgungsgebiet der injizierten Arterie bestanden. Ähnliche Wirkungen wurden mit anderen Kontraststoffen erzielt. Auf die Wirkungsweise bin ich bereits im vorigen Kapitel eingegangen. Hier gebe ich kurz die klinischen Erfahrungen an Hand der wichtigsten Veröffentlichungen wieder.

M. Sgalitzer, V. Kollert, J. Schüler, vor allem aber R. Demel beschrieben bei zahlreichen Arteriographien nach Einspritzung von 20—40 ccm Uroselectan- oder Abrodillösung in die freigelegte Arm- oder Beinschlagader anhaltende Besserungen der Beschwerden von Kranken, die an Endarteriitis obliterans, Angiospasmen oder Arteriosklerose litten. R. Demel berichtete über einen italienischen Offizier, dem vor 3 Jahren der linke Arm wegen Arteriitis obliterans abgenommen worden war und der nun mit den schwersten Erscheinungen der gleichen Art an der rechten Hand zur Behandlung kam. Nach der Gefäßfüllung verloren sich sofort die heftigen Schmerzen, der Vorderarm, der kalt, blaß und ohne Puls war und dessen Absetzung unumgänglich notwendig schien, wurde wieder gut durchblutet und in der Folge vollständig gebrauchsfähig. Dieser Erfolg konnte durch fast 2 Jahre verfolgt werden. In einem anderen Falle hörten auf die Arterienfüllung hin nicht nur die quälenden Schmerzen sofort auf, sondern auch die arteriosklerotische Gangrän der Großzehe heilte ab, so daß der bis dahin bettlägerige Kranke wieder arbeitsfähig wurde, ein Ergebnis, das bei Erscheinen der Mitteilung, 1½ Jahre später, noch anhielt.

Derart eindrucksvolle Besserungen bei Kranken, die vor der Arteriographie entweder bettlägerig waren oder nur kurze Zeit gehen konnten, ihrer heftigen Beschwerden wegen an hohe Morphiumgaben gewöhnt waren und nach der diagnostischen Gefäßfüllung wieder arbeitsfähig und morphiumfrei wurden, traten in dem Krankengut R. Demels noch bei einer ganzen Reihe weiterer Fälle ein und hielten zum Teil mehrere Monate, ja Jahre an.

Trotz dieser, auch objektiv nachweisbaren und über Monate bis Jahre anhaltenden Besserungen des Krankheitszustandes läßt R. Demel die von ihm und anderen erzielten therapeutischen Erfolge der Arteriographie nur mit großer Zurückhaltung gelten, weil die Beobachtungszeit für ein endgültiges Urteil nicht ausreiche. Er betont, daß die auf diese Weise günstig beeinflußten Durchblutungsstörungen und Gefäßkrankheiten sich durchweg durch einen ausnehmend chronischen Krankheitsverlauf auszeichnen, bei dem erfahrungsgemäß auch spontan langanhaltende Erholungen vorkommen.

Auch G. Spehl spricht vorsichtig nur von ziemlich weitgehenden subjektiven Besserungen im Krankheitsverlauf, die er als unerwartete Erfolge der von ihm ausgeführten Arteriographien bezeichnet, für die eine Klärung noch ausstehe.

Auf Grund weiterer, ähnlich lautender Erfahrungen läßt sich aber wohl kaum bestreiten, daß die zu rein diagnostischen Zwecken angewendete Kontrastmitteldarstellung peripherer Arterien wirkliche therapeutische Erfolge aufzuweisen hat. Die günstig lautenden Mitteilungen aus der Anfangszeit der arteriographischen Methode wurden immer wieder bestätigt. Und mit Sicherheit wurde festgestellt, daß die benutzten schattengebenden jodhaltigen Lösungen einen gefäßerweiternden Einfluß ausüben und funktionell bedingte Gefäßeinengungen aufheben. Selbst bei nur vorübergehend eintretendem Rückgang von Beschwerden und Durchblutungsstörungen sind das häufige schlagartige Aufhören der Schmerzen und die Erholung des geschädigten Gewebes als unbestreitbare Erfolge zu buchen. Diese Behauptung ist um so gerechtfertigter, wenn sich die Besserung auf Monate bis Jahre erstreckt oder eine bereits drohende Gliedabsetzung für lange Zeit abgewendet wird. Das hebt auch R. RATSCHOW hervor, der ebenso überraschende Heilungen mit Vermeidung der bereits vorgesehenen Amputation sah wie R. DEMEL. Im Hinblick auf die erzielten therapeutischen Erfolge fordert RATSCHOW die Anwendung der intraarteriellen Kontrastmitteleinspritzung vor der endgültigen Entscheidung über die Notwendigkeit einer Gliedabsetzung; er schreibt „vor der Amputation sollte immer als Ultimo ratio der konservativen Maßnahmen die intraarterielle Injektion der Jodsalzlösungen Abrodil oder Uroselectan versucht werden".

Nicht nur Arteriographien mit Abrodil, Uroselectan und Vasoselectan (Jodsol), sondern auch Gefäßdarstellungen mit Thorotrast haben, wenngleich viel weniger häufig, therapeutische Wirkungen im Gefolge (S. FREY und H. ZWERG, G. RINTELEN, A. DIMITZA, W. JÄGER, v. PANNEWITZ u. a.).

Die bis dahin aus diagnostischer Anzeige vorgenommene Kontrastmitteleinspritzung wurde von A. BEUTEL und O. KLEIN zum *systematischen Behandlungsverfahren* erhoben. Nach ihrer Auffassung ist ein Dauererfolg nur durch wiederholte intraarterielle Einspritzungen gefäßerweiternder Mittel zu erwarten. Sie verwendeten ausschließlich die organischen Jodverbindungen Perabrodil und Uroselectan, die sich ihnen als besonders wirksam erwiesen hatten und führten die Injektionen perkutan aus. Nach ihren Beobachtungen tritt die Wirkung unmittelbar nach der Einspritzung in sichtbarer starker Hautrötung, in einer schon mit der aufgelegten Hand nachweisbaren Zunahme der Hautwärme und in kapillarmikroskopisch wahrnehmbaren äußersten Erweiterungen der Haargefäße in Erscheinung. Der Kranke empfindet die Mehrdurchblutung als Hitzegefühl und Brennen. In weiterer Folge lassen die Beschwerden nach. Nach A. BEUTEL und O. KLEIN ist das Verfahren nur für bestimmte Formen peripherer Durchblutungsstörungen geeignet. Das Anzeigegebiet umfaßt nach ihren Erfahrungen in der Hauptsache arteriosklerotisch und toxisch, insbesondere durch Nikotinmißbrauch bedingte Gefäßschäden. Die besten Erfolge wurden erzielt, wenn Gefäßkrämpfe im Vordergrund des Leidens standen. Der Gefäßschmerz ließ nach, die Anfälle intermittierenden Hinkens werden seltener und leichter, die muskuläre Leistung hob sich und fast immer trat eine Verbesserung des Gehvermögens ein. Als weniger oder gar nicht wirksam erwiesen sich die Einspritzungen bei vorwiegend neurogen bedingten Gefäßleiden, wie der RAYNAUDschen Erkrankung. Auch bei Endangiitis obliterans hatten BEUTEL und KLEIN im Gegensatz zu anderen Untersuchern keine nennenswerten Erfolge.

Ein Teil der erfolgreich behandelten Kranken konnte von den Krankheitserscheinungen vollständig befreit werden, bei anderen wurde das Fortschreiten des Leidens aufgehalten. Von 44 Fällen, die zum Teil durch Jahre hindurch beobachtet und behandelt wurden, machten nur zwei die Gliedabsetzung erforderlich. Bei einer großen Anzahl der übrigen Kranken wäre es wahrscheinlich, soweit klinische Erfahrungen einen Schluß zuließen, ohne diese Behandlung zur Amputation gekommen.

Technische Schwierigkeiten ergaben sich bei den perkutanen Injektionen nicht. Einige Kranke, die regelmäßig alle 3—4 Monate in dieser Weise behandelt wurden, erhielten bis zu 16 Injektionen in die gleiche Arterie. Schädigungen oder störende Begleiterscheinungen traten niemals auf. Die von anderen mitgeteilten Verschlimmerungen und Dauerschädigungen wie Nekrosen und Gangrän sehen A. BEUTEL und O. KLEIN als eine Folge ungeeigneter Kontrastmittel an. Zu diesen zählen sie das besonders von französischen Ärzten viel verwendete Tenebryl und das Thorotrast, mit dem auch G. RINTELEN Verschlechterungen des Gewebsverhaltens in vorgeschrittenen Fällen erlebte. BEUTEL und KLEIN betonen deshalb, die wichtigste Voraussetzung der arteriellen Einspritzungsbehandlung mit Kontrastmitteln sei die rechtzeitige Anwendung. Die Behandlung soll nach Möglichkeit beginnen, bevor es zu beginnenden ischämischen Hautverfärbungen und Gewebstod gekommen ist. Außerdem müßten die Einspritzungen je nach der Schwere der örtlichen Erscheinungen oft genug wiederholt und genügend lange fortgesetzt werden.

Auf Grund der Erfahrungen, die mit der Arteriographie gemacht wurden, lag es natürlich nahe, an Stelle schattengebender andere und womöglich *wirksamere gefäßerweiternde Mittel* anzuwenden. Außer Eupaverin, das dem Paparenin nahesteht, aber nur halb so giftig ist, sind vor allem Priscol und Azetylcholin klinisch erprobt worden.

So haben, unabhängig voneinander, J. DE GIRARDIER und F. v. SCHÜRER *Eupaverin* zur Frühbehandlung schwerer Erfrierungen benutzt und dieses Mittel bei periarteriellen Sympathektomien zusätzlich in die Arterie eingespritzt. v. SCHÜRER hat auf diese Weise 3 Fälle erfolgreich behandelt. Er berichtet, daß an der Grenze der Rückbildungsfähigkeit stehendes, scheinbar lebloses Gewebe sich geradezu überraschend erholte; Gewebsbezirke, die offensichtlich bereits dem Gewebstod verfallen waren, heilten ab. Inwieweit an diesen Erfolgen die Eupaveringabe beteiligt war, läßt sich bei der nur zusätzlichen Verwendung dieses Gefäßmittels natürlich nicht beurteilen.

Von intraarteriellen Eupavereineinspritzungen allein sah C. RENDANO „sehr günstige Wirkungen" auf die Schmerzanfälle im Verlauf von Gefäßkrankheiten, die mit ausgesprochenen trophischen Störungen der Gliedmaßen einhergingen. Die Schmerzfreiheit hielt längere Zeit, teilweise bis zu 10 Tagen an, es trat sofort ein Wärmeempfinden ein, das sich auch in einer leichten Erhöhung der Hauttemperatur ausdrückte.

Das Eupaverin wurde 1936 von W. DENK in der intravenösen Anwendungsform zur Behandlung arterieller Extremitätenembolien eingeführt. DENK selbst berichtete über glänzende Erfolge. Er ging bei dieser Behandlung von der Überlegung aus, daß das Einschießen und Steckenbleiben eines Embolus zu einem Gefäßkrampf führt. Wahrscheinlich handelt es sich um einen weit über den Sitz des Embolus hinausreichenden Krampfzustand des Gefäßes entsprechend der zugehörigen sympathischen Nervenbahn. Das Gefäßrohr umklammert dabei den Blutpfropf so fest, daß seine Lichtung völlig verschlossen wird. Durch spasmolytische Mittel wird der Gefäßkrampf gelöst, der Blutpfropf freigemacht und das Gefäßrohr wieder durchgängig. Die Eupaverinanwendung ist verständlicherweise nur bei Arterien vorwiegend muskulärer Bauart (Arteria brachialis, femoralis, poplitea) erfolgreich, bei großen und elastisch gebauten Arterien, wie der Arteria iliaca communis, versagt sie. Ein Embolus in diesem Gefäß dehnt dessen Wandung und wird von der elastischen Gefäßklammer festgehalten, während Embolien in den stark muskulösen Schlagadern der Gliedmaßen durch ihren Dehnungsreiz einen Gefäßkrampf auslösen. Diese Auffassung haben die Erfahrungen DENKS bestätigt; unter 14 Embolien der Arteria poplitea hatte er nur einen Versager, von 4 Embolien in der Arteria iliaca und im Anfangsteil der Arteria femoralis konnte er dagegen keinen einzigen durch intravenöse Eupavérininjektionen heilen.

Für die intraarterielle Eupaverinanwendung bei akuten Embolien, die W. LEINER warm empfiehlt, da sie vor der intravenösen Verabfolgung große Vorzüge voraus habe, gilt die gleiche Einschränkung. Das zeigt unter anderem das vergebliche Vorgehen bei einer doppelseitigen Iliacaembolie, über die L. M. KUGELMEIER berichtet hat.

An dieser Stelle sei noch der Behandlungsvorschlag R. GOLDHAHNs für die sehr selten vorkommende Erblindung nach schwerer Magengeschwürsblutung erwähnt: Sofortige Freilegung und Entnervung beider Halsschlagadern und zusätzliche Einspritzung von Eupaverin. Dieser Vorschlag stützt sich auf die Annahme, daß der Erblindung ein Krampfzustand der Arteria centralis retinae zugrunde liegt.

Über ein ebenso umfangreiches wie gut durchgearbeitetes Krankengut hat 1944 R. SINGER aus der Inneren Medizinischen Klinik des Krankenhauses Wien-Ottakring berichtet. Seit dem Jahre 1938 wurden an dieser Klinik alle peripheren Durchblutungsstörungen, so oft es technisch möglich war, mit arteriellen Injektionen behandelt. Dieses Verfahren wurde aus der Erwägung heraus gewählt, daß ein um so besserer Heilerfolg zu erwarten ist, je unmittelbarer das verwendete Medikament auf das erkrankte Gefäßgebiet einwirken kann. Insgesamt wurden 122 Kranke, die teils an Claudikatio intermittens auf arteriitischer oder arteriosklerotischer Grundlage litten, teils umschriebene Durchblutungsstörungen mit und ohne Gangrän aufwiesen, größtenteils erfolgreich behandelt. Von 90 Claudicatiokranken blieb keiner ungebessert und arbeitsunfähig; die erheblichen Schmerzzustände verschwanden, die Gehfähigkeit und Gehleistung in Straßenschuhen auf Steinpflaster wurde 5—10mal besser, als sie vorher war. Sechs umschriebene Durchblutungsstörungen an den Beinen ohne Gangrän wurden sämtlich geheilt, von 19 Fällen mit Gangrän 16 geschlossen. Von fünf umschriebenen Durchblutungsstörungen der Hände ohne Gangrän wurden drei wesentlich gebessert und wieder arbeitsfähig. Dagegen blieb die Behandlung bei 2 Fällen von Morbus Raynaud erfolglos. Eine ausführliche Bearbeitung dieses Behandlungsgutes liegt von ANGENANDT vor.

Zunächst verwendete R. SINGER nur Eupaverin, welches damals als einziges gefäßwirksames Mittel für intraarterielle Injektionen zur Verfügung stand und bereits von W. LEINER auch bei einigen Kranken mit Claudicatio intermittens benutzt worden war. Später wurde *Priscol* zum ersten Mal bei Durchblutungsstörungen, die mit Gangrän einhergingen, ferner versuchsweise auch *Doryl* an Stelle von Priscol arteriell verabfolgt. Bei der arteriellen Verwendung von Priscol bestand von vornherein keine Gefahr, daß ungünstige Folgen auftreten könnten, da es in normaler Dosierung und bei intravenöser Einspritzung keine oder nur geringe Nebenwirkungen verursacht. Dagegen mußte es als ein großes Wagnis erscheinen, *Azetylcholin* arteriell zu verabreichen, wozu R. SINGER in der Folge überging. Er ließ sich dabei von der Erwägung leiten, daß dieser hochwirksame Stoff, der bei intravenöser Verabfolgung die schwersten Folgeerscheinungen hervorrufen kann, weil er mit dem Blutstrom sehr rasch zentralwärts abtransportiert wird und so zu den nervösen Zentren gelangt, nach der Einspritzung in eine periphere Arterie jedoch vom Kapillargefäßnetz aufgefangen und im Kapillargebiet unwirksam gemacht wird. Durch intraarterielle Injektion dieses Wirkstoffes konnte demnach gleich zwei wesentlichen Gesichtspunkten der Azetylcholintherapie Rechnung getragen werden: Erstens gelangte das im Gewebe leicht zerstörbare Azetylcholin dorthin, wo seine örtlich ansetzende gefäßerweiternde Wirkung beabsichtigt war, zweitens wurden auf diese Weise Allgemeinwirkungen weitgehend vermieden. R. SINGER ist auf Grund seiner Beobachtungen ferner davon überzeugt, daß der Einfluß des an sich schon hochwirksamen Azetylcholins durch die schlagartige und unmittelbare Einwirkung der gesamten Dosis nur am gewünschten Ort noch eine weitere erhebliche Steigerung erfährt. Er wurde in seiner Auffassung durch Beobachtungen von anderer Seite bestärkt. ELLIS und WEISS [J. Pharmacol. (Am.) **44**, 235—251 (1932)] hatten bereits eine Verstärkung der gefäßerweiternden Wirkung des Azetylcholins bei intraarterieller Injektion nachweisen können. Außerdem hatten MYERSON, LOMAN, RINKEL und LESSES (Amer. Haert J. **1938**, Nr. 3, 329), die Dementia praecox-Kranken Azetylcholin in die Arteria cubitalis einspritzten, außer einer geringen örtlichen Reaktion am Arm keine nennenswerten Nebenerscheinungen beobachtet. Daraus war zu schließen, daß der arteriell zugeführte Wirkstoff vor dem Zurückströmen in den venösen Bahnen im Gewebe entweder abgelagert oder zerstört wird.

In SINGERs Behandlungsfällen wurden die intraarteriellen Azetylcholineinspritzungen gleichfalls anstandslos vertragen, gegen die arterielle Therapie mit diesem Mittel bestanden infolgedessen keinerlei Bedenken. Dagegen ist vor unbeabsichtigten intravenösen Injektionen von Azetylcholin zu warnen, da sie zu ernstesten Zwischenfällen Anlaß geben können.

Die klinische Behandlung peripherer Durchblutungsstörungen mit Azetylcholineinspritzungen in die Schlagadern der befallenen Gliedmaßen erwies sich R. SINGER der gleichartigen Anwendung anderer durchblutungsverbessernder Stoffe als so erheblich überlegen, daß er dem Azetylcholin in der Folgezeit den Vorzug gab. Des Vergleiches wegen erscheint es aber trotzdem reizvoll, näher auf die Mitteilung R. SINGERs in den Mitteilungen aus den Grenzgebieten der Medizin und Chirurgie, Band 47, einzugehen, in der er über die Ergebnisse berichtet, die er bei insgesamt 43, mit verschiedenen Gefäßmitteln behandelten Kranken erzielte; sie beziehen sich lediglich auf Durchblutungsstörungen an den unteren Gliedmaßen.

Die mit *Eupaverin* allein behandelten 15 Kranken mit Arteriosklerose oder Endangiitis obliterans erhielten im Laufe einiger Wochen bis Monate bis zu 14 Einspritzungen zu 0,15 g. Bei 11 Kranken wurde fortlaufend Priscol intramuskulär oder intravenös zusätzlich gegeben. Innerhalb von 15 Sekunden nach der intraarteriellen Einspritzung trat eine Rötung auf, die, am Oberschenkel beginnend, auf Unterschenkel und Fuß übergriff und nach 5—8 Minuten wieder zurückging. Mitunter blieb diese Rötung auch ganz aus. Jede arterielle Eupaverininjektion löste äußerst heftige Schmerzen aus. Die Kranken erklärten immer wieder, sie hätten ein Gefühl, als ob ein „glühender Stab“ vom Oberschenkel in die Wade gestoßen würde. Manche schrien vor Schmerz laut auf. Die meisten berichteten über ein mehrere Stunden anhaltendes Wärmegefühl in den Beinen. Von den so behandelten 15 Kranken zeigten acht eine wesentliche Besserung; sie konnten ihre Arbeit wieder aufnehmen. Drei Fälle wurden nur wenig, vier Fälle, von denen drei amputiert werden mußten, gar nicht gebessert.

Mit arteriellen *Priscol*-Einspritzungen wurden 10 Kranke behandelt. Fünfmal handelte es sich um eine diabetische Zehengangrän, viermal um Endangiitis obliterans, teilweise mit Gangrän, einmal um eine arteriosklerotisch bedingte Durchblutungsstörung. Diese Patienten erhielten in längstens 3 Monaten bis zu 11 Einspritzungen zu 20 mg, die auch nicht den geringsten Schmerz verursachten. Anschließend an die Injektion stellte sich ein Wärmeempfinden, besonders in den Fußsohlen und Zehen, ein, das oft mehrere Tage anhielt. Oszillometrische Messungen ergaben einen Anstieg um 55% im Durchschnitt. Acht Kranke wurden durch diese Behandlung, die lediglich bei den Diabetesfällen durch Schonkost und Insulingaben ergänzt wurde, geheilt und arbeitsfähig; nur zwei blieben unbeeinflußt. Gliedabsetzungen waren in keinem Fall notwendig.

Die arterielle *Azetylcholin*behandlung erstreckte sich auf insgesamt zwölf, größtenteils schon lange erkrankte Patienten, von denen sechs an Arteriosklerose, sechs an Endangiitis obliterans litten. Gangränfälle waren nicht dabei. Eine zusätzliche Behandlung wurde nur bei zwei Kranken in Form des Saug-Druckverfahrens durchgeführt. Der Anzahl von 2—11 Injektionen entsprechend schwankte die Behandlungsdauer zwischen 3 Wochen und 4 Monaten. Im Anfang wurde das Mittel in Dosen von 100 mg gegeben, bis es sich herausstellte, daß der gleiche therapeutische Erfolg vielfach bereits mit 50 und 33 mg zu erreichen war. Die Zeiträume zwischen den einzelnen Einspritzungen betrugen, wie bei den beiden anderen Präparaten, anfangs 5—8 Tage, bei längerer Behandlung 4—6 Wochen je nach Schwere des Falles.

Später ist SINGER dazu übergegangen, auch Durchblutungsstörungen an den Händen mit arteriellen Azetylcholininjektionen zu behandeln. Die Einspritzung erfolgte entweder in die Arteria axillaris in der Achselgrube oder in den untersten Abschnitt der Arteria brachialis knapp oberhalb der Ellenbeuge. Hier betrug die einmalige Gabe nur 10—20 mg. Um die Schmerzen herabzusetzen, die mitunter bei intraarteriellen Azetylcholininjektionen auftreten, wenn die Einspritzung rascher als im Verlauf von 30 Sekunden ausgeführt wird, wurde das Vorgehen gelegentlich dahin abgeändert, daß zusammen mit dem Gefäßmittel 1 ccm einer 1%igen Novocainlösung eingespritzt wurde. Das Azetylcholin-Novocaingemisch darf jedoch nur bei Durchblutungsstörungen ohne Gangrän gegeben werden.

Während und bis 10 Sekunden nach der Einspritzung von Azetylcholin in die Beinschlagader trat zunächst am Oberschenkel, dann an der Wade, eine flächenhafte oder fleckweise Gänsehautbildung auf, um bald danach einer starken Rötung Platz zu machen, die allmählich abklingt. Während der Einspritzung hatten die Kranken das Gefühl als ob der „Fuß größer" würde. Diese unangenehme, mitunter auch von Schmerz begleitete Empfindung wurde in den meisten Fällen von einem Gefühl der Wärme abgelöst, das meist mehrere Stunden, oft aber auch einige Tage andauerte. Stets ließ sich objektiv eine erheblich verbesserte Durchblutung feststellen und auch oszillometrisch nachweisen; durchschnittlich um 63%. Von den zwölf behandelten Kranken wurden zehn so wesentlich gebessert, daß sie, soweit dies altersmäßig möglich war, ihren Beruf wieder voll ausüben konnten. Die restlichen zwei Fälle wiesen nur eine geringe Besserung auf.

Schließlich hat R. SINGER noch sechs Kranke mit den gleichen Leiden abwechselnd mit Azetylcholin, Eupaverin, Priscol oder Doryl arteriell behandelt; vier wurden geheilt, zwei blieben unbeeinflußt und mußten ihrer bereits zu Beginn der Behandlung bestehenden Gangrän wegen amputiert werden. Der Wechsel des Mittels bot demnach keinen Vorteil.

Diesen Ergebnissen nach zu urteilen, hat sich das Azetylcholin den anderen gebräuchlichen Gefäßmitteln, namentlich auch dem Eupaverin gegenüber, als erheblich überlegen erwiesen. Der von R. SINGER eingeschlagene Weg, den leicht zerstörbaren Stoff durch intraarterielle Einspritzung unmittelbar an den Ort seiner Wirksamkeit und damit in einen möglichst innigen Kontakt mit dem arteriellen Stromgebiet zu bringen, erfüllte die gehegten Erwartungen. Mit Eupaverin wurden nur $^{2}/_{3}$ der Claudicatiokranken und umschriebene Durchblutungsstörungen ohne Gangrän, mit Azetylcholin, aber $^{4}/_{5}$ der gleichen Erkrankungen wesentlich gebessert. Die gefäßerweiternde Wirkung des Azetylcholins, die sich nach Lage der Dinge nur auf die nicht endangiitisch oder arteriosklerotisch veränderten arteriellen Neben- und Umgehungsbahnen erstrecken kann, kommt in einer wesentlich verbesserten Durchblutung des Gewebes zum Ausdruck, die sich oszillometrisch belegen läßt. Sie hält nicht etwa nur solange an, wie die nach der Injektion auftretende Rötung der Haut, sondern mehrere Stunden, ja Tage. „Die Türe in den Kollateralkreislauf, die durch die arterielle Injektion gewaltsam geöffnet wird, bleibt, wie R. SINGER schreibt, zunächst stundenlang, nach wiederholten Injektionen in die Arterie dauernd offen". Selbst wenn das Mittel gelegentlich, falls die Arterie des erkrankten Gliedes nicht tastbar war und aus diesem Grunde von einer Punktion Abstand genommen werden mußte, in die Schlagader der gesunden Seite eingespritzt wurde, trat an dem nicht injizierten kranken Glied eine reflektorische Gefäßerweiterung auf. Weit regelmäßiger als an den Beinen, ist dieses Verhalten nach SINGER an Armen und Händen zubeobachten. Auf diese Weise konnte er sogar bei zwei Gangränfällen Schmerzfreiheit und Abheilung der Nekrose erzielen. Eine weitaus günstigere Vorhersage haben Durchblutungsstörungen jeden Grades, die noch nicht mit Gangrän einhergehen, wenngleich auch Gangränfälle im Frühstadium durch arterielle Azetylcholingaben am Fortschreiten verhindert und bei den meisten Kranken zur Abheilung gebracht werden können. Nach R. SINGER geben auch schlecht heilende Wunden an den unteren Gliedmaßen mit Ausnahme des Ulcus cruris varicosum eine Anzeige für diese Behandlung ab.

Priscol, das dem Azetylcholin in der Wirkungsweise zwar nahe steht, aber wahrscheinlich nicht an den gleichen Abschnitten des peripheren Gefäßnetzes angreift, wurde wegen seiner vorwiegend die Endstrombahn günstig beeinflussenden Wirkung in erster Linie bei Durchblutungsstörungen mit beginnender oder ausgebildeter Gangrän arteriell angewendet. Dabei ließ sich ebenfalls eine starke Gefäßerweiterung nachweisen. Mit diesem Mittel konnte R. SINGER fast alle Gangränfälle zur Heilung bringen, während Eupaverin so gut wie keinen Einfluß hatte. Die von R. SINGER mitgeteilten Erfolge rechtfertigen seine Ansicht, daß die arterielle Verwendung von Priscol namentlich bei Durchblutungsschäden an den Gliederenden angezeigt und hervorragend wirksam ist. Über die Behandlungsaussichten äußert er: „Gangränfälle können nur dann mit Aussicht auf Erfolg behandelt werden, wenn sie nicht zu weit fortgeschritten sind, d. h. also, wenn bereits Sehnen oder Knochen freiliegen oder die Nekrose der Fläche nach etwa bis zum Zehengrundgelenk reicht, besteht wenig Aussicht auf Heilung. Außerdem muß man bei entzündlichen Erscheinungen in der Umgebung der gangränösen Stelle deren Abklingen unbedingt abwarten, bevor intraarterielle Injektionen gegeben werden. Ich möchte geradezu den Ausdruck Frühgangrän prägen und damit die Vorstellung erwecken, daß gerade in diesem Stadium die hyperämisierende Behandlung mit Azetylcholininjektionen intraarteriell sehr erfolgversprechend ist".

Weder nach Azetylcholin- noch nach Priscolinjektionen sah R. SINGER unerwünschte Nebenwirkungen auftreten. Die große Schmerzhaftigkeit arterieller Eupaverineinspritzungen teilen die beiden Mittel nicht. Nach Dorylinjektion wurde Blutdrucksenkung und starke Schweißabsonderung am ganzen Körper beobachtet. Dieser Folgeerscheinungen wegen wurde das Mittel nicht weiter verwendet.

Bei den meisten der von ihm behandelten Krankheitsfälle verzichtete SINGER bewußt auf eine unterstützende Behandlung durch andere Maßnahmen. Die Wirksamkeit der arteriellen Azetylcholin- und Priscoltherapie reichte nicht nur voll und ganz aus, sondern zeigte sich mit wenigen Ausnahmen den früher gebräuchlichen Behandlungsverfahren weitaus überlegen, wie ein Vergleich der bei 15 Kranken durchgeführten Vorbehandlungen mit den durch arterielle Azetylcholingaben allein erzielten Behandlungserfolge ohne weiteres erkennen ließ. Diese Feststellung schließt jedoch die zusätzliche Durchführung anderer Behandlungsmaßnahmen, wie des Saug-Druckverfahrens oder die Verabfolgung von Sexualhormonen, keineswegs aus. Für schwere Fälle hält SINGER die Verbindung der arteriellen Azetylcholinbehandlung mit der von M. RATSCHOW empfohlenen örtlichen Infiltration des erkrankten Gliedes mit einem Novocain-Azetylcholingemisch für aussichtsreich. Er empfiehlt ferner Erfrierungen mit besonders starken und lang anhaltenden Gefäßverengerungen mit Azetylcholin- und Priscoleinspritzungen in die Hauptschlagadern zu behandeln, um weitere ungünstige Auswirkungen zu vermeiden.

Günstige Ergebnisse mit Priscol und Azetylcholin bei Gefäßkrankheiten und Durchblutungsstörungen haben auch S. FLÖRKEN und KAPPERT (Praxis **1947**, Nr. 24, 421—428) mitgeteilt. WEISSENBACH und FAULONG [Rev. Rheumatisme etc. (Fr.) **13**, 5 (1946)], die nur Priscol verwendeten, heben die schlagartig einsetzende und anhaltende Wirkung der intraarteriellen Verabreichung hervor und konnten die verbesserte Durchblutung auch oszillometrisch nachweisen.

Ich selbst habe Priscol bei mehreren Kranken in Verbindung mit der periarteriellen Sympathektomie und bei zwei weiteren Kranken je zweimal perkutan in die Beinschlagader eingespritzt. In jedem Falle trat Schmerzrückgang und Durchblutungsverbesserung ein. Bei den drei operierten RAYNAUD-Kranken gingen die Erscheinungen des beginnenden Brandes vollständig zurück. Die beiden nichtoperierten Arteriosklerotiker mußten dagegen trotz des erzielten Anfangserfolges amputiert werden. Als wesentlich wirksamer erwies sich mir die arterielle Verabfolgung von Azetylcholin bei bisher sechs Kranken mit arteriosklerotischen Durchblutungsstörungen an den unteren Gliedmaßen ohne Gangrän. Die Durchblutung besserte sich wesentlich und die vorher bestehenden Schmerzzustände hörten ganz auf, allerdings mußten wiederholte Einspritzungen in dem Verlauf angepaßten Zeitabständen vorgenommen werden.

Schließlich ist hier die alleinige artereielle Novocaineinspritzung als durchblutungsfördernde Maßnahme anzuführen. Offenbar den Anschauungen SPERANSKIS folgend haben HUNEKE u. a. bei peripheren Durchblutungsstörungen mit intermittierendem Hinken Novocain durch die Haut in die Beinschlagader wiederholt in kurzen Zeitabständen eingespritzt und Heilungen gesehen. K. R. v. ROQUES hat die intraarterielle Novocaininjektion zur zeitweiligen Ausschaltung des peripheren Gefäßnervennetzes als Behandlungsverfahren bei Unterschenkelgeschwüren empfohlen.

M. S. PEREIRA, A. RODRIGUES, R. CARVALHO haben vergleichende Untersuchungen angestellt, inwieweit es möglich ist, durch Einspritzung von Novocain in die Gliedmaßenarterien die Wirkung der Ausschaltung des lumbalen Grenzstranges durch Novocainblockade oder Resektion auf das Verhalten des Kollateralkreislaufes an den unteren Gliedmaßen zu ersetzen. Ihre durch zahlreiche Arteriogramme belegten Untersuchungsergebnisse zeigen, daß die Grenzstrangsekretion die stärkste Wirkung auf die Ausbildung des Umgehungskreislaufes der operierten Seite ausübte. Mit der Novocainblockade ließ sich nur eine wenige Stunden anhaltende Gefäßerweiterung erzielen. Durch intraarterielle Novocaininjektion konnte ebenfalls eine Verbesserung der Durchblutungsverhältnisse bewirkt werden, doch erwiesen sich die meisten Fälle als nicht beeinflußbar.

Ein *Rückblick* auf die angeführten Erfahrungsberichte läßt kein ungünstiges oder gar ablehnendes Urteil über den therapeutischen Wert der arteriellen Verwendung gefäßerweiternder Mittel zu. Schon die Arteriographie mit jodhaltigen Kontraststoffen ergibt nahezu stets zugleich mit der diagnostischen Gefäßdarstellung eine Verbesserung der Durchblutungsverhältnisse, die längere Zeit anhält und in besonders günstigen Fällen die Heilung anbahnt. Auf Grund dieser Erfahrungen darf wohl ohne Bedenken einer Ausweitung der Anzeigen zur Vornahme dieses Untersuchungsverfahrens bei schweren Fällen von Durchblutungsstörungen das Wort geredet werden. Diese Empfehlung liegt durchaus in der Linie des Rates von M. Ratschow, keine Gliedabsetzung vorzunehmen, ohne als letzten Versuch die Arteriographie herangezogen zu haben. Es muß freilich widersinnig erscheinen, sich einer offensichtlich wirksamen Maßnahme nur über Veranlassung diagnostischer Gründe zu bedienen, statt sie von vornherein als Heilverfahren einzusetzen, wie es zuerst Beutel und O. Klein getan haben. Die vorliegenden Ergebnisse berechtigen durchaus zu diesem Schritt, und es ist sicher kein Trugschluß, von der frühzeitigen und wiederholten Anwendung arterieller Gefäßmitteleinspritzungen nachhaltigere Wirkungen zu erwarten, als von einer einmaligen Injektion. Diese Einstellung setzt allerdings die Beherrschung der perkutanen Injektionstechnik und die Aufgabe grundsätzlicher Bedenken gegen die arterielle Therapie voraus.

Für die planmäßige arterielle Einspritzungsbehandlung sind die gebräuchlichen durchblutungsfördernden Mittel den Jodlösungen ohne Frage vorzuziehen. Als besonders geeignete Gefäßmittel haben sich Priscol und Azetylcholin erwiesen. Ihre gefäßerweiternde Wirkung wird durch intraarterielle Verabreichung erheblich gesteigert. Verständlicherweise werden mit diesen Mitteln um so bessere Ergebnisse erzielt, je früher die Behandlung einsetzt. Wenn es gelingt, sogar Krankheitsfälle mit beginnendem örtlichen Gewebstod zur Heilung zu bringen und sie vor der bereits drohenden Gliedabsetzung zu bewahren, um wieviel erfolgreicher wird dann die Frühbehandlung sein können! Daß diese Therapie oft über Wochen, ja Monate fortgesetzt werden muß, entspricht nur der chronischen Verlaufsform der den peripheren Durchblutungsstörungen zugrunde liegenden Erkrankungen des vegetativen Nervengerüstes und der Gefäße. Daß nicht alle Formen und erst recht nicht alle Grade der Gefäßstörungen gleichmäßig auf diese Behandlungsweise ansprechen und daß die eindrucksvollsten Ergebnisse der arteriellen Therapie bei vorwiegend funktionellen Störungen, also bei Gefäßkrämpfen und bei arterieller Embolie in muskulösen Schlagaderabschnitten, erzielt werden, überrascht ebensowenig. Diese Einschränkungen können deshalb kein Grund sein, die arterielle Verabfolgung gefäßerweiternder Mittel abzulehnen.

Selbst bei vorgeschrittenen Erkrankungen mit beginnender Gewebsnekrose ist der Versuch einer regelmäßigen Anwendung arterieller Gefäßmittelgaben gerechtfertigt. Dafür sprechen die trotz vorhandenener arteriosklerotischer oder diabetischer Gangrän erzielten Erfolge. Sie finden eine Erklärung in dem von Lériche geführten Nachweis, daß bei den meisten Durchblutungsschäden nicht die Veränderungen der Hauptschlagadern allein für die Gewebsschädigung in dem abhängigen Versorgungsgebiet verantwortlich zu machen sind, sondern auch die gleichzeitig sich auswirkende und nicht weniger folgenschwere spastische Drosselung des Umgehungskreislaufes. Läßt sich daher auch die Gefäßverödung selbst nicht mehr beeinflussen oder rückgängig machen, so ist doch meist durch Erweiterung der Umgehungsbahnen noch eine wesentliche Besserrung der Durchblutungsverhältnisse zu erreichen. Nekrose und Gangrän stellen erst recht keine Gegenanzeige dar, wenn es sich um Erkrankungen handelt, die ohnehin zunächst abwartend behandelt werden. Das gilt sowohl für den trockenen Brand, namentlich des Zuckerkranken, als auch für schwere Erfrierungen, bei denen man die Abgrenzung und Abstoßung des abgestorbenen Gewebes abzuwarten pflegt, bevor operativ eingegriffen wird. Erfrierungen bilden vielleicht eine besonders dankbare Aufgabe der arteriellen Therapie, weil sie nicht fortschreiten; die bereits eingegretenen Gewebsschäden können infolgedessen nur günstig beeinflußt werden.

Aus den wertvollen Arbeiten R. Singers ergeben sich bereits Anzeigen für eine auswählende Anwendung der zur Verfügung stehenden gefäßwirksamen Heilmittel insofern, als Priscol hauptsächlich auf die kollateralen Gefäße an den Gliederenden gefäßerweiternd einwirkt und sich deshalb besonders für die Gangränbehandlung eignet, während Azetylcholin bei Durchblutungsstörungen auf arteriosklerotischer und diabetischer Grundlage, die noch keine Gangrän aufweisen, vorzuziehen ist.

Die arterielle Einspritzungsbehandlung schließt dabei andere Heilmaßnahmen, selbst Eingriffe am Sympathikus, in keiner Weise aus, macht letztere aber wahrscheinlich vielfach entbehrlich. Auch gegen die zusätzliche Einspritzung der genannten Gefäßmittel bei der Ausführung der periarteriellen Sympathektomie oder der Arterienresektion nach R. Lériche bestehen grundsätzlich keine Bedenken, wenngleich man sich auch von der einmaligen Verabfolgung nicht allzuviel versprechen darf.

Novocain wird in der Hauptsache zusätzlich zur Vermeidung von Schmerzzuständen gegeben, die häufig mit der intraarteriellen Injektion verbunden sind. Ausreichende Untersuchungen darüber, inwieweit zusätzliche Novocain- oder Impletoleinspritzungen geeignet sind, die Wirkung gefäßerweiternder Mittel zu steigern und peripher gelegene Reizzustände des sympathischen Nervensystems günstig zu beeinflussen, stehen noch aus.

2. Akute Infektionen

a) Verwendung antiseptischer Lösungen

Mag es auch den einen oder anderen Vorläufer geben — der Anstoß zur arteriellen Therapie schwerer Gliedmaßeneiterungen ging, wie ich in den geschichtlichen Vorbemerkungen hervorgehoben habe, von den Selbstversuchen und Behandlungsvorschlägen F. Bleichröders aus, der mit dem von ihm entwickelten Verfahren der Sondierung der Bauchschlagader von der freigelegten Arteria femoralis aus vier Fällen von Kindbettfieber mit Kollargol behandelt hat; eine Kranke wurde gerettet, drei Kranke gingen an der Pueperalsepsis zugrunde. Er bezeichnete dies Behandlungsergebnis als zwar nicht ermutigend, aber auch nicht entmutigend, da sich die eitrige Entzündung bei den Verstorbenen nachweislich bereits über die Gebärmuttergrenze hinaus ausgedehnt hatte und bei solchen Fällen erfahrungsgemäß auf keine Weise mehr ein Heilerfolg zu erzielen sei.

E. Unger, der mit F. Bleichröder zusammenarbeitete und seinem Vortrage beiwohnte, empfahl in der sich anschließenden Aussprache, Infektionen an den

Gliedmaßen durch Einspritzungen desinfizierender Lösungen in die Beinschlagader zu bekämpfen. Er selbst hat diesen Vorschlag nicht in die Tat umgesetzt, dafür aber bei einem Fall von Tetanus Antitoxin in die Halsschlagader eingespritzt.

Mit dem Problem der inneren Desinfektion des Gewebes durch Zuführung antiseptischer Lösungen mit dem arteriellen Blutstrom hat sich ferner J. J. STUTZIN beschäftigt, er empfahl diese Zuführungsweise aus theoretischen Erwägungen als den „physiologischen Weg".

1920 teilte A. LANG Behandlungergebnisse mit Vuzin bei schweren Phlegmonen an den oberen und unteren Gliedmaßen mit. Er wandte bereits die venöse Stauung nach der Einspritzung an, um den Blutkreislauf zu verlangsamen und eine längere Verweildauer des zugeführten Stoffes im Stromgebiet der Arterie zu erzielen. Mit nur einmaligen Einspritzungen erzielte er bei vier Kranken gute Wirkungen. In zwei weiteren Fällen trat eine Thrombose auf, die er auf die zusätzliche venöse Stauung zurückzuführen geneigt war. Er unternahm deshalb eine größere Anzahl von Tierversuchen, die ihm seine Vermutung zu bestätigen schienen. Ich gehe auf diese Frage später (S. 129) ein.

Lediglich im Tierversuch befaßte sich G. NYSTRÖM mit der arteriellen Einspritzungsbehandlung, für die er die Bezeichnung „Therapia sterilisans lokalis parakapillaris" wählte. Er setzte bei Kaninchen Streptokokkeninfektionen des Ohres und verfolgte die Wirkung verschiedener Lösungen wie Protargol, Formalin, Chloroformwasser, Salvarsan, Gentianaviolett und Methylviolett nach intraarterieller Verabreichung. Mit den angegebenen Mitteln hatte er faßt ausschließlich negative Ergebnisse. Die meisten Tiere zeigten statt der erwarteten Erfolge eine Verschlimmerung der Infektion und Gewebsschädigungen, die bis zum Gewebszerfall reichten. Auffallend günstige Wirkungen beobachtete er dagegen bei der arteriellen Verwendung von Streptokokkenseren, die er sich selbst hergestellt hatte.

In einem Vortrag, der im Schrifttum nur in einem kurzen Referat erschienen ist, teilten NONNENBRUCH und WENZEL 1932 sehr günstig lautende Erfahrungen mit „intraarterieller Trypaflavintherapie" bei septischen Krankheitsherden an den Gliedmaßen mit. Sie hatten auf diese Weise eine ganze Reihe von Fällen mit Streptokokkeninfektionen an den oberen und unteren Gliedmaßen erfolgreich behandelt, darunter Panaritien und eine komplizierte Fraktur. Sie erklärten sich die gute Wirkung der intraarteriellen Trypaflavinverabfolgung teils durch bakterizide Wirkung, teils durch eine über das retikulo-endotheliale System zustandekommende Allgemeinwirkung.

Die intraarterielle Arzneimittelanwendung auf breiterer Grundlage knüpft sich an den Namen RAYNALDO DOS SANTOS; dieser Lissaboner Chirurg wandte seine Aufmerksamkeit als einer der ersten der Arteriographie zu und bediente sich seit etwa 1929 der Punktion arterieller Gefäße auch zur Einspritzung antiseptischer Lösungen und Seren. In Parallele zu der Namensgebung für die röntgenologische Gefäßdarstellung bezeichnete er die arterielle Heilmittelzuführung nicht ganz zutreffend als Arteriotherapie. Auf Grund seiner zahlreichen Veröffentlichungen und Anregungen fand sein Beispiel namentlich in den lateinisch sprechenden Ländern Nachahmung.

DOS SANTOS beschränkte sein Vorgehen nicht auf die großen Schlagadern der Gliedmaßen, sondern zog auch die Bauchschlagader, die er paravertebral punktierte, sowohl für Arteriogramme der Bauchorgane und der Gliedmaßen, wie zu therapeutischen Einspritzungen heran. Mit Einspritzungen in die Arm- und Beinschlagadern behandelte er Lymphangitiden und Phlegmonen, in die Bauchschlagader Bauchfellentzündungen verschiedenen Ursprungs, darunter solche nach Wurmfortsatz- und Eierstocksentzündung. Er erzielte damit gute, zum Teil glänzende Erfolge. Als antiseptisches Mittel benutzte er Akreflavin und Chromquecksilber in 1%iger Lösung. Um den Abfluß aus dem Gewebe zu verzögern, wurde das Entzündungsgebiet durch ein Luftkissen leicht zusammengedrückt und die Schlagader nach der Einspritzung für die Dauer von 5—15 Minuten manuell gedrosselt.

A. LAMAS, ein Mitarbeiter DOS SANTOS, berichtete über „unerwartete Erfolge", die er bei einer Reihe von Osteomyelitiden mit Merkurochrom erzielen konnte.

Durch Punktion der Bauchschlagader ist auch das Nierengewebe für eingespritzte Lösungen erreichbar. Zur Bekämpfung der seltenen Rindeneiterung der Nieren, deren Operationsanzeige umstritten ist, empfahl DOS SANTOS die arterielle Therapie unter Benutzung der Aorta.

Seiner Abwegigkeit wegen sei an dieser Stelle der Vorschlag A. ROSENOS erwähnt, der Versuche an Ziegen anstellte; denen er Kochsalzlösungen in die freigelegte Arteria renalis einspritzte; auf Grund der erhobenen histologischen Untersuchungsbefunde gelangte er zu der Auffassung, dies sei die einzig wirksame Verabfolgung von Harndesinfizientien.

R. LÉRICHE hat sich des arteriellen Weges bei schweren Infektionen der Gliedmaßen gleichfalls bedient. Mit Chromquecksilber und anderen Mitteln hatte er „zum Teil glänzende Erfolge". Zur Durchführung des Behandlungsverfahrens, das er DOS SANTOS zuschreibt, legte er stets die Arterie frei. Beginnende Entzündungen behandelte er häufig nur mit arteriellen Novocaininjektionen in der Annahme, durch die vorübergehende Mehrdurchblutung des Gliedes eine Steigerung der Stoffwechseltätigkeit des Gewebes zu erreichen. Überhaupt war er der Ansicht, seine Behandlungserfolge mehr auf eine Gewebsumstimmung als auf die unmittelbare antiseptische Wirkung der verwendeten Lösungen zurückführen zu sollen.

Auch andere französische Chirurgen haben sich schon frühzeitig mit der arteriellen Behandlungsweise beschäftigt und sie warm empfohlen, da sie wie kein anderes Behandlungsverfahren einen unmittelbaren Einfluß auf periphere Infektionsherde ermögliche. So berichteten P. GOINARD, MOND ZAIN LEMAIRE und PIÉTRI über zwei Kranke mit schweren Eiterungen an den Gliedmaßen, eine Hand- und Vorderarmphlegmone und eine Knochenmarkeiterung des Oberschenkels, bei denen sie eine alkoholische Gentianaviolettlösung in die Hauptschlagader des Gliedes einspritzten. Die Einspritzung war von einem heftigen Schmerz, insbesondere im Entzündungsgebiet gefolgt, der einige Augenblicke anhielt, um dann einem heftigen Jucken Platz zu machen. Das Glied färbte sich violett, die Färbung blaßte erst nach 3 Stunden ab, dann trat eine Mehrdurchblutung des ganzen Gliedes infolge Erweiterung der Gefäße ein. Diese dauerte etwa 8 Tage an. Beide Fälle wurden günstig beeinflußt; der eine Kranke verdankte nach Ansicht der Autoren ihrer Behandlung die Rettung seines Armes, dessen Absetzung bereits beschlossen war.

Auf Grund oszillatorischer Messungen teilten P. GOINARD und seine Mitarbeiter hinsichtlich der Wirkungsweise des intraarteriell verabfolgten Gentianavioletts die Gedankengänge R. LÉRICHES.

In derselben Weise gingen ARNULF und FRIEH (Lyon) vor. Sie verwendeten Merkurochrom in 2%iger wäßriger Lösung und hatten bei mehreren septischen Infektionen der Gliedmaßen überwiegend gute Erfolge. Die Wirkung trat schnell ein; sie wird in doppelter Weise erklärt: Durch Keimvernichtung und durch Mehrdurchblutung des Gewebes. Die besten Ergebnisse wurden bei Lymphbahnentzündungen erzielt. In einem Teil der Krankheitsfälle wurde die Einspritzungsbehandlung von vornherein mit dem üblichen chirurgischen Vorgehen verbunden, in anderen mußten operative Eingriffe wegen des ausbleibenden Erfolges angeschlossen werden.

Nach dem Vorgang von LÉRICHE haben ferner DE FOURMESTRAUX und M. FREDET (1937) außer Seren der verschiedensten Art Lösungen von Gentianaviolett, kolloidalem Silber und 1%igem Chromquecksilber, das am besten vertragen wurde, nach Freilegung des Gefäßes intraarteriell eingespritzt. Sie betonen ausdrücklich, daß solche Injektionen nach ihren Erfahrungen ihre volle therapeutische Berechtigung haben und unmittelbar gegen örtliche bakterielle Entzündungsherde wirksam sind. Sie erlebten niemals lebensbedrohliche Zwischenfälle. Nur gelegentlich wurde ein vorübergehender Anstieg der Körperwärme beobachtet. Die von VALERIO (Rio de Janeiro) angegebenen starken Gliederschmerzen führen sie auf die Verwendung hypertonischer Lösungen zurück. Insgesamt wurden 110 intraarterielle Heilmitteleinspritzungen vorgenommen. Sie ergaben „oft gute, einige Male mäßige Erfolge". 4 Gelenkeiterungen, darunter 3 Kniegelenkinfektionen, wurden mit Erhaltung der Beweglichkeit geheilt. Von 14 offenen Knochenbrüchen kamen 12 ohne Verzögerung zur Heilung. In anderen Fällen war die Oberschenkelabsetzung einige Tage nach der letzten Einspritzung nicht zu umgehen; es handelte sich um Gelenkempyeme mit vorgeschrittener eitriger Zerstörung des Gelenkknorpels, eine Komplikation, die fast ausnahmslos die Resektion oder Amputation notwendig macht. Wesentlich günstiger waren die Ergebnisse bei Weichteilphlegmonen. Krampfadergeschwüren, die ebenfalls auf diese Weise behandelt wurden, heilten meist schon nach 3 oder 4 Injektionen völlig ab. Eine bis dahin jeder Behandlung trotzende Starkstromverletzung wurde durch intraarterielle Injektionen geheilt.

R. MARQUES und ABREU E LIMA benutzten zur arteriellen Einspritzungsbehandlung schwerer Gliedmaßeneiterungen außer Seren und Vakzinen Gentianaviolett, Chromquecksilber und Trypaflavin. Als Vorzüge des Verfahrens bezeichnen sie die wesentlich höhere Konzentration, mit der die verwendeten Lösungen im Gegensatz zu jeder anderen Verabreichungsweise an den Infektionsherd gelangen, sowie die Vermeidung jeder Änderung ihrer Zusammensetzung auf diesem Zuführungsweg durch Passieren des Lungenkreislaufes. Die Technik bezeichnen sie als einfach; die Arterie wurde teils durch die Haut, teils von einem kleinen Einschnitt aus punktiert. Zwischenfälle wurden nur ausnahmsweise beobachtet, sie werden als leicht vermeidbar hingestellt. Nur bei schweren Arteriosklerosen besteht Nachblutungsgefahr. Unter anderem wurden 6 infizierte schwere Gliedmaßenverletzungen durch Einspritzung von 1—2%igem Chromquecksilber in die zuführende Arterie geheilt.

Als „arterielle Angiotherapie" bezeichnet V. LUCCARELLI die intraarterielle Einspritzung antiseptischer Lösungen, mit der er zahlreiche schwere Infektionen der Gliedmaßen erfolgreich anging. Nachdem er bereits 1936 über 10 eigene Fälle berichtet hatte, teilte er 1938 36 neue Krankengeschichten mit, die unter anderem 21 Weichteilphlegmonen, 10 Knocheneiterungen, 3 Gelenkeiterungen, 2 offene infizierte Knochenbrüche, 4 Gangränfälle und 2 eitrige Allgemeininfektionen betrafen. Trotz der durchweg schweren Erkrankungen trat regelmäßig eine wesentliche Besserung, meist sogar eine überraschend schnelle Heilung ein. Schon nach 1—2mal 24 Stunden war die Besserung augenfällig, die Entzündungserscheinungen gingen zurück, die Temperatur sank ab. Weichteil- und Knocheneiterungen machten höchstens kleine Einschnitte notwendig, auf verstümmelnde Gewebsspaltungen konnte in allen Fällen verzichtet werden; nur bei Gangränfällen ließ sich die Absetzung nicht umgehen. Nachteilige Folgeerscheinungen hat LUCCARELLI nicht beobachtet, doch empfiehlt er in Fällen, bei denen die Einspritzungen wiederholt werden müssen, Pausen von 5—6 Tagen einzulegen, um Störungen zu vermeiden.

Weitere klinische Erfahrungen teilten S. PEREIRA und R. RODRIGUES mit. Wie sie ausdrücklich hervorheben, haben sie die arterielle Einspritzungsbehandlung mit Chromquecksilber nur in Verbindung mit der üblichen chirurgischen Therapie durchgeführt. Sie sehen in dem Verfahren eine wirksame Unterstützung bei der Bekämpfung bakterieller Infektionen und glauben manche Gliedabsetzung dadurch vermieden zu haben.

C. ANDREVIU und ST. COCORA berichteten über 30 mit insgesamt 200 intraarteriellen Einspritzungen von Rivanol, Prontosil oder Gentianaviolett mit Novocainzusatz behandelte Fälle schwerer Gliedmaßeneiterungen. Sie beobachteten in Verbindung mit der chirurgischen Therapie „recht günstige Wirkungen ohne ernste Zwischenfälle“; die örtlichen Schmerzen schwanden, die Entzündungserscheinungen gingen unter Temperaturabfall zurück und der Allgemeinzustand besserte sich deutlich. Die Einspritzungen wurden wiederholt, bis der gewünschte Erfolg eintrat, was gewöhnlich nach 30 Tagen der Fall war. Erwähnenswert ist die Anwendung gleichzeitiger venöser Stauung von 5—10 Minuten Dauer.

R. LÉRICHE setzte sich im Jahre 1940 erneut für die „Therapie der Infektionen auf intraarteriellem Wege“ ein und betonte, daß sich ihm diese Therapie seit Jahren bei der Behandlung von Gelenkeiterungen, infizierten Schußverletzungen, Phlegmonen, Lymphgefäßentzündungen und septischen Allgemeininfektionen bewährt habe. Er empfahl das Verfahren, dessen Wirkungsmechanismus noch genauer geklärt werden müsse, in geeigneten Fällen mehr als bisher heranzuziehen.

Das von R. LÉRICHE und V. LUCCARELLI u. a. als Antiseptikum bevorzugt verwendete Gentianaviolett gab E. REPETTO Veranlassung, die Wirkung dieses Mittels auf die Gefäße und das Gewebe im Tierversuch nachzuprüfen. Bei allen Tieren (Kaninchen) traten nach der Einspritzung in die Arteria femoralis schwere Durchblutungsstörungen und Gewebsschäden auf. Schon makroskopisch waren hochgradige Ödeme und Hautnekrosen mit geschwürigem Zerfall zu erkennen. Mikroskopisch fanden sich in den ersten Tagen nach der Injektion starke Entzündungserscheinungen an den Gefäßwänden, einige Tage ältere Befunde zeigten diffuse Gewebsblutungen und Absterbeerscheinungen an den Muskelfasern. REPETTO warnt infolgedessen vor der intraarteriellen Verwendung des Gentianaviolett.

Auch die Verwendung von Chromquecksilber erwies sich als nicht ungefährlich. J. DEMIRLEAU und GUENANT benutzten eine 2%ige alkoholische Lösung, der sie Novocain zusetzten; in der Mischung bildete sich ein Niederschlag. Nach der Injektion dieser Lösung in die Arteria femoralis erlebten sie eine schwere Gangrän.

Dagegen stellten V. IVANOV und V. KOWANOV nach Einspritzung einer schwachen Lösung von Amargen weder an den Gefäßen noch im Gewebe der untersuchten Tiere Schädigungen fest. Auch eine ½%ige Novocainlösung schädigte das Gewebe nicht, während Rivanol in einer Verdünnung von 1/1000 eine geringe Epithelschädigung hervorrief.

Noch weiter auf die therapeutische Wirksamkeit der in den kurz wiedergegebenen Erfahrungsberichten genannten Mittel einzugehen, erübrigt sich; sie sind sämtlich nicht nur in höherer Konzentration stark gewebsfeindlich, sondern auch durch wirksamere Stoffe überholt. Hinsichtlich der Anzeigen für ihre Verwendung ist zu sagen, daß man heute bei manchen Infektionen, so namentlich bei Gelenkeiterungen, die von den genannten Chirurgen mit arteriellen Einspritzungen antiseptischer Lösungen behandelt wurden, die örtliche Anwendung antibiotischer Stoffe vorziehen wird.

Das Bestreben mancher der angeführten Chirurgen, örtliche eitrige Infektionen ohne Zuhilfenahme der üblichen chirurgischen Eingriffe allein durch arterielle Therapie zu beherrschen, entspricht weder der Zielsetzung noch den Möglichkeiten dieses Verfahrens. Die Heranführung antiinfektiös wirkender Stoffe auf dem Blutwege kann nur darauf abgestellt sein, die Schwere der Infektion herabzusetzen und ihre Ausbreitung zu verhindern, d. h. also unterstützend zu wirken. Der Versuch, ohne operative Einschnitte auszukommen, läßt sich deshalb höchstens bei beginnenden Infektionen vertreten; die Eröffnung umschriebener abgegrenzter Eiterungen behält nach wie vor ihre unbedingte Berechtigung.

Hervorgehoben zu werden verdient abschließend die Tatsache, daß fast alle Behandler den großen therapeutischen Wert der arteriellen Einspritzungsbehandlung anerkennen und trotz der Unzulänglichkeit der verwendeten Antiseptika vielfach bereits mit einer einzigen Einspritzung eindrucksvolle Besserungen, ja Heilungen bei schweren eitrigen Infektionen erzielen konnten.

b) Serotherapie

Mehrere der genannten Chirurgen, darunter R. Lériche, erwähnen die Verwendung von Serum zur Bekämpfung von Gliedmaßeninfektionen. Serum scheint in der Hauptsache bei Gasbrandfällen arteriell gegeben worden zu sein. Lériche macht keine näheren Angaben über seine Ergebnisse. J. Henriet berichtete ausführlich über einen fast aussichtslosen, mit ausgedehnten Einschnitten sowie intravenösen und subkutanen Serumgaben behandelten Gasbrandfall, der bereits amputiert werden sollte und nach seiner Überzeugung durch zweitägige Einspritzungen von Gasbrandserum in die Arterie gerettet wurde; vom 8. Tage an nach dem Auftreten des Gasbrandes wurde im Wechsel mit Serum eine 0,2%ige Chromquecksilberlösung intraarteriell eingespritzt, 16 Tage nach Beginn war die Gasinfektion überwunden und der weitere Verlauf störungsfrei. Henriet betont ausdrücklich, daß die chirurgische Behandlung nebenher zu laufen hat. J. de Fourmestraux und M. Fredet hatten dagegen bei drei Gasbrandfällen mit der arteriellen Serotherapie keinen Erfolg.

Auf Grund arteriographischer Untersuchungen, die H. Wildegans bei 32 Gasbrandfällen durchführte, wird man sich gerade bei dieser Infektion von Serumeinspritzungen in die Schlagadern keinen großen Nutzen versprechen dürfen, da die Blutversorgung des Infektionsgebietes fast immer nahezu völlig aufgehoben ist. Es mag aber sein, daß die Durchblutungsverhältnisse und damit die Vorbedingungen für die Serum- und ebenso für eine Sulfonamidanwendung, die man heute gleichzeitig heranzieht, nach vorausgegangener ausgedehnter Spaltung des infizierten Gewebes günstiger sind.

c) Vakzinetherapie

In verschiedenen Mitteilungen, so von R. Lériche, R. Marques, Abreu e Lima, J. Fourmestraux und M. Fredet u. a. wird der intraarteriellen Injektion von Vakzinen Erwähnung getan; sie wurde jedoch nur in vereinzelten Fällen, und zwar vorwiegend bei frischen gonorrhoischen Gelenkentzündungen, angewandt. Die Erfolge waren, wie das Schrifttum ausweist, durchaus befriedigend. So teilten S. Pereira und R. Rodrigues einen Fall von gonorrhoischer Arthritis des oberen Sprunggelenkes mit, bei dem die arterielle Anwendung von Arthigon gut vertragen wurde und rasch zur Heilung führte. A. Borrelli berichtete über vier nur mit Vakzinen behandelte und geheilte Fälle von Go-Arthritis, darunter einen mit Erkrankung dreier Gelenke.

Die Behandlung der gonorrhoischen Gelenkentzündungen mit intraarteriellen Einspritzungen ist allerdings als überholt zu bezeichnen, da die Verabreichung von Sulfonamiden in anderer Form mit wenigen Ausnahmen die Heilung gewährleistet.

Die von ihm als „segmentäre intraarterielle Vakzinebehandlung" bezeichnete Therapie hat A. Borelli im großen Stil und von so neuartigen Gesichtspunkten aus angewandt, daß ich seine Ausführungen hier nicht übergehen kann. Er hat sich der arteriellen Vakzinezuführung hauptsächlich zur Bekämpfung *chronischer* Eiterungen an den oberen und unteren Gliedmaßen bedient. Seine Gedankengänge und Erfolge sind in mehr als einer Hinsicht bemerkenswert. So begründet er die Einspritzung polyvalenter Impfstoffe in Arterien, die einen bestimmten Körperteil oder Gliedabschnitt versorgen, mit den bekannten Aufgaben des retikulo-endothelialen Systems: Speicherung von Fremdstoffen, Aufnahme und intrazelluläre Vernichtung der Erreger durch die Speicherzellen, Bildung von Schutzstoffen und Mitwirkung bei der Abheilung der Entzündungsfolgen unter Narbenentstehung. A. Borelli ist dabei der Auffassung, daß man durch arterielle Vakzinegaben in viel höherem Maße, als das sonst möglich ist, die Tätigkeit der retikulo-endothelialen Zellen im Sinne ihrer gegen die örtlichen bakteriellen Entzündungsvorgänge gerichteten Abwehrleistungen anregen kann. Den besonderen Vorzug der arteriellen Vakzinetherapie sieht er in der Beschränkung ihrer Wirkung auf das Gewebsgebiet, das von der Infektion betroffen ist, sowie in der Verhinderung einer vorzeitigen Bindung der Antigene in denjenigen Organen, die besonders reich an Zellen des retikulo-endothelialen Systems sind. Er schreibt also die günstige Einwirkung der Vakzineanwendung auf chronisch verlaufende örtliche Eiterungen in erster Linie *örtlichen* Immunisierungsvorgängen zu und hält die aus dieser Schlußfolgerung sich ergebende Aufgabe, nämlich die Vakzine in unmittelbare und ausgedehnte Berührung mit den Speicherzellen des Entzündungsgebietes zu bringen, durch die arterielle Zuführungsweise für am besten gelöst.

Die von A Borelli erzielten Behandlungsergebnisse geben seiner Auffassung von der in der Hauptsache örtlichen Angriffs- und Wirkungsweise der Vakzine zumindestens nicht unrecht. Sein Vorgehen, das sich überwiegend auf alte, lange bestehende Knochenmarkeiterungen, veraltete Unterschenkelgeschwüre, hartnäckige Weichteilfisteln und Hauteiterungen erstreckte, erwies sich vielfach noch als erfolgreich, wo andere Behandlungsmaßnahmen einschließlich der chirurgischen

Therapie bereits versagt hatten. Hinsichtlich der schnellen Abheilung und einer fast vollkommen zu nennenden Narbenbildung bezeichnet er die Methode der intraarteriellen Vakzineinjektion als jedem anderen Verfahren überlegen Die von ihm behandelten chronischen Infektionen bestanden zum Teil schon 12, in einzelenen Fällen sogar 20 und 25 Jahre. Häufig gelang die Heilung ohne Zuhilfenahme weiterer Maßnahmen. Die Zahl der behandelten Fälle betrug insgesamt 65; unter diesen hatte er nur 6 Versager. •Von 33 Knochenmarkeiterungen und 6 Fisteln wurden alle, von 9 Unterschenkelgeschwüren 4 und von 12 Hauteiterungen 11 geheilt.

Als besonders augenfällig für die Wirksamkeit der regionären Vakzinetherapie führt A. Borelli einen Fall von Sykosis des gesamten Gesichtes an. Wie bei mehreren anderen derartigen Fällen wurden die Einspritzungen bei diesem Kranken in beide Arteriae maxillares ext. vorgenommen. In dem Versorgungsgebiet dieser Arterien heilte die Sykosis ab, in den Hautbezirken, die eine andere Gefäßversorgung hatten, waren dagegen nur eine Besserung zu beobachten.

Außer polyvalenten Vakzinen spritzte A. Borelli auch Insulin allein (22mal) oder zusätzlich (8mal) intraarteriell ein und erreichte bei vielen, jeder Behandlung trotzenden Haut- und Weichteileiterungen sehr eindrucksvolle Heilungen.

Insgesamt wurden 490 intraarterielle Einspritzungen durchgeführt; sie verteilen sich auf folgende Gefäßstämme: Arteria subclavia (nach Freilegung) 7, Arteria brachialis 132, Arteria femoralis 317, Arteria maxillaris ext. 4. Nach den Erfahrungen Borellis birgt die Behandlung keinerlei Gefahren, weder für die zur Injektion benutzten Gefäße, noch für das Gewebe, in dessem Bereich sich die Herderkrankung abspielt. Nachteilige Allgemeinerscheinungen wurden niemals beobachtet. Die Anzahl der zur Heilung notwendigen Einspritzungen schwankten zwischen 2 und 29. Im allgemeinen wurde zweimal wöchentlich injiziert. Die Mehrzahl der Kranken konnte innerhalb von 1—2 Monaten geheilt werden.

Auf Grund der erzielten Erfolge empfiehlt A. Borelli sein Vorgehen nicht nur zur Unterstützung und Ergänzung der chirurgischen Therapie, sondern auch als Vorbeugungsmaßnahme zur Verhütung möglicher Infektionen bei operativen Eingriffen und Verletzungen, ein Vorschlag, der angesichts der eindrucksvollen Ergebnisse und der Tatsache, daß die Vakzination zur aktiven Schutzstoffbildung anregt, sicher nicht ungerechtfertigt ist. Ob man allerdings bei einfachen, wenn auch noch so hartnäckigen Weichteileiterungen zur arteriellen Therapie greifen und bei Sykosis des Gesichts in die Arteria maxillaris ext. einspritzen darf, ist eine, vom chirurgischen Standpunkt aus gesehen, recht anfechtbare Anzeige. Es bleibt aber unstreitig das Verdienst A. Borellis, die Aufmerksamkeit auf die offenbar sehr wirksame örtliche Anwendung von Vakzinen und die umstrittene Frage der örtlichen Immunität gelenkt zu haben.

d) Sulfonamidtherapie

Mit Beginn der Sulfonamidära gingen verschiedene Chirurgen, die sich schon vorher der arteriellen Einspritzungsbehandlung bedient hatten, dazu über, an Stelle antiseptischer Lösungen Sulfonamide zu verwenden. Bereits R. Lériche, C. Andreoin und St. Cocora u. a. spritzten Prontosil in Arterien ein und fanden ihre Erwartungen bestätigt. R. Lériche empfahl die arterielle Sulfonamidanwendung zur Behandlung infizierter Schußverletzungen zu einem Zeitpunkt, an dem sich die Frage der besten Versorgung schußverletzter Gliedmaßen in den Vordergrund stellte, nämlich im Januar 1940; er pries die arterielle Therapie als „un des plus puissants moyens que nous ayons pour lutter contrecertaines infections chirurgicales lovalisées".

Durch Auffindung wirksamerer Sulfonamidverbindungen sind die Aussichten, fortschreitende Eiterungen mit der arteriellen Sulfonamidzuführung in Verbindung mit der üblichen chirurgischen Therapie abzuriegeln und das Auftreten eitriger Allgemeininfektionen zu verhüten, ohne Frage noch gestiegen. Die Verwendung antiseptischer Mittel ist seitdem erklärlicherweise gänzlich verlassen worden.

Angeregt durch R. LÉRICHE, der sich mit seiner ganzen Persönlichkeit — „de toute son autorité", — dafür eingesetzt hatte, benutzten auch J. DEMIRLEAU und GUENANT den arteriellen Weg. Ihre Beobachtungen erstrecken sich auf insgesamt 70 schwere Infektionen der oberen und unteren Gliedmaßen, die mit 200 Einspritzungen behandelt wurden. Technische Schwierigkeiten oder Zwischenfälle traten nicht auf. Nur bei der Ausführung der periarteriellen Sympathektomie bei einem Kranken, der bereits mehrere Einspritzungen in die Beinschlagader erhalten hatte, blutete es nach der Abschälung der Adventitia in feinem Strahl aus den alten Punktionsstellen; da sich die Blutung nicht beherrschen ließ, mußte die Arterie reseziert werden. Auf Grund dieser Erfahrung wurde die Sympathektomie nach intraarteriellen Injektionen unterlassen. J. DEMIRLEAU und GUENANT nahmen die Einspritzungen durch die Haut vor. An den oberen Gliedmaßen wurde entweder die Arteria subclavia oder die Arteria axillaris punktiert, wenn entzündliche Veränderungen es nicht zuließen, die Arteria brachialis an der üblichen Stelle in der Ellenbeuge aufzusuchen. Die Stelle der Wahl an den unteren Gliedmaßen war die Arteria femoralis unterhalb der Schenkelbeuge. Mitunter behinderten Drüsenanschwellungen die Punktion. Um den Abfluß der eingespritzten Lösung in den Hauptkreislauf zu verzögern, wurde nach der Einspritzung für einige Minuten eine Staubinde an der Wurzel der Glieder angelegt.

Verwendung fand hauptsächlich das französische Sulfonamidpräparat Soludagenan. Zur Anpassung an die Reaktion der Blutflüssigkeit wurden zu 6 ccm der Lösung 7 ccm Serum hinzugefügt. Die Anfangsdosis betrug für die oberen Gliedmaßen 6 ccm, für die unteren 7 ccm. Bei erforderlichen weiteren Einspritzungen, die täglich oder jeden 2. Tag erfolgten, wurde wie bei der peroralen Stoßbehandlung allmählich mit der Menge heruntergegangen. Die Wirkung zeigte sich rasch, spätestens nach 3 oder 4 Tagen; selten trat nach anfänglichem Mißerfolg bei 4 oder 5maliger Wiederholung der Einspritzungen doch noch ein verspäteter Erfolg ein. „Die Einspritzung selbst war schmerzlos"! Sie wurde lediglich von einem Gefühl fortschreitender Wärme begleitet, das aber stets erträglich blieb. In den darauf folgenden Stunden oder auch Tagen wurde ein wohltuendes Nachlassen der vorbestehenden Schmerzen empfunden. Manche Kranke, die von dieser Behandlung unterrichtet waren, verlangten von sich aus ihre Anwendung.

Anzeigen für die arterielle Sulfonamidtherapie, die von den Verfassern als der „logischere" Weg gegenüber der Verabfolgung per os mit ihrer viel höheren Gesamtdosierung bezeichnet wird, gaben schwere eitrige Lymphbahnentzündungen, Phlegmonen, infizierte Wunden, offene Knochenbrüche und Knochenmarkeiterungen ab. In allen Fällen erwies sich das Vorgehen allein bereits wirksam. Die Verfasser betonen jedoch ausdrücklich, daß es nicht das Ziel dieser Behandlungsweise sein könne, die chirurgische Therapie überflüssig zu machen oder sie gar an die Stelle der operativen Eröffnung umschriebener Eiterungen treten zu lassen. Sie heben vielmehr als wichtigsten Gesichtspunkt hervor, daß es durch die arterielle Sulfonamidzuführung möglich ist, fortschreitende Eiterungen zu begrenzen und die Infektion auf einen Gliedmaßenabschnitt zu beschränken. Dieses Ziel zu erreichen, gelang ihnen in nahezu allen Fällen, so daß höchstens Abszeßeröffnungen notwendig wurden.

Bei einigen, keineswegs bei allen, in dieser Weise behandelten Kranken mit beginnender diabetischer Gangrän waren die fortschreitenden Entzündungserscheinungen trotz zusätzlicher Insulinbehandlung durch die intraarterielle Injektionen nicht aufzuhalten; wie die Verfasser annehmen, infolge der bereits zu weit fortgeschrittenen Verödung der Gefäße.

Drei offene Knochenbrüche wurden ebenfalls geheilt. Das gab den Verfassern Veranlassung, auf den großen therapeutischen Nutzen der arteriellen Sulfonamidanwendung als einen wesentlichen Teil des Behandlungsplanes hinzuweisen und das Ausbleiben stärkerer Wundeiterungen darauf zurückzuführen. Bei akuten Osteomyelitiden hatten sie dagegen keinen Erfolg. Gelenkeiterungen behandelten sie von vornherein mit täglichen intraartikulären Sulfonamideinspritzungen; die Ergebnisse waren so günstig, daß sie dieser Anwendungsweise treu blieben.

Im Bezug auf die Wirkungsweise der arteriellen Sulfonamidtherapie sind die Verfasser geneigt, außer der bakteriostatischen Wirkung der Sulfonamide einen Sympathektomieeffekt, hervorgerufen durch die Punktion oder die Injektion, anzunehmen. Die Frage, ob es sich dabei mehr um eine allgemeine Erregung des Gefäßnervengeflechtes oder um eine, an die Reaktion und Konzentration der eingespritzten Lösung und die chemische Zusammensetzung des Mittels gebundene Folgeerscheinung handelt, wird offengelassen. Oszillometrische Untersuchungen ließen deutliche Unterschiede bei der Verwendung verschiedener Sulfonamidverbindungen erkennen. Abschließend sagen die Verfasser der arteriellen Sulfonamidtherapie unschätzbare Verdienste — „services inappréciables“ — um die chirurgische Behandlung schwerer Extremitäteninfektionen voraus, da sie geeignet sei, septische Allgemeininfektionen und Gliedabsetzungen vermeiden zu helfen.

Ich bin auf den Erfolgsbericht J. Demirleaus und Guenants absichtlich näher eingegangen, weil in ihm bereits alle wesentlichen Punkte der arteriellen Sulfonamidtherapie berührt und Richtlinien aufgestellt werden, die allgemeine Geltung beanspruchen. So entspricht die Auffassung, dieser Behandlung nur eine unterstützende Bedeutung für die chirurgische Therapie zuzuerkennen, vollkommen dem Standpunkt, der seit der Einführung antibiotischer Heilmittel eingenommen wurde. Auch der Beschränkung des arteriellen Behandlungsweges auf wirklich schwere Infektionen unter Ausschluß solcher Erkrankungen, bei denen die äußerliche Anwendung der Sulfonamide gelingt, wie bei den Gelenkeiterungen, kann nur zugestimmt werden.

Im deutschen Schrifttum findet sich lediglich 1941 ein kurzer Bericht über arterielle Sulfonamidanwendung von W. Brunner, der jedoch keine Angaben über die von ihm behandelten Fälle enthält; er benutzte eine 2%ige Cibazollösung, deren p_H (11,49) durch Zusatz von HCl. auf 8,3 gebracht wurde. Diese Lösung wurde „in einigen Fällen“ mit raschem und gutem Erfolg intraarteriell gegeben.

Auch meine eigenen Beobachtungen sind zahlenmäßig gering, da ich nur schwere fortschreitende Weichteil- und Knocheneiterungen, die trotz gründlicher operativer

Eröffnung nicht zum Stillstand kamen, der arteriellen Sulfonamidanwendung unterworfen habe. Insgesamt handelt es sich um 6 Weichteilphlegmonen an Hand oder Fuß und um eine Osteomyelitis des Fersenbeines. 5 Kranke erhielten eine, 1 Kranker zwei aufeinanderfolgende Einspritzungen.

Alle Fälle wurden wesentlich gebessert. Fast ausnahmslos bestand der Eindruck, daß der fortschreitende Prozeß aufgehalten wurde. 2 Kranke zeigten einen schlagartig eintretenden Umschwung des Allgemeinbefindens; weitere Eingriffe waren bei ihnen nicht erforderlich. Nur ein 76jähriger Patient mit schwerster Handphlegmone und ausgedehnten, auf den Vorderarm übergreifenden lymphangitischen Abszessen, wurde nicht geheilt; nach zweimaliger Einspritzung von je 3 g Badional trat jedesmal eine vorübergehende Besserung ein, die infolge völlig darniederliegender Abwehrkräfte jedoch nicht von Bestand war, so daß der Kranke trotz anschließender Absetzung im Oberarm seinem Leiden erlag.

Die Einspritzungen erfolgten mit einer Ausnahme perkutan und in örtlicher Betäubung. Außer Badional in 50%iger Lösung wurde je einmal Globucid und Cibazol, letzteres vorher angesäuert, verwendet. Technische Schwierigkeiten oder Zwischenfälle traten nicht auf. Alle Einspritzungen wurden reaktionslos vertragen, Schmerzen nicht angegeben. 2 Kranke wiesen eine mehrere Tage anhaltende Mehrdurchblutung der Glieder auf.

Der persönlichen Mitteilung von Dr. F. LETTOW, Berlin, verdanke ich folgende Angaben: Einem durch Bombensplitter verletzten Kranken mit diffusen Entzündungserscheinungen an den Beinen und septischen Temperaturen spritzte LETTOW, nachdem alle Behandlungsmaßnahmen versagt hatten, Globucid in beide Beinschlagadern, da er sich des Vorgehens norwegischer Ärzte entsann, die Meningitiskranken Sulfonamide mit gutem Ergebnis in die Halsschlagadern eingespritzt hatten. „Der Erfolg war frappant, bereits nach einer Injektion von 10 ccm verschwanden schlagartig Fieber und Entzündung“. Daraufhin bediente sich LETTOW des gleichen Verfahrens mit bestem Erfolg bei einer ganzen Reihe schwerer Phlegmonen an den Händen und am Unterschenkel. Nach seiner Überzeugung kam er dadurch mit kleinsten Einschnitten aus, wo sonst erfahrungsgemäß weit größere Spaltungen und eine längere Krankenhausbehandlung erforderlich gewesen wären. Mit Prontosil hatte LETTOW in einigen Fällen zwar ebenfalls Erfolg, sah aber nie so eindeutige Wirkungen, wie nach intraarteriellen Globucidinjektionen. LETTOW schließt sein Schreiben mit der Versicherung, auf Grund dieser Beobachtungen sei er ein unbedingter Anhänger der arteriellen Sulfonamidanwendung in geeigneten Fällen.

Eine Rückschau auf die bis jetzt gesammelten, freilich nicht allzu umfangreichen klinischen Erfahrungen vermittelt bei aller vorerst noch gebotenen Zurückhaltung den Eindruck, daß die auf arteriellem Wege unmittelbar an den Herd der Infektion herangebrachten Sulfonamide in der Tat ausreichen, um die Angriffskraft der Eitererreger zu brechen, selbst fortschreitende bakterielle Entzündungen zurückzudämmen, den Abwehrkräften des Körpers eine Erholung zu ermöglichen und dadurch einen allgemeinen Umschwung im Krankheitsverlauf herbeizuführen. Die Behauptung vieler Chirurgen, daß sie durch ihr Vorgehen die Behandlungsdauer abgekürzt, große Einschnitte und breite Spaltungen vermieden und manche drohende Gliedabsetzung verhütet hätten, erscheint durchaus gerechtfertigt. Wenn es möglich war, bereits mit antiseptischen Lösungen derartige Erfolge zu erzielen, dann dürfen die Angaben über wesentlich bessere und zugleich gewebsschonende Wirkungen der arteriellen Sulfonamidtherapie wohl erst recht Glaubwürdigkeit beanspruchen.

Der günstige Einfluß auf die Geamtlage ist gleichfalls vielen Chirurgen aufgefallen, und R. Lériche wurde offenbar durch solche Beobachtungen dazu veranlaßt, mehr an eine unspezifische Umstimmung als an eine ortsgebundene chemotherapeutische Wirkung zu denken. Der Umschwung im Allgemeinbefinden vieler so behandelter Kranker ist sicher keine zufällige Erscheinung. Ähnliche Erfahrungen wurden bereits zu Beginn der Sulfonamidära mit der innerlichen Verabfolgung antibiotischer Mittel bei Infektionskrankheiten gemacht und als „entgiftende Wirkung“ gedeutet. Ganz abgesehen davon, daß sich diese Wirkungsweise der Sulfonamide nicht genauer begründen läßt, liegt es jedoch näher, die vielfach beobachtete günstige Beeinflussung des Allgemeinzustandes auf die Überwindung der Infektion nach erfolgter Keimvermehrungshemmung zurückzuführen. Die überraschenden Besserungen des Allgemeinzustandes nach arterieller Sulfonamidanwendung laufen dem meist ebenso eindrucksvollen Rückgang der örtlichen Krankheitszeichen fast immer parallel, so daß für die mitgeteilten Erfolge doch in erster Linie die örtliche therapeutische Auswirkung des Heilmittels und die gewählte Anwendungsweise maßgebend zu sein scheint.

Besonders bemerkenswert sind die im Schrifttum häufig wiederkehrenden Angaben, nach denen ein allgemeiner *und* örtlicher Umschwung oft schon nach einer einzigen Einspritzung festzustellen ist. Diese Beobachtungen sind geeignet, den Haupteinwand zu widerlegen, der gegen die arterielle Sulfonamidtherapie zu erheben ist und sich auf die überaus kurze Verweildauer des Mittels im arteriellen Stromgebiet bezieht. Durch orale und parenterale Sulfonamidgaben wird ein der Höhe der Dosierung entsprechender Sulfonamidspiegel im Blute erreicht; er sinkt allmählich im Laufe von Stunden ab, kann aber durch weitere Sulfonamidgaben mehrere Tage lang auf einer wirkungsvollen Durchschnittshöhe gehalten werden. Intraarterielle Einspritzungen dagegen bewirken zwar vorübergehend sehr hohe Konzentrationsspritzen im Blut, nicht aber einen längere Zeit gleichmäßig hohen Spiegel, da das Blut aus dem Gewebe rasch und ungehindert abfließt und frisches arterielles Blut nachströmt. Da das abfließende Blut keine Sulfonamide mitführt, ist eine Durchtränkung des Gewebes mit der Sulfonamidlösung nur während des ersten kurzzeitigen Durchganges des sulfonamidangereicherten Blutes möglich. Die in die Gewebsflüssigkeit gelangten Stoffe werden vielmehr durch den nachfolgenden arteriellen Blutstrom rasch wieder ausgeschwemmt, sofern keine venöse Rückstauung durchgeführt wird.

Nach den vorliegenden klinischen Erfahrungen schließt jedoch selbst die der oral-parenteralen Verabfolgung gegenüber wesentlich flüchtigere Berührung arteriell zugeführter Sulfonamide mit den Erregern eine wirksame Entfaltung ihres bakteriostatischen Einflusses keineswegs aus. Auch ohne Blutleere oder venöse Stauung ist eine eindeutige Wirkung zu beobachten, offenbar genügt also die im Entzündungsgebiet vorhandene Strömungsverlangsamung, um den in hoher Konzentration in die Gewebsflüssigkeit gelangenden Sulfonamidlösungen trotz ihrer kurzen Verweildauer eine auch zeitlich ausreichende Einwirkung auf die Erreger zu gestatten.

Der therapeutische Erfolg einmaliger hoher Sulfonamidgaben hat ein Seitenstück in anderen Beobachtungen: Janson, Johnsrut und Nelsen (1939) sahen in Tierversuchen einen deutlichen Einfluß von einer einzigen örtlichen Sulfonamidgabe auf die Infektion des bei Meerschweinchen gesetzten offenen Rippenbruches.

Ferner sei an die wiederholt, zuerst wohl von Clath empfohlene Stoßbehandlung der Lungenentzündung mit nur einer hohen Dosis erinnert. J. Siegl führte die einmalige Verabreichung von Sulfonamiden ebenfalls mit ausreichendem Erfolg durch; nach seinen Beobachtungen ist die Verträglichkeit dieser Mittel besser, die Wirksamkeit, mindestens ebenso gut, wie bei fortlaufender Anwendung, eher noch besser, und die Zahl der Versager gering; die Rückfallhäufigkeit der Lungenentzündung nach einmaliger Sulfonamidbehandlung bezeichnet er als nicht größer als nach längerer Stoßtherapie.

Eine weitere Parallele gibt die intraartikuläre Sulfonamidbehandlung beginnender Gelenkeiterungen ab. Im Gegensatz zu H. Hellner (Chirurg **1948**, 334) konnte ich kürzlich über 14 Heilungen bei 16 bakteriologisch bestätigten Kniegelenksinfektionen berichten, die zum Teil schon nach einmaliger Einspritzung von 3—6 g Badional in das punktierte Gelenk abheilten. Inzwischen habe ich weitere Fälle erfolgreich mit intraartikulären Badionalinjektionen behandelt, darunter ein Kniegelenkempyem, das im Verlauf einer akuten Staphylokokkenosteomyelitis des Oberschenkels auftrat. Dieser Fall liegt ähnlich dem, den W. Kramer (Zbl. Chir. **1948**, 120) als Beispiel für die Heilung nach nur einmaliger Kniegelenkfüllung mit Badional anführt.

Daß die Sulfonamidwirkung durch künstliche Abflußbehinderung des Blutes aus dem Strömgebiet der injizierten Arterie noch gesteigert wird, bedarf keiner Begründung. Ebensowenig unterliegt es einem Zweifel, daß schwere Infektionen mehr als eine Enspritzung erfordern, um einen durchgreifenden Erfolg zu erzielen. Natürlich spielt auch die Wirksamkeit des verwendeten Sulfonamidpräparats eine wesentliche Rolle. Das von mir seit Jahren verwendete Badional gehört ohne Frage zu den wirksamsten Mitteln bei Streptokokken- und Staphylokokkeninfektionen.

Wenn trotz der unzweifelhaften chemotherapeutischen Erfolge der arteriellen Sulfonamidanwendung Versager und Rückfälle nicht ausgeblieben sind, dann dürfte dies weder der Sulfonamidtherapie nach der Zuführungsweise zur Last zu legen sein, sondern auf der Schwere der Infektion und der ungenügenden Abwehrlage der Kranken beruhen. Auf Grund der bis jetzt vorliegenden Erfahrungen wird man an den im letzten Jahrzehnt erreichten Fortschritten auf dem Wege zu einer „Chirurgie ohne Eiter“ (W. Kramer) nicht länger vorübergehen können. Namentlich der Gedanke, fortschreitende, in der Tiefe der Wunde sich abspielende Eiterungen mit drohender oder bereits eingetretener eitriger Allgemeininfektion von der Blutbahn aus mit antibiotischen Stoffen zu bekämpfen, hat sich als überaus fruchtbar erwiesen. In dieser Zielrichtung scheint auch die unmittelbare Zuführung von Sulfonamiden in hoher Konzentration zum Krankheitsherd berufen, als wirksame Heilmaßnahme zur Abriegelung und Überwindung schwerer Gliedmaßeneiterungen zu dienen.

Nicht unerwähnt bleibe, daß die den intraarteriellen Einspritzungen nachgesagte große Schmerzhaftigkeit für die Verwendung von Sulfonamiden nicht zutrifft. Nach meinen Beobachtungen löst selbst die Einspritzung hypertonischer Lösungen — Badional in 33 und 50%iger Lösung! — keine Schmerzen aus. Der bisher bei schmerzhaften intraarteriellen Injektionen gebräuchliche Novocainzusatz ist deshalb überflüssig. Diese Feststellung ist von besonderem Wert, weil die Lokalanästhetika auf Grund ihrer chemischen Konstitution — Ester der p-Aminobenzoesäure — auf die Sulfonamidverbindungen einen hemmenden Einfluß auslösen oder sie durch

Verdrängung unwirksam machen. Diese Gegensätzlichkeit hat für die Vornahme örtlicher Betäubungen keine praktische Bedeutung (A. WINKLER u. a.), da Novocainkonzentrationen, die ein gleichzeitig oder anschließend gegebenes Sulfonamid ausschalten könnten, nur ganz vorübergehend im Gewebe auftreten. Anders wäre es, wenn Novocain- und Sulfonamidlösungen gleichzeitig in eine Schlagader eingespritzt werden und dadurch am Ort ihrer Wirksamkeit zusammentreffen.

e) Penicillintherapie

Penicillin ist wahrscheinlich viel häufiger arteriell verwandt worden, als aus dem mir zugänglichen Schrifttum hervorgeht. Bisher sind mir nur eine Veröffentlichung von amerikanischer Seite und zwei vorläufige Mitteilungen des deutschen Schrifttums bekannt geworden.

O. SCHAFFER hat nicht nur den eingangs erwähnten Nachweis der im arteriellen Stromgebiet erreichbaren hohen Konzentration mittels radioaktivem Phosphor geführt, sondern auch 40 Fälle von schweren Infektionen der Gliedmaßen mit arteriellen Injektionen von 50000 OE. Penicillin in 10 ccm physiologischer Kochsalzlösung behandelt. Die Einspritzungen wurden durch die Haut in die Arm- und Beinschlagadern ausgeführt. Selbst von paraarteriellen Injektionen sah er keinen Schaden. Bei Gangrän, meist auf diabetischer Grundlage, Osteomyelitis, Gelenkempyem, Phlegmonen und infizierten Operationswunden konnte stets ein schnellerer Rückgang der entzündlichen Erscheinungen erzielt werden, als mit der bisherigen Anwendungsweise des Penicillins. Die Einspritzungen wurden 1—2mal täglich vorgenommen, durch Mitinjektion von Prokain konnte gleichzeitig eine Anästhesie der Gliedmaßen herbeigeführt werden.

M. SCHREIBER wandte die arterielle Penicillinverabreichung mit „eindeutigen Erfolgen" bei schweren fortschreitenden Infektionen der Gliedmaßen wiederholt an, jedoch nur bei „bedrohlichsten Krankheitsbildern", wenn keine Hoffnung mehr auf Besserung durch Anwendung anderer chirurgischer Verfahren bestand. Bei der Auswahl der Krankheitsfälle hat sich SCHREIBER an die allgemeinen Grundsätze der Sulfonamidtherapie gehalten und nur solche Kranke behandelt, die eine gute Durchblutung des Gewebes im Infektionsgebiet aufwiesen, um auf diese Weise das Heilmittel unter den günstigsten Bedingungen an die Erreger heranzubringen. Diese Fälle sprechen nach seinen Erfahrungen am besten auf die Behandlung an und ergeben prompte Erfolge.

Als Musterbeispiel führt M. SCHREIBER die Verletzung eines Metzgermeisters an, der sich mit dem abgleitenden Messer alle Beugesehnen, den Nervus medianus, den Nervus radialis und die Arteria radialis dicht oberhalb des Handgelenks durchtrennte. Zwei Stunden nach der Verletzung wurden die durchtrennten Sehnen und Nerven genäht, die Wunde mit MP-Puder angefüllt und primär geschlossen; anschließend wurde ein Oberarmgips angelegt und während der nächsten 3 Tage ein Eleudronstoß von 26 g durchgeführt. Vom vierten Tage an entwickelte sich eine hochakute Phlegmone, die trotz Entfernung einiger Fäden fortschritt. Daraufhin wurden 200000 OE, Penicillin in die Arteria brachialis eingespritzt. Bereits am nächsten Tage waren die Entzündungserscheinungen geschwunden, die Temperaturen zur Norm abgefallen; am dritten Tage versiegte die eitrige Absonderung völlig. Die weitere Heilung verlief ohne Störungen, so daß schon am 14. Tage mit der funktionellen Nachbehandlung begonnen werden konnte; sie führte im Laufe von 1½ Jahren zur vollen Wiederherstellung der Gebrauchsfähigkeit von Hand und Arm. Gewiß ein eindrucksvoller Erfolg bei einer nur einmaligen arteriellen Penicillinanwendung!

Panaritien und Sehnenscheideneiterungen, Sprunggelenk- und Kniegelenkempyeme ergaben M. SCHREIBER keine gleichwertigen Erfolge, zumindest war bis zur Überwindung der Infektion eine mehrmalige Wiederholung der Penicillineinspritzung erforderlich. Aber auch in diesen Fällen wurden eindeutige Besserungen beobachtet und Sehnennekrosen oder Gelenkversteifungen verhindert, wenn die Infektion noch keine allzu weitgehende Gewebszerstörung verursacht hatte.

Technisch ging M. SCHREIBER so vor, daß er oberhalb der Punktionsstelle des Gefäßes eine Luftkissenmanschette anlegte und sofort nach der Einspritzung, die er perkutan in die Arteria brachialis bzw. femoralis vornahm, Blutleere für die Dauer von 10 Minuten durchführte.

Die zweite Mitteilung stammt von W. HOOK, der bei der Wahl dieses Zuführungsweges von der kurzen Verweildauer des intravenös oder intramuskulär verabfolgten Penicillins im Körper ausging. Wegen der raschen Ausscheidung des Mittels sind zur Erzielung eines gleichmäßig hohen Blutspiegels bekanntlich wiederholte Gaben in kurzen Zeitabständen erforderlich. Um nun eine hohe Konzentration des Penicillins im Entzündungsgebiet zu erreichen und die Ausscheidung zu verzögern, hat W. HOOK das Penicillin nach Freilegung des Gefäßes intraarteriell eingespritzt und darauf eine venöse Stauung von 6 Stunden Dauer angelegt.

In dieser Weise wurden zwei schwerste, prognostisch ungünstige Unterarmhohlhandphlegmonen mit Sehnenscheidenbeteiligung behandelt, nachdem die gründliche operative Spaltung des Entzündungsgebietes vorausgegangen war. Der bakteriologische Erregernachweis ergab beide Male hämolysierende Streptokokken. Das Ergebnis war in beiden Fällen überraschend. Die Entzündungserscheinungen gingen innerhalb von 24 Stunden schlagartig zurück, die Temperatur fiel sofort zur Norm ab und das Allgemeinbefinden besserte sich wesentlich. Die weitere Heilung erfolgte ohne Zwischenfälle und ohne erneut notwendige Einschnitte in kürzester Zeit. Trotz Eröffnung der Sehnenscheiden kam es in keinem der beiden Fälle zum Absterben der Sehnen.

Einen fast ebenso eindrucksvollen Heilerfolg erzielte ich in einem gleichgelagerten Fall einer bereits auf den Vorderarm übergreifenden Sehnenscheidenphlegmone des Zeigefingers. Im Anschluß an die breite Eröffnung der vereiterten Sehnenscheide durch mehrere Einschnitte spritzte ich 200000 OE. Penicillin (HEYDEN, New York) durch die Haut in die Armschlagader ein und fügte eine kurzdauernde venöse Stauung hinzu. Innerhalb von 48 Stunden trat ein völliger Umschwung des örtlichen Befundes und Rückgang aller Krankheitserscheinungen ein, doch stießen sich die Sehnen ab. Inzwischen wurde eine Reihe weiterer Fälle in der gleichen Weise erfolgreich behandelt, z. T. auch mit Erhaltung der Beugesehnen.

Ganz außergewöhnlich an den mitgeteilten Beobachtungen ist die wirklich schlagartig einsetzende Besserung der schweren örtlichen und allgemeinen Krankheitsbilder auf Grund nur einmaliger arterieller Penicillininjektion. Demnach reicht bereits die einmalige Penicillinverabreichung aus, um die Angriffskraft der Eitererreger zu brechen. Um den Blutspiegel dabei einige Zeit auf wirksamer Höhe zu halten, ist allerdings die Einspritzung von mindestens der doppelten Menge der Einzelgaben bei verzettelter Behandlung erforderlich. Diese Anwendungsweise wird von manchen auch deswegen befürwortet, weil die Durchdringung eines Infektionsgebietes mit Penicillin bei stoßartiger Erhöhung des Blutspiegels eine bessere sein soll als bei kontinuierlicher Darreichung; das gilt nach diesen Angaben namentlich für thrombotische, osteomyelitische und endokarditische Infektionsherde (W. EIGLER, Zbl. Chir. **1948**, H. 10). Aus diesen Erwägungen heraus hat auch der russische Neurochirurg BURDENKO Penicillin in der Arteria carotis eingespritzt und schlagartige Wirkungen auf den Ausgangsherd der eitrigen Hirnhautentzündung erzielen können (S. 111). Die Penicillintherapie ist demnach den in derselben Weise verwendeten Sulfonamiden noch weit überlegen.

3. Tuberkulose

Die Knochen- und Gelenktuberkulose, die Krankheit also, die der erste Anlaß war, mich — noch ohne Kenntnis früherer Versuche gleicher Art — mit den Möglichkeiten und Aussichten der arteriellen Heilmittelanwendung zu beschäftigen, wurde bisher nur in vereinzelten Fällen zu beeinflussen versucht und das, wie wir heute sagen können, mit durchaus unzulänglichen Mitteln.

Nachdem schon GOYANES, der Erfinder der arteriellen Anästhesie, einige Versuche mit der arteriellen Verabreichung von Medikamenten bei Gelenktuberkulosen gemacht hatte, spritzten P. GOINARD, MOND, ZAIN LEMAIRE und PIÉTRI bei einem Kranken mit multipler Knochen- und Gelenktuberkulose alkoholische Gentianaviolettlösung in die Schlagadern. Das Ergebnis war eine eindeutige Verschlechterung des Befundes.

Mehr Erfolg hatte A. AMORIN, der einem 7 Jahre alten Jungen mit fistelnder Tuberkulose des Ellbogengelenkes eine Mischung von kolloidalem Kupfer und Lebertran durch die Haut in die Arteria axillaris einspritzte, nachdem trotz Ruhigstellung und sonstiger Behandlungsmaßnahmen eine Zunahme der Gelenkverdickung eingetreten war. Die Einspritzungen wurden in 5tägigem Abstand dreimal wiederholt. Daraufhin ging die Gelenkanschwellung allmählich zurück, die Fisteln schlossen sich und der Allgemeinzustand besserte sich ebenso wie die Beweglichkeit des Gelenkes.

Über weitere Behandlungsversuche in dieser Richtung habe ich im Schrifttum keine Angaben gefunden.

4. Krebs

Die Erwartung, Krebsgeschwülste durch Heilmitteleinspritzungen in das zugehörige arterielle Stromgebiet günstig beeinflussen zu können, ist noch weit mehr als die erfolgreiche Bekämpfung unspezifischer und spezifischer Infektionen an die Herstellung wirksamer krebszellenvernichtender Stoffe gebunden. F. BLEICHRÖDER hatte seine Versuche, Heilmittel in die Bauchschlagader einzuführen, in der Hoffnung unternommen, auf diese Weise Fälle von inoperablem Gebärmutterkrebs heilen zu können. Er rechnete schon damals mit der Auffindung geeigneter antikanzeröser Mittel. Sie gibt es auch jetzt, nach mehr als vier Jahrzehnten, noch nicht, doch bestehen begründete Aussichten, daß es der Forschung auf diesem Gebiet gelingt, durch Verwendung radioaktiver Stoffe oder antibiotisch wirkender Mittel, ähnlich den Sulfonamiden und Penicillinen, eines Tages auch Krebszellen auflösen zu können.

Die bisher angestellten Versuche, das Wachstum von Krebsgeschwülsten durch intraarterielle Einspritzungen aufzuhalten, gingen von anderen Gesichtspunkten aus. Mit ihnen hat sich, soviel ich sehe, nur LAUWERS eingehend beschäftigt. Chirurgen der älteren Generation suchten bei inoperablen Karzinomen die Geschwulstentwicklung durch Unterbindung des arteriellen Hauptgefäßes zu verlangsamen und eine Ischämie des Geschwulstgewebes zu erzeugen. Diese Bemühungen, das Krebsgewebe durch eine „atrophische Ligatur" von der Blutzufuhr abzusperren, hatten nicht den gewünschten Erfolg, weil sie die Blutversorgung durch Umgehungsgefäße außer acht ließen. LAUWERS beabsichtigte, das gleiche Ziel durch intraarterielle Einspritzungen von Metallsuspensionen zu erreichen; er verwendete dazu eine 10%ige Aufschwemmung von Kobaltoxyd.

Bei 6 inoperablen Krebsfällen — 4 Gesichts- und 2 Brustkrebse — wurde der Einspritzung die Unterbindung des Hauptgefäßes hinzugefügt. Die Folge war eine ausgedehnte Nekrose des Gewebes im Geschwulstbereich. Histologische Untersuchungen ergaben, daß die Suspension die mittelgroßen Gefäße verstopft hatte und daß die eingetretene Ischämie sich nicht nur auf die Geschwulst, sondern auch auf das benachbarte gesunde Gewebe erstreckte, dessen Arterien thrombosiert waren.

Bei vier weiteren fortgeschrittenen und der Ausrottungsoperation nicht mehr zugänglichen Kranken — 2 Gebärmutter- und 2 Brustkrebse — nahm LAUWERS die Einspritzungen vor, ohne das Hauptgefäß zu unterbinden. Durch die Injektion allein wurde nur das Geschwulstgewebe unter Ausschluß des gesunden Mutterbodens von den Suspensionspartikeln durchdrungen und zur Nekrose gebracht. Histologisch erwiesen sich die Endgefäße an den Grenzen der Geschwulst als verstopft. Den Verbleib der Kobaltteilchen verfolgte LAUWERS ebenfalls mikroskopisch. Ein Teil, der das Kapillargebiet der Geschwulst passiert hatte, wurde in Speicherzellen, entfernt vom Sitz des Krebses, namentlich in Milz und Leber gespeichert, ein anderer blieb in der Strombahn der Geschwulst hängen, der Rest wurde in den regionären Lymphdrüsen abgelagert.

Auf Grund der beobachteten Speicherungsvorgänge im Geschwulstgewebe und den zugehörigen Lymphknoten setzte LAUWERS der Kobaltaufschwemmung Thallium, ein Metall mit zellauflösenden Eigenschaften, hinzu. Wie die weitere histologische Verfolgung ergab, führte die Anwendung dieser gemischten Aufschwemmung eine schnelle und ausgedehnte Zerstörung des Krebsgewebes herbei.

LAUWERS kommt damit zweifellos das Verdienst zu, einen Weg der Krebsbekämpfung beschritten zu haben, der für die Behandlung zumindestens inoperabler Krebsfälle Aussichten eröffnet, die bisher nicht bestanden.

B. Einspritzungen in Organstrombahnen

Von den inneren Organen des Körpers, soweit sie sich überhaupt für Einspritzungen in die zuführenden arteriellen Gefäße eignen, wurden bisher Gehirn, Herz und Nieren zur arteriellen Heilmittelanwendung herangezogen, während fast alle inneren Organe bereits Gegenstand von Versuchen waren, sie durch Erfüllung mit Kontrastmitteln von der Blutbahn aus röntgenologisch zur Darstellung zu bringen. Mit Ausnahme des Gehirns, dessen Erkrankungen schon frühzeitig das Angriffsziel therapeutischer Bemühungen bildeten, ging die Kontrastmitteldarstellung zeitlich der arteriellen Behandlungsweise voraus, für die das Verfahren der Angiographie vielfach erst den Weg freigemacht und die Lösung der technischen Seite der Aufgabe erleichtert hat.

I. Gehirn

Für die arterielle Zuführung von Heilmitteln zum Schädelinnenraum stehen in erster Linie die Halsschlagadern zur Verfügung. Sie wurden bisher auch ausschließlich für diesen Zweck benutzt. Durch die Beschränkung auf diesen Weg wird nur ein Teilgebiet des Gehirns erreicht, denn die Karotiden versorgen lediglich das Großhirn und die zugehörigen Abschnitte der weichen Hirnhäute mit Blut. Die Blutversorgung der übrigen Hirnabschnitte erfolgt durch die beiden Arteriae vertebrales; alle vier Gefäße stehen durch den Circulus Wilisii untereinander in Verbindung. Dieser Gefäßring stellt durchaus eine Besonderheit der *Gefäßversorgung des Gehirns* dar und gewährleistet nicht nur eine fronto-dorsale, sondern auch eine bilaterale Blutversorgung.

Die Arteriae vertebrales vereinigen sich zur Arteria basilaris, die sich ihrerseits in die Arteria cerebri post. dext. und sin. teilt. Von diesen Gefäßen aus zieht die Arteria communicans post. jeder Seite zu der entsprechenden Arteria carotis int. Die Arteriae cerebri anter. stehen durch die Arteriae communicans ant. miteinander in Verbindung. Das Blut der Karotiden fließt also dem Großhirn und den kranialen Stammhirnabschnitten zu, während das Kleinhirn und die kaudalen Stammhirnabschnitte von den Arteriae vertebrales durchblutet wird. Die Blutversorgung des Hinterhauptlappens erfolgt sowohl durch die Karotiden wie die Arteria vertebrales.

Normale Durchblutungsverhältnisse im Schädelinnern vorausgesetzt, verhält sich der *Blutdruck* in den Stromgebieten beider Karotiden völlig gleich; ein Übertritt von Blut aus der einen Hirnhälfte in die andere findet infolgedessen nicht statt. Auch der Arteria carotis ext. gegenüber ist die Strombahn mit Ausnahme der beiden verbindenden Arteriae ophthalmicae und angulares völlig abgeschlossen. Ändern sich die Drucke in diesem System, dann kommt es zu einer völlig abweichenden Blutverteilung. Sinkt z. B. der Druck in einer Hirnhälfte, so tritt Blut durch die Arteria communicans ant. von der Gegenseite in die Arterie cerebri ant. der gleichen Seite über. Stellt die Innendrucksenkung die Folge einer Drosselung oder Abklemmung der Carotis communis dar, dann erfolgt sogar außer dem Blutzufluß von der Gegenseite ein Abfluß des Blutes in das gleichseitige Externagebiet, es tritt also eine völlige Umkehrung der Stromrichtung ein (H. NUSSELT, Chirurg **1947**, 503). Da diese Unterschiede für die Vornahme und Auswirkung von Einspritzungen in die Halsschlagadern von Belang sind, komme ich auf Einzelheiten im letzten Kapitel zurück.

Die *Abgeschlossenheit des Stromgebietes jeder Halsschlagader* hat zur Folge, daß sich die Stoffzuführung bei einseitiger Einspritzung nur in der Hirnhälfte der gleichen Seite auswirkt. Mit einer Einflußnahme auf die entgegengesetzte Hirnhälfte auf dem Wege über die Arteriae communicans ant. und post. ist nicht zu rechnen. Handelt es sich daher um eine Erkrankung, die eine Heilmittelbeeinflussung beider Hirnhälften in gleichem Maße erforderlich macht, was unter anderem für den Wundstarrkrampf zutrifft, so müssen beide Karotiden zu Einspritzungen herangezogen werden. Aber auch dadurch wird beiderseits nur das Versorgungsgebiet der drei Großhirnarterien, nicht das Stromgebiet der Arteria basilaris mit Hirnstamm und Medulla oblongata erreicht. Nehmen wir einen schweren Wundstarrkrampf mit Schluck- und Atemlähmung als Beispiel, dann würde auch die Erreichung dieser Hirngebiete therapeutisch wertvoll sein. Aber selbst Einspritzungen in die Carotis communis genügen nicht zur Erfüllung des Versorgungsgebietes der Arteria basilaris, wie die Arteriogramme, die von E. MONIZ u. a. veröffentlicht wurden, gezeigt haben. Diese Absicht wäre nur durch Einspritzungen in eine der beiden Wirbel-

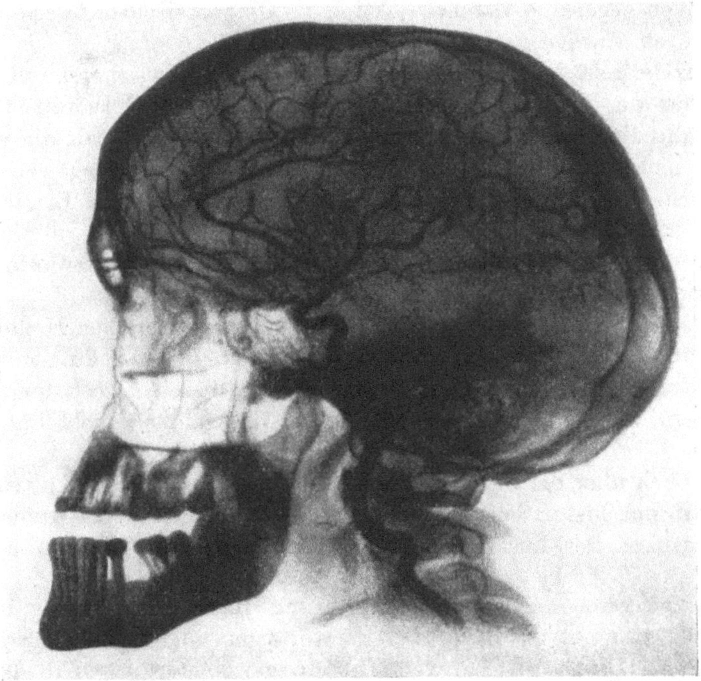

Abb. 11. *Normales Arteriogramm des Gehirns* (HEYDEN) (Thorotrastfüllung der Arteria carotis interna).

schlagadern zu erreichen. Die Freilegung dieses Gefäßes ist jedoch technisch so schwierig, daß sie aus diesem Anlaß kaum jemals vorgenommen werden dürfte.

Der Wirksamkeit von Heilmitteleinspritzungen in die Halsschlagadern sind demnach allein schon aus gefäßtopographischen Gründen Grenzen gesetzt, die bei der Anzeigestellung berücksichtigt werden müssen. Nur solche Erkrankungen sind therapeutisch beeinflußbar, die sich in der Hauptsache im Versorgungsgebiet der Karotiden abspielen. Die Ausdehnung des Stromgebietes einer Carotis interna ist aus der arteriographischen Darstellung ihrer Verzweigungen (Abb. 11) ohne weiteres zu ersehen.

Die ersten *Einspritzungen in Halsschlagadern aus therapeutischer Zielsetzung* wurden schon viele Jahre vor der Einführung der zerebralen Angiographie durch

E. MONIZ, dem im Jahre 1927 die erste Lokaldiagnose einer Hirngeschwulst an der Leiche gelang, von MAUXEL, v. OPPEL, GOYANES, A. KNAUER, KIRSCH u. a. ausgeführt, ohne praktische Bedeutung zu erlangen. Auch gelegentliche spätere Versuche und Behandlungsvorschläge in gleicher Richtung regten nicht zur Nachahmung in größerem Umfange an. Zu dieser Zurückhaltung hat die Scheu vor dem Eingriff — Freilegung des Gefäßes — und den mit der Einspritzung möglicherweise verbundenen Gefahren sicherlich viel beigetragen, obwohl die technische Seite des Verfahrens durch die eingehende Beschäftigung mit der zerebralen Arteriographie in den vergangenen 20 Jahren eigentlich als gelöst anzusehen ist und die anfänglichen Bedenken gegen die Carotisinjektion zu diagnostischen Zwecken mehr und mehr aufgegeben wurden.

Gegenüber der rein diagnostischen Maßnahme, die inzwischen an vielen tausend Arteriographien der Hirngefäße erprobt wurde, besteht bei therapeutischen Einspritzungen allerdings insofern ein grundlegender Unterschied, als die verwendeten Arzneimittel nicht immer als unschädlich für Gefäße und Hirngewebe bezeichnet werden können. Vor allem aber legt wohl die Tatsache, daß zur Erreichung therapeutischer Wirkungen *eine* Injektion meist nicht genügt, sondern oft eine ganze Serie, meist doppelseitiger Einspritzungen in die Halsschlagader erforderlich ist, erhebliche Hemmungen auf.

Ein weiterer Grund für die geringe Verbreitung der arteriellen Heilmittelanwendung bei Gehirnkrankheiten ist darin zu sehen, daß bis vor kurzem im wesentlichen nur Stoffe zur Verfügung standen, die für diesen Zweck ungeeignet sind oder versagten, weil die Voraussetzungen ihrer Wirksamkeit nicht hinreichend bekannt waren.

Ein Überblick über die bisher vorliegenden Ergebnisse dieser Anwendungsweise würde deshalb nur historischen Wert besitzen, wenn nicht neue Arzneimittel und bessere Kenntnisse der Zusammenhänge günstigere Erfolgsaussichten eröffneten.

Die Besonderheiten der Heilmittelzuführung durch Einspritzung in die Halsschlagadern liegen nicht nur in der bereits erörterten ungenügenden Erreichbarkeit aller erkrankten Hirngebiete auf dem Gefäßwege, sondern auch in dem Problem des Überganges der eingespritzten Stoffe aus dem Blut in die Liquorräume und in das Hirngewebe. Für den *Stoffzutritt zum Gehirn* wurde bekanntlich lange Zeit allein der „Weg über den Liquor“ in Anspruch genommen. Heute läßt sich das Vorhandensein auch eines unmittelbaren Stoffaustausches zwischen Blut und Gehirn nicht mehr bezweifeln. Wir haben es daher praktisch mit zwei getrennten Übertrittswegen zu tun:

1. Der Blut-Liquorweg

Der Übergang von Stoffen aus dem Blut in den Liquor fällt unter den Begriff der Permeabilität und unterliegt deren Gesetzen. Die Orte des Überganges sind die Gefäße der Adergeflechte und der weichen Hirnhäute; sie bilden die vielgenannte *Blut-Liquorschranke* (Abb. 12). Erfolgt der Stoffübertritt unter normalen Bedingungen, dann spricht man auch von physiologischer Permeabilität.

Soweit an diesem Vorgang die *Adergeflechte* beteiligt sind, vollzieht sich der Stoffübertritt vom Blut zum Liquor im Rahmen der physiologischen Liquorbereitung. Liquorbildung und -zusammensetzung sind nach heutiger Anschauung das Ergebnis aktiver Tätigkeit und auswählender Fähigkeiten der Adergeflechte, die wahrscheinlich die einzige Ursprungsstätte der Zerebrospinalflüssigkeit darstellen. Ihrer selektiven Funktion gemäß haben sie die Aufgabe, nur bestimmte Stoffe in gesetzmäßiger Menge und Verteilung übertreten zu lassen, andere dagegen vom Übertritt auszuschließen. Unter pathologischen Bedingungen ändert sich die Funktion des *zerebralen* Anteiles der Blut-Liquorschranke, die nicht in der Gefäßwand gelegen ist, sondern auf der drüsenartigen Tätigkeit der Adergeflechte beruht.

Den *meningealen* Anteil der zwischen Blutbahn und Liquor aufgerichteten Schranke bilden die *Gefäße der weichen Hirnhäute.* Diese lassen unter physiologischen Verhältnissen nur unbedeutende Zuflüsse und Stoffbeimengungen zum Liquor zu; die pathologisch gesteigerte Durchlässigkeit der Gefäßinnenhaut führt dagegen zur Durchbrechung dieses Schrankenanteils. Die Hirnhautgefäße verhalten sich demnach nicht anders als die Hirngefäße (T. BROMAN).

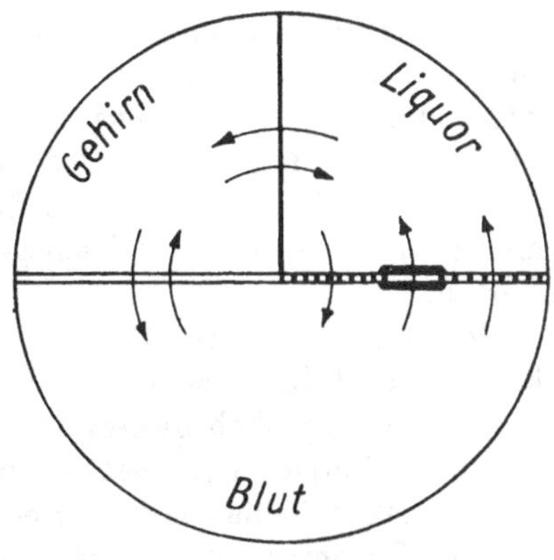

Abb. 12. Schematische Darstellung der Austauschwege zwischen Blutbahn, Liquor cerebrospinalis und Hirngewebe (Blut-Liquor-Gehirnweg und Blut-Gehirnweg). (Aus G. JORNS, Stoffzutritt zum Gehirn. Z. ärztl. Fortbild. **1944**.)

Die *Möglichkeiten der therapeutischen Stoffzuführung zum Gehirn* sind auf Grund dieser Schrankeneinrichtung normalerweise als gering anzusehen. Insbesondere für Stoffe kolloidaler Natur ist die Blut-Liquorschranke praktisch undurchgängig, es sei denn, daß ihre Durchlässigkeit sich infolge mechanischer oder toxischer Schädigung erhöht oder daß übergroße Stoffmengen auf dem Blutwege an sie herangebracht werden. Namentlich die Durchlässigkeit der Plexus wird nach den vorliegenden Erfahrungen um so größer, je höher die im Blut erzielte Stoffanreicherung ist.

Diese Feststellungen sind für die intravenöse wie für die intraarterielle *Serumanwendung* gleich bedeutsam. Nur nach Verabfolgung sehr großer Serumgaben ist ein ausreichend hoher Titer im Liquor zu erwarten. Auch für das Tetanusantitoxin, dessen Natur zwar nicht näher bekannt ist, das aber den hochmolekularen Eiweißkörpern nahe steht oder an solche gebunden wird und wie diese so gut wie kein Durchdringungsvermögen für die Gefäßwände besitzt, ist lediglich bei Verwendung übergroßer Dosen mit dem Übergang verhältnismäßig geringer Mengen in den Liquor zu rechnen.

Der Wert eines hohen Blutspiegels für die Überwindung der Blut-Liquorschranke macht sich erst recht bei *echtgelösten Substanzen,* die bereits unter normalen Umständen in den Liquor gelangen, bemerkbar. Von körperfremden Elektrolyten passieren fast alle Anionen, während die Kationen, an Eiweißkörper des Blutes gebunden, mit diesen an der Blut-Liquorgrenze zurückgehalten werden. Nach KAFKA ist es geradezu ein Gesetz, daß „unabhängig von allen anderen biochemischen und physiologischen Vorgängen ein Stoff, der im Blut einen außerordentlich hohen Spiegel hat, in der Zerebrospinalflüssigkeit übergehen kann, ohne daß diese selbst sich irgendwie verändert".

Die Regel, nach der die starke Anreicherung eines Arzneimittels im Blut seinen Übergang in den Liquor erleichtert, gilt auch für *Sulfonamide.* Sie gelangen wohl nach peroraler wie nach parenteraler Verabreichung in die Liquorräume. Die Übergangsfähigkeit der einzelnen Sulfonamidverbindungen ist verschieden. Sie erreicht selbst bei einem hohen Sulfonamidspiegel im Blut nur 1—4 mg% im Liquor, im Vergleich zur Blutkonzentration, die bis zu 25 mg und mehr betragen kann, also recht niedrige Werte. Infolgedessen ist es fraglich, ob ein Liquorspiegel von höchstens 4 mg% überhaupt zur Entfaltung nennenswerter antibiotischer Wirkungen ausreicht. Hier könnten aber Beobachtungen Bedeutung erlangen, nach denen sich durch arterielle Sulfonamidzuführung ungewöhnlich hohe Konzentrationsspitzen im Blut erzielen lassen, die sich auf den Übergang in den Liquor entsprechend auswirken. Da der von der Höhe des Blutspiegels abhängige Stoffübergang jedoch vorwiegend durch die Adergeflechte erfolgt, d. h. also im Bereich der Hirnkammern, werden die äußeren zerebralen Liquorräume, auf die es in erster Linie ankommt, dabei gar nicht erreicht. Aus diesem Grunde ist der therapeutische Nutzen des hochgetriebenen Sulfonamidspiegels im Blut in der Praxis nicht allzu hoch zu bewerten.

Von um so größerer Bedeutung ist die Erfahrungstatsache, daß die Durchlässigkeit der Blut-Liquorschranke durch Schädigung der Adergeflechte und der Hirnhautgefäße erheblich gesteigert wird. Das trifft namentlich für entzündliche Vorgänge im Bereich der weichen Hirnhäute zu und läßt deshalb einen gesteigerten Stoffübertritt in das Hirnwasser erwarten.

Der Durchtritt der Stoffe geht dabei hauptsächlich im Niveau der Hirnhautgefäße unter Durchdringung der weichen Hirnhäute vor sich. Dieser Umstand erscheint therapeutisch viel wertvoller, als der bloße Übergang der Stoffe in den Liquor. Krankhafte Vorgänge, insbesondere Entzündungen im Bereich der weichen Hirnhäute, werden sich deshalb von der Blutbahn her in viel wirksamerer Weise beeinflussen lassen, als durch direkte Einbringung der Heilmittel in den Liquor, die ja durch Lumbalpunktion in fast beliebiger Menge möglich ist. Namentlich für die Meningitistherapie mit Sulfonamiden dürfte der arterielle Weg der Einspritzung in die Liquorräume mit dem Ziel, dadurch die Blut-Liquorschranke zu umgehen, vorzuziehen sein. Mit dieser Auffassung stimmt überein, daß die Ergebnisse der endolumbalen Meningitistherapie allgemein als unbefriedigend bezeichnet werden.

In diesem Zusammenhang ist die Frage zu streifen, inwieweit Stoffe, die von der Blutbahn in den Liquor gelangt sind oder unter Umgehung der Blut-Liquorschranke direkt in die Liquorräume eingebracht werden, von hier aus Gehirn und Rückenmark erreichen.

Über *Wesen und Bedeutung des Liquorgehirnweges,* der als die natürliche Fortsetzung des Blut-Liquorweges erscheint, wie die schematische Darstellung in Abb. 14 zeigt, lassen sich nur Vermutungen äußern. Wie experimentell festgestellt wurde, sind die meisten in den Liquor gelangenden Stoffe auch im Gehirn nachweisbar. Echtgelöste Substanzen gehen ohne weiteres in das Gehirn- und Rückenmarkgewebe über. Der beste Beweis ist die Lumbalanästhesie. Für viele andere Stoffe, insbesondere Gifte, ist gleichfalls ein Übergang vom Liquor in das Gehirn anzunehmen, da sie die Nervenzellen bei unmittelbarer Einführung in die Liquorräume nachweislich bedeutend rascher erreichen und stärker beeinflussen, als wenn sie auf dem Blutwege zugeführt werden. Das gilt unter anderem für das Gift des Wundstarrkrampferregers. Dieses Toxin, das wahrscheinlich kein Eiweißkörper ist, da es keine Eiweißreaktion gibt, ruft im Tierversuch bei intraspinaler Verabfolgung besonders stürmische Erscheinungen hervor (A. Buzello), im Nervensystem selbst läßt es sich allerdings nicht nachweisen. Für eine Reihe weiterer Substanzen wurde der Nachweis geführt, daß sie nur vom Liquor und nicht vom Blut aus wirksam sind.

Die Möglichkeit des Stoffüberganges vom Liquor in das Nervengewebe steht somit außer Frage. Vorbedingungen sowie Ausmaß und Gesetzmäßigkeit dieses Geschehens sind dagegen noch ungeklärt. Auch für den Liquor-Gehirnweg wurde das Vorhandensein einer Schrankeneinrichtung vermutet. Als anatomische Grundlage kommt in erster Linie die Piagliagrenzschicht, die den Abschluß der Hirnrinde gegen die Liquorräume bildet, in Frage.

Diese Grenze vermögen nur molekulargelöste Stoffe zu überschreiten, schwer diffusible Substanzen und Kolloide werden in ihr zurückgehalten; zu letzteren gehört das Tetanusantitoxin (Schwarze, Zschr. Med. **1932**, 824; Hoff, Med. Klin. **1933**, 112). Der Übergang dieses Antikörpers von der Blutbahn in den Liquor oder seine unmittelbare Einführung in die Liquorräume wären also zwecklos, wenn es nur darauf ankäme, die Nervenzellen von hier aus zu erreichen und die an ihnen verankerten Tetanustoxine unschädlich zu machen, denn diese Möglichkeit besteht nach den vorliegenden Untersuchungen nicht. Dazu kommt die ungenügende Stoffverteilung und -ausbreitung in den zerebralen Liquorräumen, auf Grund deren endolumbal eingeführte Stoffe entweder rasch wieder ausgeschieden werden oder gar nicht bis zu den Hirngebieten vordringen. Das Tetanusantitoxin, das schon 1898, zuerst von Blumenthal und Jost, in der Erwartung schnellerer und stärkerer Wirkung endolumbal zu geben vorgeschlagen wurde, verschwindet so auffallend rasch aus dem Liquor, seine Ausscheidung beginnt bereits 6 Minuten nach der Einspritzung und ist, wie Ransom feststellte, nach 30 Minuten beendet, daß schon aus diesem Grunde der endolumbalen Antitoxinanwendung beim Tetanus nur geringe Bedeutung zukommt; sie wirkt, wie Schäfer (Zbl. Chir. **1931**, H. 49) überzeugend nachwies, nicht anders als die intravenöse Zuführung. Schäfer bezeichnet deshalb den intravenösen Weg als die wirksamere Darreichungsform, als „noch einleuchtender“ aber Serumeinspritzungen in die Halsschlagadern, obwohl diese Zuführungsweise wegen der notwendigen Wiederholung der Injektionen als recht schwierig anzusehen sei.

Der einzige Vorteil, den die Anwesenheit des Tetanusantitoxins im Liquor haben könnte, bestünde also darin, daß hier vorhandenes Toxin gebunden wird. Aber auch diese Wirkung wäre an die bisher umstrittene Voraussetzung geknüpft, daß das Tetanustoxin von den Lymphspalten des Zentralnervensystems in die Liquorräume ausgeschieden wird und erst von diesen aus zu den Hirn- und Rückenmarkzellen gelangt. Diese Auffassung, die von Speransky experimentell zu begründen gesucht wurde, wird von Abel u. a. abgelehnt. Hält man trotzdem an ihr fest, dann hat die intraspinale Serumverabfolgung zwar eine Berechtigung, erscheint aber als alleinige Behandlungsmaßnahme in keiner Weise ausreichend. Denn um die an den

Hirnzellen verankerten Toxine zu neutralisieren, muß der Blutgehirnweg beschritten werden.

Die geringe Wahrscheinlichkeit, daß dem Gehirn therapeutisch wirksame Stoffe in ausreichender Menge auf dem Blut-Liquorgehirnweg zugeführt werden können, verweist damit von selbst auf die Frage, ob nicht die großartige Blutversorgung des Gehirns auch als Hauptträger der therapeutischen Stoffzuführung zum Hirngewebe nutzbar zu machen ist.

2. Der Blut-Gehirnweg

Die Physiologie und Pathologie der Kapillargefäße des Gehirns hat der Forschung manches Rätsel aufgegeben, seit P. Ehrlich um das Jahr 1887 die vitale Färbbarkeit des Hirngewebes mit einer Reihe von Farbstoffen, darunter Methylenblau, untersuchte und die Feststellung traf, daß verschiedene Farbstoffe *nicht* in das Gehirn eindringen. Aus den bekannten Arbeiten E. Goldmanns (1913) ging dann weiter hervor, daß der semikolloidale Farbstoff Trypanblau das Hirngewebe im Gegensatz zu allen übrigen Geweben und Organen des Körpers von der Blutbahn aus nicht erreicht. Der Übergang vom Blut zum Gehirn schien somit für Kolloide vollständig gesperrt. Da außerdem, nicht zuletzt auf Grund dieser Feststellungen, die Vorstellung von der alleinigen Erreichbarkeit des Gehirns über den Liquor die Anschauungen beherrschte, wurde in der Folge fast nur noch der Blut-Liquorpassage Beachtung geschenkt, der Blutgehirnweg aber vernachlässigt, obwohl F. K. Walther immer wieder auf die „Unhaltbarkeit der Hypothese" vom allein gültigen Weg über den Liquor hinwies und dessen geringe Bedeutung als „Nährflüssigkeit des Gehirns" mit seiner „Armut einerseits und dem Reichtum des Zentralnervensystems andererseits an Fett und Eiweiß" begründete.

Erneute Beachtung fand der Blutgehirnweg, als Friedemann und Elkeles nachwiesen, daß der amphotere Farbstoff Alizarinblau-S das Gehirn in kolloidaler Form färbt, ohne auch nur spurweise in den Liquor überzugehen. Damit war der experimentelle Beweis für einen unmittelbaren Stoffübertritt vom Blut zum Gehirn erbracht und zugleich ein wesentliches Unterscheidungsmerkmal zwischen Blut-Liquor- und Blutgehirnweg gefunden. Die Frage, ob und in wieweit auf dem letztgenannten Weg ebenfalls eine Schranke vorhanden ist, die den Übertritt zahlreicher, insbesondere der meisten kolloidalen Stoffe verhindert, kann heute als dahin entschieden angesehen werden, daß diese Funktion, wie Spatz überzeugend nachwies, vom Endothel der Hirnhaut- und Hirngefäße ausgeübt wird.

Auch die experimentellen Untersuchungen T. Bromans, der sich eingehend mit diesen Fragen beschäftigt hat, lassen nur die Deutung zu, daß die *Blutgehirnschranke* in der Gefäßwand selbst gelegen ist. Die Vermutung, daß die Piagliagrenzschicht, welche die intrazerebralen Gefäße überall vom Hirngewebe trennt, an der Schrankeneinrichtung beteiligt sei, bestätigte sich nicht. Als ebenso unhaltbar erwiesen sich die Vorstellungen, die das Bestehen einer Schranke auf dem Blutgehirnweg ablehnen und das Hindernis für das Vordringen der Stoffe von der Blutbahn aus im Verhalten des Nervengewebes selbst suchen. So bestechend diese Auffassung zunächst erscheint, so spricht doch gegen die vermuteten Abwehr- und Selbstschutzeinrichtungen der Nervenzellen die Beobachtung, nach der auf dem Blutwege herangeführte kolloidale Farbstoffe die Gefäßwandgrenze auch bei stärkstem

Farbstoffangebot nicht überschreiten, und das Hirngewebe selbst also gar nicht erreichen.

Mehr als die Erforschung der anatomischen Verhältnisse haben Untersuchungen über die *physikalisch-chemischen Eigenschaften der an der Bluthirnbarriere entweder zurückgehaltenen oder hindurchgelassenen Stoffe* Licht in das Dunkel des Blutgehirnweges gebracht. Nach diesen Untersuchungen ist für den Stoffübertritt in das Hirngewebe weniger die Teilchengröße oder die Lipoidlöslichkeit der in die Blutbahn eingespritzten Substanzen, als vielmehr ihr Verhalten im elektrischen Feld maßgebend. So prüften FRIEDEMANN und ELKELES die Farbstoffe, mit denen ihnen eine Vitalfärbung des Gehirns gelungen war, im Kataphoreseversuch und fanden, daß sie sämtlich Kationencharakter zeigen, also positiv geladen sind. Zu den hirn-, aber nicht liquorfähigen Farbstoffen, die sie deshalb als neurotrop bezeichneten, zählen die meisten basischen Analinfarbstoffe; saure Farbstoffe, wie z. B. Trypanblau, denen der Übertritt in das Hirngewebe durch die Blutgehirnschranke verwehrt ist, haben dagegen Anionencharakter. Auch für eine Reihe von Bakteriengiften wurde die Beziehung zwischen Ladungssinn und ihrer Fähigkeit oder Unfähigkeit, von der Blutbahn aus in das Hirngewebe einzudringen, nachgewiesen.

Auf Grund dieser Beobachtungen erklären FRIEDEMANN und ELKELES *das Wesen der Bluthirnschranke* durch die Annahme einer negativ-elektrisch geladenen Grenzschicht in der Wand der Hirngefäße, die befähigt sei, Substanzen gleichen Ladungssinnes abzustoßen, entgegengesetzten aber durchzulassen. Im Hinblick auf das Verhalten einiger tierischer Membranen hält T. BROMAN das Vorliegen einer sog. gerichteten oder irreziproken Permeabilität für wahrscheinlicher.

Wieweit diese Deutungen zutreffen, bleibe vorerst dahingestellt, zumal Untersuchungen über die näheren Bedingungen dieser Vorgänge noch ausstehen. Bemerkenswert ist jedoch das entsprechende, aber gerade entgegengesetzte Verhalten an den Zellgrenzen bei den Speicherungsvorgängen des retikulo-endothelialen Systems (S. 42).

Trotz aller noch bestehenden Unklarheiten erscheint die von FRIEDEMANN und ELKELES entwickelte Hypothese geeignet, einige Aufschlüsse über den Stoffzutritt zum Gehirn zu geben und aus dem Verhalten therapeutisch verwendeter Stoffe im elektrischen Feld Schlüsse auf ihren ungehinderten Zutritt zum Hirngewebe oder ihre Fernhaltung zuzulassen.

Für die arterielle Therapie ist in erster Linie das Verhalten der *Serumeiweißstoffe* wichtig. Eiweißkörper rechnen zu den Neutralkolloiden und sind in alkalischer Lösung — Blut, Gewebssäfte — gewöhnlich überwiegend negativ-elektrisch aufgeladen. Ihr Durchtritt durch die Bluthirnschranke ist deshalb unwahrscheinlich, sofern sie nicht basische Anteile besitzen oder in saurer Umgebung positiv umgeladen werden. Das gleiche gilt für Kolloide, die, wie Trypanblau und andere Farbstoffe, nach ihrer Einführung in die Blutbahn an Eiweißkörper des Blutes gebunden werden. Dasselbe Hindernis besteht für Antitoxine mit elektronegativer Aufladung. Daß Antitoxine Eiweißcharakter haben, steht zwar nicht fest, hinsichtlich der Molekülgröße stehen sie jenen jedoch nicht nach. Infolgedessen vermögen sie vermutlich die Grenze zum Hirngewebe nicht oder nur in geringem Umfang zu überschreiten.

Das ist wahrscheinlich der Grund für die zur Serumbehandlung des Tetanus erfahrungsgemäß benötigten sehr großen Antitoxinmengen. Vom Liquor aus dringt das Antitoxin nicht bis zu den Nervenzellen vor, und von der Blutbahn ist dazu ein übergroßes Stoffangebot erforderlich. Wie FRIEDEMANN, ZUGER und HOLLANDER (J. Immunol. [Am.] **1939**, 219) in Bestätigung der Tierversuche von WEICHSEL und SALFELD (J. infect. Dis. [Am.] **1937**, 73) feststellten, ist die Bluthirnschranke für Tetanusantitoxin zwar durchgängig, aber nur in geringem Umfange. Versuche, die dem Gehirn vorgeschalteten Schranken durch Koppelung des Serums mit Urotropin durchgängiger zu machen, waren nur wenig erfolgreich.

Um so mehr ist daher an die Serumzuführung durch Einspritzung in die Halsschlagadern zu denken, da sie eine unverhältnismäßig hohe Konzentration am Ort des Überganges gestattet.

Auch für *pharmakologisch wirksame Substanzen* ist eine Abhängigkeit von ihrem Ladungssinn anzunehmen und bei der Auswahl der Heilmittel für die arterielle Einspritzungsbehandlung zu berücksichtigen. Zu den negativ geladenen Arzneimitteln, die das Gehirngewebe nicht oder nur in sehr beschränktem Maße von der Blutbahn aus erreichen, gehört vermutlich das *Salvarsan,* dessen geringe therapeutische Wirksamkeit bei der Therapie der Neurolues von LINA STERN, FR. K. WALTER u. a. in dieser Weise erklärt wird.

Dagegen gehen die meisten handelsüblichen *Sulfonamidverbindungen* ungehindert auf dem Blutwege in das Zentralnervensystem über, da sie größtenteils freie aromatische oder aliphatische Aminosäuren enthalten und somit basische Eigenschaften besitzen; nicht basisch sind unter anderem Prontosil solubile und Tibatin. Für Prontalbin liegen genaue Bestimmungen über die im Gehirn von Mäusen nachweisbaren Mengen sowohl von Gesamtprontalbin wie von freiem Prontalbin vor; letzteres wird nach Verabfolgung von 0,325 g pro Kilogramm Körpergewicht bis zu Mittelwerten von 19 mg% im Hirngewebe der Versuchstiere gefunden (G. DOMAGK und HEGLER). Bei diesen Versuchen ist möglicherweise ein Teil der im Gehirn nachweisbaren Prontalbinmengen vom Liquor aus eingedrungen, da der Blut-Liquorweg ebenfalls für Sulfonamide passierbar ist, für die Hauptmenge ist aber ohne Frage ein unmittelbarer Übertritt von der Blutbahn aus anzunehmen. Infolgedessen erscheint die Verwendung von Sulfonamiden mit basischen Eigenschaften zu therapeutischen Einspritzungen in die Halsschlagader bei allen zerebralen und spinalen Entzündungen, soweit bei ihnen überhaupt mit Erfolgen der Sulfonamidtherapie gerechnet werden darf, durchaus angezeigt.

In diesem Zusammenhang verdient schließlich die bisher praktisch nicht verwertete Beobachtung von FRIEDEMANN und ELKELES Erwähnung, nach der die Durchlässigkeit der Bluthirnschranke um das 5—10fache gesteigert werden kann. T. BROMAN hat die Richtigkeit dieser Angaben, die sich nur auf neurotrope Stoffe im oben gekennzeichneten Sinne beziehen, in experimentellen Untersuchungen bestätigt.

Wie die meisten Sulfonamide geht auch *Penicillin* von der Blutbahn aus in das Hirngewebe über, nicht jedoch in die Zerebrospinalflüssigkeit. Seine therapeutische Verwendbarkeit ist deshalb begrenzter.

Nach den vorstehenden Ausführungen überrascht es nicht, daß Erfahrungen mit Heilmitteleinspritzungen in die Halsschlagadern noch nicht in größerem Umfange vorliegen.

Als einer der ersten hat um 1919 A. KNAUER die Halsschlagadern zur Einspritzung von Medikamenten benutzt. Er verwendete Neosalvarsan zur Behandlung der Paralyse und der Hirnsyphilis und spritzte diese Mittel bis zu 22mal perkutan in das gleiche Gefäß ein. Technisch wurde er von E. ENDERLEIN beraten, der die ersten Injektionen dieser Art selbst vornahm. Insgesamt hat A. KNAUER 60 solcher Einspritzungen ausgeführt. Wie schon erwähnt, gehört Salvarsan zu den elektronegativen Stoffen, welche die Bluthirnschranke wahrscheinlich nur in geringer Menge passieren. Mit einer therapeutischen Wirkung ist daher nur bei hoher Dosierung zu rechnen, wie sie die arterielle Zuführungsweise allerdings gestattet. Die Behandlungsergebnisse A. KNAUERs waren demzufolge nicht einheitlich. Er berichtete über zwei komplette Versager; in anderen Fällen schien ihm die intraarterielle Verabfolgung des Mittels mehr zu leisten als die intravenöse Injektion, und in Einzelfällen sah er Erfolge, wie sie seiner Meinung nach vorher noch nicht erzielt wurden.

KNAUERs Vorgehen hat anscheinend wenig Anklang gefunden. Soweit ich sehe, wandte nur noch SINCLAIR intraarterielle Neosalvarsaninjektionen bei Hirnlues und Paralyse an.

Die Behandlungsversuche KNAUERs regten jedoch E. ENDERLEN dazu an, sich zusammen mit JUSTI eingehend mit der „Technik der intraarteriellen Injektionen bei Gehirnerkrankungen" zu beschäftigen und topographisch-operative Studien über die Freilegung der Arteria vertebrales zu veröffentlichen.

Nahezu 10 Jahre später berichtete F. STARLINGER aus der v. EISELSBERGschen Klinik in Wien über Versuche zur Behandlung der eitrigen Hirnhautentzündung mit Einspritzungen in die Halsschlagadern. STARLINGER beabsichtigte ein Durchspülungsverfahren des Subarachnoidalraumes auszuarbeiten. Zur Desinfektion der erkrankten Hirnhautgebiete ließ er im Tierversuch eine hypertonische Urotropinlösung fortlaufend in die nicht gedrosselte Carotis interna einlaufen. Durch diese Versuchsanordnung gelang es ihm ohne Frage, das Prinzip der Organdurchströmung ohne Störung des Blutzuflusses zu lösen. Bei Menschen hat STARLINGER sein Verfahren nicht angewendet, jedenfalls ist eine Mitteilung darüber nicht erschienen. Mit dem von ihm benutzten Urotropin wären, nach unseren heutigen Kenntnissen zu urteilen, auch kaum Erfolge zu erwarten gewesen. Denn wenn auch damit zu rechnen ist, daß die Hirnhäute auf dem gewählten Wege durchdrungen und die zerebralen Liquorräume von der Lösung erfüllt werden, so steht doch fest, daß sich die an das Urotropin geknüpften Hoffnungen einer wirksamen Meningitistherapie nicht erfüllt haben.

R. DOS SANTOS, V. LUCCARELLI, A. LANG u. a. haben später wiederholt desinfizierende Lösungen, die ihrer gewebsschädigenden Wirkung wegen für diesen Zweck jetzt nicht mehr in Frage kommen, mit gutemErgebnis in die Halsschlagadern eingespritzt. DOS SANTOS hat intrakarotidielle Einspritzungen bei Meningitis, Meningoenzephalitis, ferner zur Infektionsprophylaxe bei Brüchen des Schädelgrundes sowie bei Osteomyelitis des Oberkiefers vorgenommen. V. LUCCARELLI konnte ein 12jähriges Kind mit epidemischer Hirnhautentzündung durch Einspritzung von Gentianaviolett retten. A. LANG, der bei zwei Fällen in derselben Weise vorging, hatte dagegen, wie kaum anders zu erwarten, bei einer Meningitis mit Gehirnabszeß nach Kopfverletzung einen Mißerfolg.

Wie bei Arteriographien der Gliedmaßen, so wurden auch bei *Kontrastdarstellungen der Hirngefäße* therapeutische Wirkungen beobachtet. E. MONIZ, auf dessen Arbeiten die zerebrale Angiographie zurückgeht, stellte bei der Verwendung 25%iger Jod-Natriumlösungen wiederholt eindeutige Besserungen bestehender intrakranieller Drucksteigerungen fest und hat selbst eine Reihe von Fällen beschrieben, die einen auffallenden Rückgang der Hirndruckerscheinungen nach der Arteriographie sogar dann aufwiesen, wenn diesen eine Neubildung zugrunde lag. Auch bei Kopfschmerzen Epilepsie, Sehnervenentzündung und ähnlichen Störungen beobachteten E. MONIZ und andere Untersucher deutliche Besserungen, die zweifellos auf die bekannte gefäßerweiternde Wirkung der verwendeten jodhaltigen Kontrastmittel zurückzuführen sind. Nach Thorotrasteinspritzungen in die Halsschlagadern wurden, wenn auch seltener, ähnliche Erfolge gesehen. Zu einer rein therapeutischen Anwendungsweise der Kontrastmitteleinspritzungen ist es meines Wissens bisher nicht gekommen.

Ein besonders reizvolles Gebiet der arteriellen Heilmittelanwendung, das viele fesselnde Fragen aufwirft, ist die *Serumbehandlung des Wundstarrkrampfes.* Dieses Verfahren geht, wie schon früher erwähnt, auf einen Vorschlag F. BLEICHRÖDERS zurück. Von den gedanklichen Voraussetzungen und Erfolgsaussichten dieses Vorgehens war bereits eingangs dieses Abschnittes die Rede. Ich füge an dieser Stelle die Erfahrungen an, die mit der praktischen Anwendung gemacht wurden.

Im Jahre 1914 haben unabhängig voneinander UNGER und HEDDÄUS (Bruns Kriegshefte **1918**, H. 69) erstmalig Tetanusantitoxin intraarteriell verabfolgt. Sie gingen dabei von der Erwägung aus, daß die Serumzuführung auf dem direkten Blutwege wirkungsvoller sein müsse, als die intravenöse Verabreichung. UNGER, der nur einen Fall von Wundstarrkrampf behandelt hat, folgte dabei dem Beispiel F. BLEICHRÖDERS und führte in die freigelegte Arteria ulnaris einen Ureterkatheter ein, schob diesen bis zum Aortenbogen vor und infundierte darauf zweimal Serum, um es auf diesem Wege über das linke Herz den Kopfschlagadern zuzuführen; der Kranke wurde geheilt. HEDDÄUS legte dagegen eine oder beide Karotiden frei und spritzte zunächst je einmal Serum ein. Das Ergebnis war auffallend günstig, denn von acht Kranken genasen sechs. 1917 berichtete HEDDÄUS über zwei weitere Heilungen; wie F. BLEICHRÖDER das Kallorgal, so hatte er das Serum einem dieser beiden Kranken in die Arteria femoralis eingeführt.

Später (1923) hat nur noch C. J. LEHMANN den gleichen Weg beschritten und drei Wundstarrkrampfkranke durch perkutane Einspritzung von Tetanusantitoxin in die Carotis communis unter gleichzeitiger manueller Kompression der Externa geheilt. Ein vierter Patient, der ebenso behandelt wurde, starb; die Leichenöffnung ergab außer der punktförmigen Einstichöffnung in der Karotis weder eine Wandschädigung des Gefäßes noch eine Blutpfropfbildung.

Im Schrifttum haben diese Behandlungsergebnisse nur geringen Wiederhall gefunden. F. BLUMENTHAL (Med. Klin. **1914**, H. 44) erwähnt 1914 in einem Übersichtsaufsatz das Vorgehen UNGERS, ohne selbst dazu Stellung zu nehmen. Zwei Jahre später stellt E. KRÄUTER (Zbl. Chir. **1916**, H. 48) fest, daß die arterielle Serumanwendung beim Wundstarrkrampf nicht in Aufnahme gekommen sei, und H. HARTLEIB (Zbl. Chir. **1929**, H. 3) äußert 1929 bei der Empfehlung der subduralen intrakraniellen Serumeinspritzungsbehandlung, mit der er schlagartige Besserungen erzielt haben will, stärkste Bedenken gegen die intraarterielle Antitoxininjektion, von der er Schädigungen der Gefäßwand und Blutsackbildung befürchtet. Im gleichen Jahre erhebt W. BOEKER (Zbl. Chir. **1929**, H. 16) ähnliche Einwände und lehnt die arterielle Serumtherapie vor allem mit dem Hinweis auf mögliche Thrombosen und Embolien ab.

Zu diesen ablehnenden Äußerungen ist zu bemerken, daß zu dieser Zeit die von E. MONIZ entwickelte Technik der zerebralen Arteriographie noch in den Anfängen steckte und die relative Ungefährlichkeit der Halsschlagadereinspritzungen, nach denen es kaum jemals zu einer Wandschädigung oder zu Kreislaufstörungen kommt, unbekannt war.

Nachdem es mehrere Jahre still um diesen Zuführungsweg gewesen war, griff der Schweizer Chirurg E. FRITZSCHE aus der Auffassung heraus, daß die „Voraussetzungen einer hohen Wirksamkeit unbedingt gegeben und die bisherigen wenigen Erfahrungen auffallend gut sind" das Verfahren wieder auf und berichtete 1916 über seine Ergebnisse. Er behandelte insgesamt 15 Wundstarrkrampfkranke, von denen nur zwei starben, erzielte also eine Heilungsziffer von 87%! In einem Falle wurde eine recht bemerkenswerte Beobachtung gemacht: nach drei aufeinanderfolgenden Einspritzungen von je 10000 A. E. in die linke Halsschlagader verwandelte sich der bis dahin doppelseitige allgemeine Starrkrampf in einen vorwiegend linksseitigen, die tetanischen Krämpfe der rechten Körperhälfte wurden schon nach zwei Tagen schwächer und verloren sich schneller als die der linken Seite; der Kranke wurde geheilt. Diese Beobachtung scheint eindeutig zu beweisen, daß das in die Halsschlagader eingespritzte Antitoxin nach Überwindung der Blutgehirnschranke sich im Hirngewebe selbst auswirkt. In Übereinstimmung mit der Art der Gefäßversorgung des Gehirns läßt sich daraus weiter schließen, daß einseitige Serumgaben nicht ausreichen, um eine gleichmäßige therapeutische Beeinflussung beider Hirnhälften zu erzielen; dazu sind vielmehr, namentlich in schweren Fällen, Einspritzungen in beide Karotiden notwendig.

Dem Vorgehen E. FRITZSCHEs bin ich selbst bei zwei Wundstarrkrampfkranken gefolgt. In dem einen Falle handelte es sich um einen sehr schweren Fall, der trotz Schutzdosis 9 Tage nach der Verletzung auftrat. Außer intravenösen und endolumbalen Serumgaben wurden 10000 A. E. in die freigelegte linke Arteria carotis interna eingespritzt, ohne daß der tödliche Ausgang aufzuhalten war. Bei einem zweiten, 20 Tage nach der Verletzung auftretenden, mittelschweren Tetanus wurden je 20000 A. E. intravenös sowie beiderseits unter gleichzeitiger Drosselung der Externa in die freigelegte Carotis communis mit dem Erfolg gegeben, daß die tetanischen Krämpfe fast ganz aufhörten; der Kranke starb jedoch 5 Tage später infolge Herzversagens.

Ohne Zweifel wird man weitere Erfahrungen abwarten müssen, ehe ein endgültiges Urteil über den Wert oder Unwert der arteriellen Serumanwendung beim Wundstarrkrampf gefällt werden kann.

Die für beide Hirnhälften sowie für Groß- und Kleinhirn scharf gegeneinander abgegrenzten Blutversorgungsgebiete, die sich für die arterielle Serumbehandlung des Wundstarrkrampfes als nachteilig erweist, weil sie doppelseitige Einspritzungen erfordert, kommt den therapeutischen Absichten entgegen, die sich aus der Möglichkeit ergeben, bei posttraumatischer Hirndrucksteigerung eine *osmotische Entwässerungsbehandlung des Hirngewebes* durch Einspritzung hypertonischer Traubenzuckerlösungen mit oder ohne Kolloidzusatz in die Halsschlagadern vorzunehmen. Wie aus der nahezu lückenlosen Zusammenstellung des Schrifttums bis 1940 durch W. Heep (Zbl. Neurochir. **1941**, 17) hervorgeht, hat das zuerst von amerikanischen Forschern empfohlene Entwässerungsverfahren unter den deutschen Chirurgen größtenteils zustimmende, teilweise sogar überschwängliche Beurteilung gefunden, wenngleich es auch nicht an ablehnenden Stimmen gefehlt hat.

Die osmotische Flüssigkeitsentziehung durch intravenöse Verabfolgung hypertonischer Lösungen führt nicht allein infolge Wasserentzuges aus dem Liquor zu einer Senkung des Liquordruckes, sondern auch zu einer Aufsaugung der freien Flüssigkeit des Hirngewebes in die Blutbahn. Diese Wirkung, die durch Liquorentnahme aus dem Spinalkanal nicht zu erreichen ist, führt bei hochgetriebener Entwässerung zur sichtbaren Hirnschrumpfung und stellt das Hauptziel der Osmotherapie bei vermehrter Flüssigkeitsdurchtränkung des Hirngewebes als Folge eines traumatischen Geschehens dar. Von amerikanischer Seite sind eindrucksvolle photographische Belege für die eintretende Zustandsänderung des Gehirns beigebracht worden; sie zeigen am freigelegten Tierhirn auf der einen Seite das Zurücksinken der Hirnmasse nach Einspritzung hypertonischer Lösungen in die gleichseitige Carotis interna, auf der anderen Seite Ödembildung und Vorquellen des Hirns nach Injektion hypotonischer Flüssigkeit in das gegenseitige Gefäß.

Der Hauptnachteil der Entwässerungsbehandlung ist die rückläufige osmotische Flüssigkeitsaufnahme durch das Hirngewebe, die den anfänglichen therapeutischen Erfolg wieder aufheben oder sogar in das Gegenteil verwandeln kann. Bei Verwendung hypertonischer Traubenzuckerlösungen bleibt diese Folgeerscheinung jedoch aus; man kann sie außerdem durch gleichzeitige Gaben von Diureticis mit Sicherheit vermeiden. Ein weiterer Nachteil der Osmotherapie ist darin zu sehen, daß die auf osmotischem Wege erzielte Entwässerung in einer ganz vorübergehenden und geringgradigen Flüssigkeitsentziehung besteht, die sich im Verlaufe etwa einer Stunde erschöpft. B. Wanke und Ch. Ramm haben die osmotherapeutisch entzogenen Flüssigkeitsmengen bestimmt und festgestellt, daß von dem Flüssigkeitsentzug, der sich ja auf den ganzen Körper erstreckt, nur wenige Kubikzentimeter auf das Hirngewebe entfallen. Wenn trotzdem eindeutige Erfolge bei traumatisch gesteigertem Hirndruck erzielt werden, dann offenbar deshalb, weil bereits geringfügige Flüssigkeitsverschiebungen zwischen Hirngewebe, Liquor und Blut ausreichen, um eine akute Hirndrucksteigerung sowohl hervorzurufen als auch herabzusetzen. Immerhin sind die Erfolgsaussichten begrenzt und weitgehend vom Ausmaß des traumatischen Hirnödems abhängig. Zumal bei chronischem Hirndruck auf Grund raumfordernder Zustände im Schädelinneren ist, wenn überhaupt, nur ein ganz geringer und vorübergehender Entwässerungseinfluß zu erwarten.

Stärkere und anhaltendere Wirkungen sind zweifellos durch Steigerung der Menge und der Konzentration der hypertonischen Lösungen zu erreichen. Eine derartige Absicht stößt jedoch auf berechtigte Bedenken. Dagegen würden Einspritzungen hypertonischer Lösungen in die Halsschlagadern eine Herabsetzung der Menge und der Konzentration ermöglichen und trotzdem eine starke entwässernde Wirkung erzielen lassen, weil die Verdünnung durch das Gesamtblut fortfällt und der osmotische Einfluß auf das Versorgungsgebiet der Carotis interna beschränkt bleibt.

Bei halbseitiger hirndruckverursachender Erkrankung dürfte schon die Einspritzung in die Halsschlagader nur einer Seite ausreichen.

Von der Möglichkeit, trotz Verwendung verhältnismäßig geringer und nicht übermäßig hoch konzentrierter Mengen hypertonischer Lösungen einen großen osmotherapeutischen Einfluß auszuüben, wurde nach den mir zugänglichen Mitteilungen bisher kein Gebrauch gemacht. Ich selbst habe diesen Weg bei zwei Fällen von akutem posttraumatischem Hirndruck einer Schädelhälfte beschritten und durch langsame Einspritzung von je 20 ccm einer 35%igen Traubenzuckerlösung in die gleichseitige Carotis interna eindeutige Besserung mit Aufhellung der Bewußtseinstrübung und Nachlassen der Kopfschmerzen beobachtet, ohne daß irgend eine nachteilige Auswirkung aufgetreten wäre.

Die bis jetzt genannten Anzeigen zur Heilmitteleinspritzung in die Halsschlagadern haben sich aus den bereits dargelegten Gründen nicht einzubürgern vermocht oder sind über Vorschläge und tastende Versuche nicht hinausgekommen. Es bleibt infolgedessen der weiteren Entwicklung des Verfahrens sowie der Auffindung neuartiger Heilmittel, die zugleich ungefährlich und wirksamer sind, vorbehalten, ob sich die eine oder andere Indikation eine breitere Anwendungsplattform erobert.

Die größten Aussichten in dieser Beziehung dürfte die *Verwendung antibiotischer Stoffe* haben. Über die hohe Wirksamkeit dieser Heilmittel bei örtlichen Infektionen bestehen im Grunde keine Meinungsverschiedenheiten mehr. Sie werden neuerdings zur arteriellen Behandlung eitriger Entzündungen im Bereich der Hirnhäute und des Gehirns herangezogen. Die bisher mit Sulfonamiden und Penicillin gewonnenen Erfahrungen russischer, norwegischer und deutscher Ärzte sind noch zu wenig zahlreich, um bereits kritisch gewürdigt werden zu können. Ich führe deshalb nur den kürzlich verstorbenen russischen Hirnchirurgen N. N. BURDENKO an, der die Einspritzung von Sulfonamiden und Penicillin in die Kopfschlagadern zur Behandlung von Gehirn- und Hirnhautentzündungen vor allem deshalb empfiehlt, weil nur die unmittelbare Zuführung dieser Heilmittel zum Infektionsort eine wirksame therapeutische Beeinflussung des Krankheitsherdes zulasse.

Ich selbst hatte zweimal Gelegenheit, Sulfonamidlösungen in die Halsschlagader einzuspritzen. Im ersten Fall handelte es sich um eine ausgedehnte Osteomyelitis des Schädeldaches mit mehrfachen Knochenherden und einem großen epi- und subduralen Abszeß. Die Knochenherde und der Abszeß wurden in mehrmaligen Eingriffen eröffnet. Nach der Abszeßeröffnung entwickelte sich ein infizierter Hirnvorfall, der mit Lumbalpunktionen behandelt wurde. Zur Unterstützung wurden in die gleichseitige Carotis communis zweimal je 10 ccm einer 20%igen Cibazollösung perkutan injiziert. Nach den Einspritzungen ging die Infektion des Hirnvorfalles deutlich zurück, der Kranke genas völlig. Im zweiten Falle habe ich auf Wunsch des behandelnden Ohrenfacharztes bei einer fortschreitenden otogenen Sepsis nach Erschöpfung aller operativen Maßnahmen in beide Karotiden je Badional durch die Haut eingespritzt. Es trat jedoch nur eine vorübergehende Besserung des septischen Zustandes ein, die Kranke erlag ihrer Infektion.

Sollten sich die Angaben über eindrucksvolle Erfolge der arteriellen Verwendung antibiotischer Heilmittel bestätigen, dann setzt sich vielleicht die immer wieder unternommene Beschreitung des intrakarotidiellen Weges ebenso wie für die heute bereits selbstverständlich gewordene zerebrale Angiographie auch für eine zerebrale arterielle Therapie durch.

II. Herz und Lungen

Um Arzneimittel dem Herzen auf kürzestem Wege unmittelbar zuzuführen, gibt es zwei Möglichkeiten. Beide haben in die Klinik Eingang gefunden, doch ist es klar, daß sie nur für Ausnahmefälle in Betracht kommen.

1. Die intrakardiale Injektion

Die Punktion der Herzhöhlen wurde bereits 1884 und 1887 von SENN und WATSON an Tieren ausgeführt. Auf einen 1905 von WINTER gemachten Vorschlag hin wurde die direkte Herzpunktion auch beim Menschen gewagt. Als erster nahm VAN DEN VELDEN, 1906 und später, mehrfach intrakardiale Injektionen an Menschen vor Auch für Blutübertragungen wurde die Punktion der Herzkammer herangezogen. Die Anzeige gab in der Hauptsache die plötzlich versagende Herztätigkeit ab, namentlich bei Narkosezwischenfällen und Schocktod. Bereits 1920 veröffentlichte C. HENSCHEN eine zusammenfassende Arbeit über „Die Wiederbelebung des Herzens durch peri- und intrakardiale Injektion, Herzaderlaß und Herzinfusion", in der er die therapeutischen Indikationen umriß. Eine Zusammenstellung des gesamten Schrifttums bis 1923 brachte J. BACHLECHNER in den Ergebnissen der Chirurgie und Orthopädie.

In der Folgezeit wurden intrakardiale Einspritzungen von Adrenalin und anderen Wiederbelebungsmitteln als letzter Versuch, die Herztätigkeit innerhalb der nutzbaren Höchstzeit von 15—20 Minuten wieder in Gang zu setzen, in wahrscheinlich viel zahlreicheren Fällen, als das Schrifttum ausweist, vorgenommen. Die verhältnismäßig spärlichen Mitteilungen haben ihren Grund wohl in der geringen Zahl der Erfolge, die mit diesem Verfahren erzielt wurden. So konnte E. v. NOWAK bei 125 Versuchen nur fünfmal bereits totgeglaubte Kranke durch Adrenalineinspritzung in das linke Herz retten.

Die intrakardiale Blutübertragung wurde ebensowenig aufgegeben, wie aus der Mitteilung von E. REGENBOGEN aus der jüngstsn Zeit (1946) hervorgeht.

Streng genommen lassen sich allerdings die intrakardialen Arzneimitteleinspritzungen mit der Einführung von Heilmitteln in die arterielle Strombahn eines Organes nicht auf eine Stufe stellen. Durch arterielle Injektion wird dem Organ selbst, durch Herzpunktion nur der Herzkammer, nicht dem Herzmuskel der therapeutisch wirksame Stoff zugeführt, es sei denn, man sei zu der Annahme berechtigt, daß die Injektion in die linke Herzhöhle einen Teil des eingespritzten Heilmittels auch den Kranzgefäßen der Herzens zuführe.

Der gleichen Einschränkung unterliegt die zweite Möglichkeit, dem Herzen Arzneimittel auf direktem Wege zuzuführen, nämlich die Einspritzung in die Herzhöhlen mittels Sondierung von den Gefäßen aus.

2. Die Sondierung des Herzens

Wie der intrakardialen Punktion, so ist auch diesem Verfahren sowohl die rechte wie die linke Herzkammer zugänglich. Beide Methoden sind etwa gleich alt.

F. Bleichröder hat 1905 die *Sondierung des rechten Herzens* ausgeführt, indem er die Vena femoralis freilegte und in diesem Gefäß einen Gummikatheter hochschob, bis er herzwärts von der Einmündung der Vena hepatica in die Vena cava inferior lag. Diesen Versuch führte er über 100mal an Hunden aus, wobei der Katheter oft stundenlang liegen blieb, ohne daß die geringsten Störungen aufgetreten wären. Bevor er das Verfahren an Menschen anwendete, überzeugte er sich in zwei Selbstversuchen von dessen Ungefährlichkeit.

Später ist F. Bleichröder auch zum *Katheterismus in das arterielle System des linken Herzens* übergegangen, wozu er die Arteria femoralis freilegte. 1912 berichtete er über vier Fälle und Unger über einen Fall von Puerperalsepsis, die in dieser Weise mit Kollargol behandelt wurden.

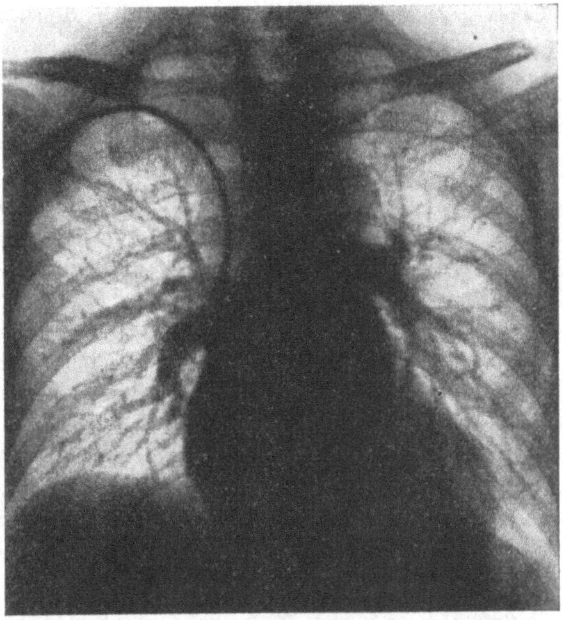

Abb. 13. *Normales Füllungsbild der Lungengefäße* (Arteriographie der Arteria pulmonalis). Ureterenkatheter, im Venensystem bis zum rechten Herzen vorgeschoben. (Aus L. Löffler, Die Arteriographie dei Lunge. Georg Thieme, Leipzig 1946.)

Die Sondierung des rechten Herzens vom Venensystem aus wurde später von W. Forssmann, anscheinend ohne Kenntnis der Bleichröderschen Versuche, aufgegriffen. F. Forssmann sah sich dazu durch die Gefahren veranlaßt, die der intrakardialen Punktion insofern anhaften, als es beim Durchstechen der Herzwand mitunter zu einer Verletzung der Kranzgefäße und ihrer Äste und damit zu einer Blutung in den Herzbeutel kommt; Herztamponade kann den Tod herbeiführen. Auch Brustfellverletzungen mit nachfolgendem tödlichen Pneumothorax wurden nach intrakardialer Punktion beobachtet.

Die Untersuchungen Forssmanns über die er 1929 berichtete, ergaben die völlige Ungefährlichkeit seines Vorgehens. Nach Vorversuchen an der Leiche ging er zu Selbstversuchen über. Zur Einführung des Katheters, der sich stets spielend leicht bis in das rechte Herz vorschieben ließ, wurde eine Vene der Ellenbeuge gewählt.

Nach Forssmann sind von J. Schüller, Cimenez, Lengenhagger Sondierungen des rechten Herzens teils durch perkutane Punktion großer, oberflächlich gelegener Hautvenen, teils nach vorangegangener Freilegung der Gefäße vorgenommen worden. Aus den darüber vorliegenden Mitteilungen geht hervor, daß mit der Einführung des Ureterenkatheters keine besonderen Verfahren verbunden sind; insbesondere wurden Intimaschäden, Thrombosen oder Schädigungen des Herzens niemals beobachtet.

Die unmittelbare Einführung von Arznei- oder Kontrastmittellösungen in die rechte Herzhöhle habe ich vor allem deshalb hier angeführt, weil es L. Löffler, im Gegensatz zu vielen vergeblichen Bemühungen anderer Chirurgen und Röntgenologen, gelungen ist, aus dieser Methode eine brauchbare Kontrastdarstellung der Lungengefäße am lebenden Menschen zu entwickeln. Das Vorgehen Löfflers, der sehr eindrucksvolle arteriographische Füllungsbilder der *Lunge* (Abb. 13) erzielte, indem er das Kontrastmittel an den Wurzelpunkt der Lungengefäße im rechten Herzen heranbrachte, entspricht allerdings in keiner Weise dem Wesen der arteriellen Therapie, denn bei der röntgenologischen Darstellung der Lungengefäße handelt es sich nicht um eine Erfüllung der ernährenden Lungengefäße, sondern um der Arteria pulmonalis und ihrer Äste, also um Gefäße, die venöses Blut führen und den Zufluß zu den die Lungenbläschen umgebenden Kapillaren besorgen. Der Ernährungsstrom für das Lungengewebe fließt dagegen bekanntlich durch die Arteriae bronchiales, die unmittelbar aus der Aorta entspringen.

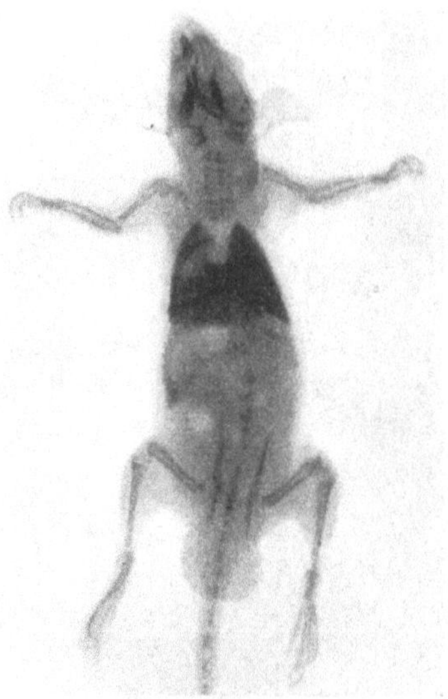

Abb. 14. Kontrastdarstellung der Lungen nach intrakardialer Thorotrastinjektion (eigene Beobachtung).

Trotzdem erscheint es auf dem von Löffler eingeschlagenem Wege über das rechte Herz und die Arteria pulmonalis durchaus möglich, dem Lungengewebe auch Arzneimittel zuzuführen, da zwischen dem respiratorischen und dem nutritiven Kreislauf der Lunge eine scharfe Trennung nicht besteht. Arteriae pulmonales und Arteriae bronchiales, deren Kapillaren ausgiebige Anastomosen zwischen beiden Versorgungssystemen bilden, teilen sich vielmehr in die Ernährung der Lunge. Beide Arterien können, wie klinische Erfahrungen mit der Unterbindung der Arteria pulmonalis ergeben haben, ohne Störung der Gewebsernährung füreinander eintreten, da sie praktisch eine gemeinsame Endstrombahn besitzen.

Wie ich in Tierversuchen zeigen konnte, ist es auf Grund von Speicherungsvorgängen möglich, durch Einspritzung schattengebender Lösungen in die rechte Herzkammer eine Kontrastdarstellung der Lungen selbst zu erzielen (Abb. 14). Demnach müßte es auch möglich sein, dem Lungengewebe Heilmittel zuzuführen.

III. Leber, Milz, Nieren

Die therapeutische Beeinflußbarkeit von Leber, Milz und Nieren auf kürzestem Wege ist nur durch Einführung von Arzneimitteln in die Aorta denkbar. Die Bauchschlagader kann sowohl durch Sondierung von einer Beinschlagader aus nach dem Vorgang von F. Bleichröder wie durch Punktion erreicht werden. Praktische Bedeutung und allgemeine Verbreitung dürfte keines der beiden Verfahren erlangen, auch wenn R. dos Santos, einer der Pioniere der arteriellen Therapie, heute längst überholte gewebsdesinfizierende Lösungen bei allen möglichen entzündlichen Erkrankungen einschließlich der Wurmfortsatzentzündung in die Bauchschlagader eingespritzt (S. 82) und auf diese Weise überraschende Heilungen erzielt hat.

V. Die Durchführung der arteriellen Therapie

Die Haupteinwände gegen die Vornahme intraarterieller Einspritzungen beruhen auf der Scheu vor technischen Schwierigkeiten und auf der Befürchtung, dadurch Schädigungen der Gefäße und des Gewebes zu setzen. Diese Bedenken bestehen offenbar fort, obwohl die sich der gleichen Technik bedienende Angiographie im Laufe von rund 20 Jahren breite Anwendung gefunden und erwiesen hat, daß die Mängel und Gefahren des Verfahrens im Verhältnis zu der großen Zahl durchgeführter arterieller Gefäßdarstellungen sehr gering sind. Es erscheint deshalb unbedingt notwendig, sowohl auf die Technik der arteriellen Punktion und Injektion wie auf die möglichen Fehler, Gefahren und Folgeerscheinungen ausführlich einzugehen, um aus ihnen Richtlien für die Vermeidung von Zwischenfällen abzuleiten.

I. Das technische Vorgehen

Die intraarterielle Einspritzung kann in die freigelegte Schlagader oder durch die Haut erfolgen. Welchen Weg man wählt, ist nicht bloß Ansichts- oder Übungssache. Die Freilegung der Schlagader erleichtert ohne Frage die Vornahme der Arterienpunktion und -injektion, auch läßt sie Nebenverletzungen mit größerer Sicherheit vermeiden. Mit der perkutanen Punktion und Injektion einer Arterie ist dagegen stets die Gefahr verbunden, daß das Gefäß nicht getroffen, durchstochen oder derart wandgeschädigt wird, daß Nachblutungen auftreten. Eine weitere große Gefahr stellt die extravasale Injektion dar; durch sie kann sowohl die Gefäßwand, wie das umgebende Gewebe in schwerster Weise geschädigt werden. Auf der anderen Seite hat das perkutane Vorgehen den Vorzug, daß der operative Eingriff fortfällt. Da die Einspritzungen, wie es für die Erzielung therapeutischer Erfolge im Gegensatz zur rein diagnostischen Arteriographie die Regel ist, mehrfach wiederholt werden müssen, ist dieser Umstand von großer Tragweite. Aus diesem Grunde ist für die arterielle Heilmittelanwendung die perkutane Arterienpunktion im allgemeinen vorzuziehen. Sie setzt jedoch in viel höherem Maße als die Freilegung des Gefäßes die sichere Beherrschung der Technik voraus. Ich schildere nachstehend beide Verfahren.

1. Die operative Freilegung

Der Eingriff wird am besten in örtlicher Betäubung vorgenommen. Selbst Kinder lassen sich in dieser Weise operieren.

Für Heilmitteleinspritzungen in die *Halsschlagadern* legt man die Arteria carotis communis unterhalb der Teilungsstelle frei. Richtige Lagerung erleichtert den Eingriff wesentlich. Um das Gefäß gut zugänglich zu machen, wird ein Kissen unter die Schulter der gleichen Seite gelegt und der Kopf nach der entgegengesetzten Seite gedreht. Der Schnitt folgt dem gut tastbaren vorderen Rand des Kopfnickers; er beginnt in Höhe des Zungenbeines und endigt unterhalb der Höhe des Ringknorpels. Nach Durchtrennung von Haut, Platysma und oberflächlicher Halsfaszie wird der vordere Kopfnickerrand stark nach außen, der im unteren Wundwinkel schräg zum Kopfnicker verlaufende Musculus omohyoideus durch Wundhaken nach medial verzogen. Darauf wird die der Arteria carotis communis und der lateral von ihr gelegenen Vena jugularis interna gemeinsame Gefäßscheide eröffnet. Die Freilegung der Halsschlagader einschließlich der Teilungsstelle hat vorsichtig zu geschehen; der hinter ihr verlaufende Nervus vagus ist unbedingt zu schonen.

Die Einspritzung erfolgt, je nachdem welches Versorgungsgebiet mit dem Arzneimittel beschickt werden soll, in die Arteria carotis communis, interna oder externa. Einfacher ist es, stets die Arteria carotis communis dicht unterhalb der Teilungsstelle zu punktieren und die Spitze der Punktionskanüle von hier aus in die Interna oder Externa vorzuschieben, wenn nur das eine oder andere Gebiet für die Einspritzung in Frage kommt.

Die Punktion selbst kann in verschiedener Weise vorgenommen werden. Vielfach wird das Gefäß vorher mit einem Katgutfaden oder einem schmalen Bändchen vorsichtig angeschlungen und durch leichten Zug angehoben. Die Zügelung des Gefäßes erleichtert die Punktion und das Halten der Nadel bei der in Stromrichtung erfolgenden Injektion. Sie gestattet es außerdem, den arteriellen Blutstrom bereits während der Einspritzung und auch einige Minuten danach abzusperren, um den Zufluß der eingespritzten Lösung und deren Ausbreitung im Gewebe zu verlangsamen. Das ist deshalb vorteilhaft, weil das Anlegen einer Blutleere im Bereich der Halsschlagadern nicht möglich ist und eine venöse Stauung erst nach Vernähung der Wunde durchgeführt werden kann. Die kurzdauernde Drosselung des arteriellen Blutzuflusses ist auch deshalb erwünscht, weil die Hirngefäße nach den Untersuchungen von E. Moniz von allen arteriellen Stromgebieten des Körpers die größte Blutströmungsgeschwindigkeit aufweisen.

J. Schüller sieht einen weiteren Vorzug der Drosselung des Gefäßes darin, daß die Lösung nicht unter Druck eingespritzt zu werden braucht. Dagegen erscheint die Tatsache, daß das Blut bei gedrosselter Arteria carotis communis aus dem Internagebiet in das der Externa abfließt, wie H. Nusselt nachwies, für die arterielle Therapie von geringerer Bedeutung.

Auch E. Fritzsche hat die Arteria carotis interna mit einem Bändchen angeschlungen, dieses aber nach der Injektion liegen gelassen und mit seiner Hilfe an zwei aufeinanderfolgenden Tagen Wiederholungseinspritzungen vorgenommen; erst dann wurde die Wunde bis auf einen Sicherheitsstreifen durch Naht geschlossen. Er empfiehlt jedoch, lieber die Externa zu fesseln und diese während der Einspritzung in die Arteria carotis communis bzw. interna abzudrosseln, um auf diese Weise das letztgenannte Gefäß besser vor Zug- und Bandschädigung durch aufeinanderfolgende Einspritzungen schützen zu können. C. J. Lehmann hat die Carotis externa während der Injektion einfach durch Kompression abgesperrt.

Die Einspritzungen können ohne jeden Nachteil auch in die ungedrosselte Halsschlagader erfolgen. Nach den Erfahrungen, die mit der zerebralen Arteriographie gemacht wurden, ist die Gefäßfüllung und -darstellung deshalb nicht weniger vollkommen. Um der Nadel bei diesem Vorgehen mehr Halt zu geben, führt sie D. Philippides nicht in die Wunde ein, sondern sticht sie etwa 2 cm unterhalb des unteren Wundwinkels schräg durch die Haut, bis ihre Spitze in der Wunde dicht an der Arterie sichtbar wird. Erst dann wird die Arterienwand punktiert. Um das Gefäß nicht infolge der Nachgiebigkeit seiner Wand zu durchstoßen, wird die vordere Arterienwand etwas oberhalb der Einstichstelle mit einer feinen Pinzette leicht erfaßt und angehoben; das muß allerdings sehr vorsichtig geschehen, um Wandschädigungen zu vermeiden.

Einspritzungen in die *Wirbelschlagader* wurden bisher nur in seltenen Fällen aus diagnostischen, nicht aber aus therapeutischen Gründen unternommen. Der Aufsuchung und Freilegung der Arteria vertebrales haben namentlich H. KÜTTNER sowie F. ENDERLEN und JUSTI eingehende Untersuchungen gewidmet, auf die ich verweise.

Besteht die Absicht, nach der Injektion Blutleere oder venöse Stauung anzuwenden, wird die Freilegung der *Schlagadern der oberen oder unteren Gliedmaßen* zweckmäßig an einer Stelle ausgeführt, die es erlaubt, noch oberhalb des Operationsgebietes Schlauch oder Binde anzulegen. Im übrigen weicht der Eingriff in seiner Ausführung nicht von dem geschilderten Vorgehen an der Halsschlagader ab. Insbesondere bestehen gegen das Anschlingen und vorübergehende Abdrosseln des Gefäßstammes durch Zug keine Bedenken.

Die *Armschlagader* wird an typischer Stelle im Sulcus bizipitalis auf der Innenseite des Oberarmes aufgesucht, wo sie deutlich zu tasten ist. Der Arm soll sich dazu in rechtwinkliger Abspreizung im Schultergelenk bei gleichzeitiger Einwärtsdrehung des Vorderarmes befinden. Auch in der Ellenbeuge, wo sie unmittelbar unter dem Lazertus fibrosus verläuft, läßt sich die Arteria brachialis von einem kleinen, etwas schrägverlaufenden Schnitt aus leicht freilegen.

Die *Beinschlagader* führt die Bezeichnung Arteria femoralis von der Lacuna vasorum bis zu ihrem Austritt aus dem Adduktorenkanal. Zur Einspritzung wird sie entweder im oberen, mittleren oder unteren Drittel des Oberschenkels aufgesucht. Das Bein wird dazu mäßig abgespreizt und außengedreht gelagert.

Die hohe Freilegung der Arteria femoralis erfolgt unmittelbar unterhalb des Leistenbandes. Dadurch läßt es sich am ehesten vermeiden, daß man mit den unteren Abschnitt der Fossa ovalis einmündenden Venen und mit den an dieser Stelle austretenden Arterien in nachteilige Berührung kommt. Der Hautschnitt beginnt etwa fingerbreit oberhalb der Mitte des Leistenbandes und verläuft von hier aus 5—6 cm schräg nach innen und abwärts. Zunächst wird der untere Rand des Leistenbandes dargestellt, sodann das Fettgewebe auseinandergedrängt und die Fascia lata vorsichtig in der Schnittrichtung gespalten. Nach Eröffnung der Gefäßscheide zeigt sich die Arteria und an ihrer medialen Seite die Vena femoralis.

Bei der Freilegung im weiter distalen Verlauf des Gefäßes beginnt der etwa 6 cm lange Hautschnitt genau an der Grenze zwischen oberen und mittleren Oberschenkeldrittel am Innenrand des Schneidermuskels, der genau dazustellen und stumpf nach außen zu verziehen ist. Nach Spaltung des tiefen Blattes der Fascia lata liegen die Gefäße frei.

Zur Freilegung der Arteria femoralis im unteren Drittel durch einen Schnitt, der an der Grenze zwischen mittleren und unteren Oberschenkeldrittel beginnt, muß der Adduktorenkanal eröffnet werden. Zu diesem Zweck wird die laterale Begrenzung des Schneidermuskels dargestellt und der Muskel selbst stumpf medialwärts verzogen, so daß nur noch das Dach des Muskelkanales vorsichtig gespalten zu werden braucht, um das hier gelegene Gefäßbündel sichtbar zu machen.

Zur Arterienpunktion dürfen nur scharf angeschliffene, dünne Kanülen von 0,8 bis 1,0 mm Stärke benutzt werden. Die Länge soll für die größeren Schlagadern 8 cm, für die kleineren 5 cm betragen. Das Einstechen erfolgt sehr vorsichtig und in schräger Richtung, der Blutströmung entsprechend. Infolge der Nachgiebigkeit der Gefäßwände wird die hintere Wand der Schlagadern leicht durchstoßen. Dies Gefahrenmoment ist unbedingt zu vermeiden. Deshalb darf die Nadelspitze nur ganz allmählich vorgeschoben werden, Wird die Schlagader trotzdem durchstoßen, dann muß die Nadel Millimeter für Millimeter zurückgezogen werden, bis die richtige Lage erreicht ist. Liegt die Kanüle sicher in der Gefäßlichtung, dann spritzt hellrotes arterielles Blut im rhythmischen Strahl geraus. Bei bereits aufgesetzter Spritze wird der Stempel, der leicht gehen soll, synchrom mit der Gefäßpulsation zurückgedrückt, der Spritzenraum füllt sich mit Blut. Anderenfalls liegt die Nadel nicht im Gefäßlumen.

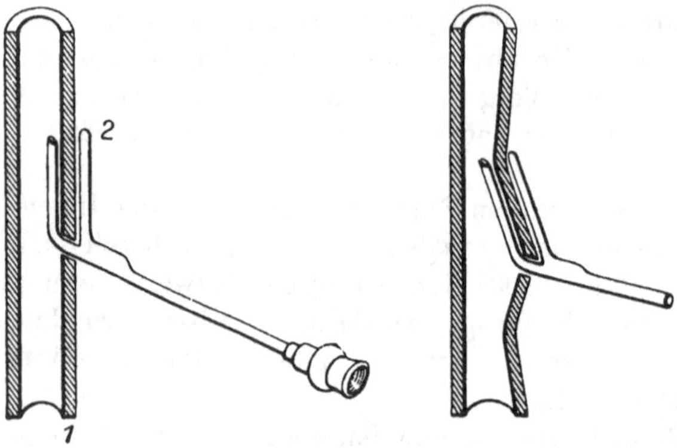

Abb. 15. Hohlnadel mit Führungsschiene zur Arteriographie nach V. STRUPPLER.

Um das Durchstechen des Gefäßes ebenso wie ein nachträgliches Herausgleiten der Nadel mit Sicherheit zu verhüten, hat V. STRUPPLER eine „Arteriographienadel“ zur Verwendung an der freigelegten Arterie angegeben. Diese Hohlnadel (Herstellerfirma O. Stiefenhofen, München) ist um etwa 46^0 abgewinkelt und besitzt eine dem Nadelende parallel laufende Führungsschiene. Aus der bildlichen Darstellung (Abb. 15) sind Form und Anwendungsweise ohne weiteres ersichtlich.

Die Einspritzung selbst darf auf keinen Fall vorgenommen werden, bevor man sich nicht von der richtigen Lage der Kanüle überzeugt hat. Im Gegensatz zu der Verwendung von Kontrastmitteln braucht die Einspritzung von Arzneimittellösungen nicht so rasch wie möglich erfolgen. Im allgemeinen sind je nach der Menge der Lösung, die eingespritzt werden soll, 30—50 Sekunden auf die Injektion zu verwenden.

2. Die perkutane Punktion und Injektion

Den Schrittmacher für den Ausbau der perkutanen Punktionstechnik bildete die Arteriographie. Durch Fortfall des zur Freilegung notwendigen operativen Apparates fand sie eine bedeutend häufigere Anwendung als vorher. Die gleiche Methode ist für arterielle Heilmitteleinspritzungen geeignet. Sie lassen sich ohne Anästhesie oder in oberflächlicher örtlicher Betäubung durchführen. Für die perkutane Arteriographie der Gehirngefäße hat SHIMITZU ein brauchbares Verfahren entwickelt. H. WOLFF und G. SCHALTENBRAND, DARMS und BEHRMANN u. a.

(Nervenarzt 1940) haben seine Methode übernommen, A. BROBEIL hat Verbesserungsvorschläge mitgeteilt.

Stets wird die Arteria carotis communis punktiert. Die Ausführung gestaltet sich folgendermaßen:

Die *Punktion der gemeinsamen Halsschlagader*, der am besten Morphin oder SEE. intravenös vorausgeschickt wird, gestaltet sich etwas schwieriger, als die anderer großen Arterien, weil dieses Gefäß leicht ausweicht. Deshalb empfiehlt es sich, den Eingriff am hängenden Kopf vorzunehmen. Der Kopf wird durch Unterlegen von Kissen unter die Schultern in Hängelage gebracht und nach der entgegengesetzten Seite gedreht. Bei dieser Lagerung spannt sich die Halsschlagader am stärksten an. Um ein seitliches Ausweichen zu verhindern, wird das Gefäß mit Zeige- und Mittelfinger der linken Hand festgehalten. Bei der nun folgenden örtlichen Betäubung sind auch die tieferen Gewebsschichten zu durchtränken.

Der Einstich der Punktionsnadel erfolgt an der Stelle, an der die Pulsation der Arterie am deutlichsten zu fühlen ist. Das ist meist etwa fingerbreit unterhalb des oberen Schildknorpelrandes oder 2—3 Querfinger oberhalb des Schlüsselbeines der Fall. Von SHIMITZU wurde empfohlen, die Nadel genau senkrecht einzustechen. Mit D. PHILIPPIDES u. a. ziehe ich es vor, die Hohlnadel leicht schräg nach oben in Richtung des Gefäßverlaufes in die Haut einzustechen. Die Wunde in der Gefäßwand ist bei schräger Durchbohrung des Gefäßes nicht nur kleiner, sondern legt sich nach Herausziehen der Nadel auch leichter wieder zusammen. Zunächst wird die Nadel nur soweit an das Gefäß herangeführt, daß ihre Spitze die Wand eben berührt; dabei werden kräftige Pulsationen wahrgenommen. Darauf wird die bereits mit der Spritze versehene Nadel mit einem kurzen Ruck in das Gefäß eingestochen. Ist man sicher, daß die Hohlnadel einwandfrei in der Lichtung der Halsschlagader liegt, dann kann die Einspritzung erfolgen. Die Verwendung eines Gummischlauches an der Kanüle und eines Glaszwischenstückes, wie sie bei Arteriographien verwendet werden, ist für Heilmitteleinspritzungen nicht erforderlich, da die Umlagerung des Kranken für die Röntgenaufnahmen fortfällt; die Injektion kann vielmehr sofort an die Punktion angeschlossen werden.

Die *Arteria subclavia* wird in der MOHRENHEIMschen Grube dicht unterhalb des Schlüsselbeines aufgesucht. Um das Gefäß anzuspannen, wird der Arm vor der Punktion in Abspreizstellung gebracht und ein leichter Zug nach unten ausgeübt. Unter die Schulter kommt ein Kissen, so daß der nach der entgegengesetzten Seite gedrehte Kopf leicht herabhängt. Bei fettleibigen Kranken kann die Arterie schwer zu tasten sein. Die Punktion soll nur versucht werden, wenn die sich Lage des Gefäßes palpatorisch mit Sicherheit feststellen läßt. D. PHILIPPIDES hat in einigen Fällen Veritol intravenös gegeben, um sich das Auffinden des Gefäßes zu erleichtern. Die Veritolinjektion bewirkt durch Blutdruckerhöhung eine verstärkte Pulsation und Spannung der Gefäßwand. In die Arteria subclavia muß die Nadel in senkrechter Richtung eingestochen werden.

Die *Armschlagader* kann an drei verschiedenen Stellen punktiert werden.

Um in die Arteria axillaris in der Achselgrube einzuspritzen, wird der Arm des liegenden Kranken über den Kopf nach oben gehalten. Mit den Fingern der linken Hand, die in 3 cm Abstand und mit leichtem Druck, dem Gefäßverlauf entsprechend, auf die Haut aufgesetzt werden, wird das Gefäß festgehalten. Mit der rechten Hand wird die Hohlnadel in leicht schräger Richtung oberarmwärts eingeführt.

Mit gleicher Technik wird die Arteria brachialis im Sulcus bizepitalis auf der Innenseite des rechtwinklig abgespreizten und auf einem Tischchen gelagerten Oberarmes aufgesucht. Nach meinen Erfahrungen gelingt die Punktion am leichtesten, wenn man sich dabei von der gegenüberliegenden Seite über den Oberkörper des Kranken herüber beugt und aus dieser Stellung die Nadel schräg zur Strömungsrichtung des Blutes in die mit zwei Fingern fixierte Arterie einsticht.

Die Einspritzung in die Arteria brachialis kann auch unmittelbar vor ihrer Teilungsstelle, dicht oberhalb der Ellenbeuge, erfolgen. Dazu soll der Kranke zurückgelehnt auf einem Stuhl sitzen und der Arm durchgestreckt auf einem Kissen gelagert werden. Das Durchtasten und Auffinden des Gefäßes ist bei dieser Lage jedoch nicht immer so leicht, wie die Punktion in den weiter proximal gelegenen Verlaufsabschnitten, und kommt deshalb für perkutane Heilmitteleinspritzungen weniger in Frage. Die gleiche Einschränkung gilt für weiter distal gewählte Punktionsstellen. Von K. Dresel und F. Himmelweit wurde die Technik der Arterienpunktion in der Ellenbeuge, etwas medial der Mittellinie, empfohlen und beschrieben. G. Rosenow hat die Punktion auch an der Arteria radialis ausgeführt.

Die Punktion der *Arteria femoralis* gestaltet sich am leichtesten in der Leistenbeuge, etwas unterhalb des Leistenbandes. In dieser Gegend kann man die Lage der Schlagader fast immer gut durchtasten, wenn nicht eine Verödung des Gefäßes vorliegt oder störende Drüsenanschwellungen bestehen. Das Gesäß des Kranken wird zur Vornahme der Punktion zweckmäßig durch Unterlegen eines Polsters leicht erhöht. Nach örtlicher Betäubung der Haut und des subkutanen Fettgewebes wird die Hohlnadel zwischen den, das Gefäß fixierenden Fingern der linken Hand in einem nach unten offenen Winkel in Richtung auf die Schlagader in die Haut eingestochen. Um zu verhindern, daß die Gefäßwand der Nadelspitze ausweicht, kann man das Gefäß auch mit den Fingern der linken Hand von medial her etwas gegen die Eminentia ileopectinea, also nach oben und außen, drängen. Gelangt man mit der Nadel unter leichtem Druck in die Lichtung des Gefäßrohres, so tritt sofort hellrotes Blut in die aufgesetzte Spritze, deren Stempel zurückgetrieben wird. Dieses Merkmal ist als sicherstes Zeichen dafür anzusehen, daß man die Nadel in die Arterie und nicht in die neben ihr verlaufende Vene eingeführt hat. In der Regel spürt man bereits beim Durchstechen der dem vernösen Gefäß gegenüber wesentlich stärkeren und elastischeren Wandung, ob man die Arterie punktiert hat oder nicht. Mit der gleichen Technik kann die Arteria femoralis auch handbreit unterhalb des Leistenbandes punktiert werden.

Die Punktion der *Aorta abdominalis* wird in Bauchlage ausgeführt. Man benötigt dazu eine 14 cm lange und 1 mm dicke Hohlnadel, die auf der linken Seite in Höhe des 2. Lendenwirbels 4 cm außerhalb der Dornfortsatzlinie in einem Winkel von 60° zur Haut eingestochen und bis an die Seitenkante des Wirbelkörpers herangeführt wird. Darauf wird die Nadel ein wenig zurückgezogen und dicht an der vorderen Wirbelkante vorbei in derselben Richtung weiter vorgeschoben. In einer Tiefe von etwa 11—12 cm erreicht man die Bauchschlagader.

E. B. Tuohy geht bei Kindern 5 cm links von der Mittellinie im 12. Zwischenrippenraum am unteren Rande der 12. Rippe ein, indem er sich mit der Nadelspitze am 12. Brustwirbelkörper entlang tastet, bis er die Aorta erreicht.

Es bedarf kaum der Erwähnung, daß Wandschädigungen bei Schlagaderpunktionen durch die Haut viel leichter und häufiger als bei der blutigen Punktion möglich sind. Die Einspritzung ist daher bei perkutanem Vorgehen erst recht an die einwandfreie Lage der Nadel im Gefäßrohr gebunden. Auf den Austritt hellroten arteriellen Blutes in pulsatorischer Stärke ist unbedingt zu achten, damit die bei perkutaner Punktion besonders leicht mögliche paraarterielle Einspritzung vermieden wird. Erst wenn man überzeugt ist, daß sich die Nadel richtig in der Gefäßlichtung befindet, darf die Einspritzung erfolgen und die linke, den Gefäßverlauf anzeigende und das Gefäßrohr fixierende Hand zum Halten der Spritze benutzt werden.

Das Einspritzen selbst geschieht in längstens $\frac{1}{2}$—1 Minute, je nach Flüssigkeitsmenge. Bei Mengen, die über 1—2 ccm hinausgehen, empfiehlt es sich, die Lösung vor der Einspritzung zu erwärmen.

Nach Zurückziehen der Nadel wird für einige Minuten ein Tupfer auf die Punktionsstelle leicht aufgedrückt. Ist Blutleere beabsichtigt, wird die schon vorher um das Glied gelegte Binde rasch angezogen. Ebenso muß das Anlegen der Staubinde in den Fällen, bei denen die Verweildauer der Stoffe im Stromgebiet der Arterie durch Drosselung des venösen Blutrückflusses verlängert werdens soll, möglichst rasch nach der Einspritzung erfolgen.

II. Grenzen und Gefahren

Die Grenzen, die dem Verfahren gezogen sind, liegen einmal in der Beschränkung auf bestimmte arterielle Versorgungsgebiete im Bereich des Kopfes und der Gliedmaßen, zum anderen in der technischen Durchführung. Die arterielle Einspritzungsbehandlung wird sich allein schon aus dem Grunde nicht allgemein einbürgern, sondern immer ein Heilverfahren in der Hand verhältnismäßig weniger Behandler bleiben, weil ihre Anwendung außer genauen topographisch-anatomischen Kenntnissen eine geübte und sichere Hand voraussetzt.

Bei einiger Übung und Geschicklichkeit sind intraarterielle Einspritzungen allerdings in der Regel nicht schwieriger auszuführen, als intravenöse Injektionen. Das trifft wenigstens für die großen Schlagadern an den oberen und unteren Gliedmaßen zu.

Die mit der technischen Seite der arteriellen Therapie verknüpfte Beschränkung hat zweifellos auch ihr Gutes. Durch fehlerhafte Ausführung oder Nichtbeachtung der noch zu erwähnenden Gegenanzeigen können ohne Zweifel sehr schwerwiegende Schäden und Gefahrenzustände hervorgerufen werden. Eine allgemeine Empfehlung des Verfahrens würde daher leicht recht häufig ernste Folgeerscheinungen nach sich ziehen, die den nach subkutanen, intramuskulären und intravenösen Injektionen beobachteten „Spritzenschäden“ weder an Schwere noch an Häufigkeit nachstehen, sondern sie wahrscheinlich noch weit übertreffen. Da jeder Arzt verpflichtet ist, die Nachteile, die eine Behandlungsmaßnahme für den Kranken haben kann, nicht von dem, im Vergleich zur Gesamtzahl der vorgenommenen Behandlungen vielleicht geringfügigen Hundertsatz beobachteter Schäden, sondern von dem einzelnen

Schadensfall aus zu betrachten, so wiegt bereits die geringste, durch eine therapeutische Handlung dem Kranken zugefügte Dauerschädigung schwer. Infolgedessen dürfen die möglichen Fehler und Gefahren der arteriellen Heilmittelanwendung nicht unbesprochen bleiben.

Wie bei jeder therapeutischen Injektion, so sind auch bei der arteriellen Einspritzungsbehandlung allgemeine und örtliche Auswirkungen zu trennen.

Die *Allgemeinwirkungen* treten den örtlichen Folgeerscheinungen gegenüber an Bedeutung zurück. Sie sind zudem nicht anders zu werten, als die viel erörterten Allgemeinschäden, die jede Injektionstherapie auslösen kann. Neben der Emboliegefahr kommen vor allem allgemeine körperliche Reaktionen, wie Schock, Kreislaufversagen, Fernthrombosen und Dermatitiden in Frage. Ihre Entstehung hängt, sofern überhaupt ein ursächlicher Zusammenhang nachzuweisen ist, weniger mit der Einspritzungsbehandlung als solcher, als mit der Art der verwendeten Heilmittel zusammen. Das arterielle Behandlungsverfahren ist in dieser Hinsicht vielleicht am wenigsten belastet. Wie bereits wiederholt betont wurde, werden die verwendeten Arzneimittel nach ihrer Einführung in das arterielle Stromgebiet im Gewebe weitgehend abgefangen, entgiftet oder in anderer Art unwirksam gemacht. Infolgedessen gelangen geringere Mengen in den allgemeinen Kreislauf als nach intravenöser Einspritzung. Dazu kommt, daß die gezielte arterielle Therapie trotz höherer örtlicher Konzentration mit kleineren Gesamtmengen auskommt als jede andere Darreichungsweise. Und schließlich stellt die Einspritzung in die Schlagader einen so feinen Gradmesser für die Verträglichkeit oder Nichtverträglichkeit der zu diagnostischen oder therapeutischen Zwecken benutzten Stoffe dar, daß sich die Verwendung allgemeinschädigender Mittel von selbst verbietet.

Durch die *örtlich-regionäre Auswirkung* intraarteriell eingespritzter Heilmittel können sowohl die Gefäße als auch das Gewebe im Versorgungsgebiet der Arterie geschädigt werden. Mit schweren Gewebsschäden ist erst in zweiter Linie zu rechnen, da die Mittel, welche Zellen und Gewebe angreifen, zuerst die bedeutend empfindlicheren Gefäße in Mitleidenschaft ziehen. Gefäßnervensystem und Gefäßwände stellen einen so feinen Maßstab für die Verwendung differenter Lösungen dar, daß es viel häufiger zu schweren Antworterscheinungen seitens der Gefäße als des Gewebes kommt. Und wenn in weiterer Folge Gewebsschäden auftreten, so sind sie weit eher als Auswirkung der mit der Gefäßschädigung verbundenen Durchblutungsstörungen, denn als eine unmittelbare Schädigung des Gewebes durch die arteriell zugeführten Stoffe anzusehen. Da sich die Reaktion der arteriellen Strombahnabschnitte außerdem in sofort einsetzenden Krampfzuständen und damit in einer Absperrung des arteriellen Blutzuflusses zum Gewebe auswirkt, ist weiter zu vermuten, daß die eingespritzten Lösungen das Gewebe nur zum Teil erreichen. Der Schwerpunkt bei der Frage nach der schädigenden Wirkung chemisch aktiver Stoffe, die unmittelbar in die arterielle Strombahn gelangen, liegt also durchaus in dem Verhalten der Schlagadern. Dabei spielt nicht nur die Art des Stoffes, sondern auch die Reaktion und Konzentration der eingespritzten Lösung eine entscheidende Rolle.

Über die *Reaktion der arteriellen Gefäße* sind wir durch experimentelle und pathologische Untersuchungen gut unterrichtet. Sie wurden durch Beobachtungen von O. Stör, E. Heymann (Zbl. Chir. **1930**, H. 7), W. Perret bei versehentlich ausgeführten para- und intraarteriellen Arzneimitteleinspritzungen veranlaßt und zeigten, daß die möglichen Schädigungen ihren Ausgang von der Punktions- und Injektionsstelle nehmen. Reizungen des das Gefäßrohr umspinnenden Gefäßnervennetzes und Gefäßwandschäden wirken sich gemeinsam aus; zumindestens ist eine Wandschädigung ohne Rückwirkungen auf das sympathische Nervengeflecht des Gefäßes nicht vorstellbar. Mit jeder umschriebenen Reizung der Gefäßnerven aber ist das Auftreten heftiger Schmerzen und starker Gefäßverengerungszustände auf das engste verknüpft. Die zahlreichen Schaltstellen des Gefäßnervengeflechtes ermöglichen eine Fortleitung des Erregungszustandes in zentraler wie in peripherer Richtung. Je nach Stärke und Örtlichkeit des ausgelösten Reizes wird einmal eine mehr oder weniger ausgesprochene Schmerzempfindung, das andere Mal ein schwerer peripherer Durchblutungsschaden in den peripheren Strombahnabschnitten hervorgerufen. Diese Durchblutungsstörungen, die von verschiedener Schwere sein können, sind nicht etwa durch mechanische Ursachen oder durch Thrombosen und Embolien bedingt, sondern kommen allein durch funktionelle Störungen im Sinne einer Verengerung des arteriellen Gefäßes und seiner Verzweigungen im peripheren Stromgebiet zustande.

Der *initiale Gefäßschmerz* kann geringfügig sein und erlangt bei einfacher glatter Punktion einer großen Schlagader in der Regel keine praktische Bedeutung. Auch die Einspritzung hypertonischer indifferenter Lösungen wird gewöhnlich schmerzlos vertragen und zieht keine Gewebs- oder Gefäßschädigung nach sich. Dagegen führt die intraarterielle Injektion differenter Stoffe, vor allem aber die unbeabsichtigte intramurale oder periarterielle Injektion selbst völlig gewebsunschädlicher Mittel oder Konzentrationen, die bei einwandfreier intraarterieller Verabfolgung gut vertragen werden, fast ausnahmslos zu schweren pathologischen Schmerzzuständen.

Der bei intraarteriellen Einspritzungen auftretende Schmerz verdient deshalb als Maßstab für die Verträglichkeit der verwendeten Heilmittel stärkste Beachtung. Wenn selbst Mittel mit gefäßerweiternder Wirkung, wie Eupaverin, trotz technisch einwandfreier arterieller Zuführung starke Schmerzen im Versorgungsgebiet der Arterie auslösen, sind Lösungen, deren Einspritzung heftige Schmerzen hervorruft, erst recht nicht als ungefährlich und unschädlich anzusehen; solche Mittel sollten deshalb von der arteriellen Anwendung ausgeschlossen werden.

Aus dem gleichen Grunde erscheint die zusätzliche Verwendung von Novocain zur Vermeidung nachfolgender Schmerzzustände nicht unbedenklich. Man sollte den Novocainzusatz jedenfalls nur bei solchen Arzneimitteln gebrauchen, deren Unschädlichkeit und gute Verträglichkeit klinisch erwiesen ist. Von diesem Grundsatz abzugehen, erscheint selbst dann nicht ratsam, wenn es sich bestätigt, daß zusätzliche Novocaingaben Erregungszustände des arteriellen Gefäßsystems herabzusetzen und auf diese Weise Gefäßkrämpfe zu verhüten vermögen. Für diese Möglichkeit sprechen Angaben O. Störs, der bei noch zu erwähnenden Tierversuchen den Eindruck gewann, daß die Freilegung der Arterien in örtlicher Betäubung geringere Reaktionen als sonst hervorruft. Im gleichen Sinne sind Beobachtungen von M. Nordmann und Hüther am Kaninchenmesenterium zu verwerten.

Mit der Schmerzempfindung gehen regelmäßig spastische Zustände des Stamm gefäßes und seiner peripheren Verzweigungen einher. Wahrscheinlich wird der Schmerz überhaupt erst durch diese Gefäßspasmen ausgelöst.

Leichte Gefäßkrämpfe bedingen eine zeitweilige Blutabsperrung des Gewebes. Sobald sich der vorübergehende segmentäre Gefäßkrampf löst, setzt eine lokalchemisch ausgelöste Mehrdurchblutung des Gewebes von der Art der reaktiven Hyperämie ein. Diese als Sympathektomieeffekt schon früher angezogene Folgeerscheinung ist nach intraarteriellen Einspritzungen ziemlich häufig zu beobachten; sie wird meist als durchblutungsfördernde Wirkung des verwendeten Arzneimittels gedeutet und ist bei vorhandenen Durchblutungsstörungen als durchaus erwünschter Vorgang anzusehen.

Die *schweren anhaltenden Gefäßkrämpfe*, die auf den Reiz peri- und paraarterieller Injektionen, namentlich gewebsschädigender Lösungen, auftraten, haben wesentlich ernstere Durchblutungsschäden und Störungen des Gewebslebens zur Folge. Jeder Spasmus peripherer Arterien führte zu einer Dauerstase im Sinne der Lehre G. RICKERS, die bis zur ischämischen Kontraktur und Gewebsnekrose reichen kann.

W. PERRET und DITTMANN haben je eine Beobachtung mitgeteilt, bei der die Folgeerscheinungen einer versehentlichen intraarteriellen Injektion von Strophantin-Traubenzucker bzw. Trypaflavin in die Arteria brachialis noch verhältnismäßig gering waren. Im ersten Fall traten nach der Einspritzung unerträgliche Schmerzen im ganzen Unterarm und in der Hohlhand auf, ohne daß sich objektiv nachweisbare Veränderungen zeigten. Im zweiten Falle kam es zu einer Gelbverfärbung des Unterhautgewebes, die von einer starken Anschwellung von Hand und Unterarm abgelöst wurde.

Eine weitere Beobachtung dieser Art, bei der alle Grade der Kreislaufstörung nacheinander zu erkennen waren, hat O. STÖR mitgeteilt und zum Anlaß eingehender Untersuchungen genommen, aus denen das Wesen der gesetzten Gefäßschädigungen klar zu erkennen ist. Ich führe deshalb den Fall und die Untersuchungsergebnisse O. STÖRS ausführlicher an:

Zur Anregung der Leberfunktion und einer dadurch zu erwartenden besseren Kontrastdarstellung der Gallenblase, die mit Jodtetragnost gefüllt werden sollte, wurde Natriumcholat intravenös in der rechten Ellenbeuge injiziert. Die Einspritzung erfolgte sachgemäß. Als $^2/_3$ der Lösung eingespritzt waren, traten plötzlich heftige Schmerzen im Unterarm und in der Hand auf. Wegen der Schmerzäußerungen der Kranken wurde die Injektion sofort abgebrochen, doch war es bereits abwärts der Ellenbeuge zu einer hochgradigen Blässe der Haut gekommen. Schon eine Minute später zeigten sich in diesem Hautbezirk petechiale Blutungen. Die Schmerzen nahmen zu, der Arm schwoll an, der zunächst noch tastbare Puls der Arteria radialis war nicht mehr zu fühlen und an die Stelle der anfänglichen Blässe des Armes trat eine hochgradige Zyanose. Weil ein plötzlicher Verschluß der Arteria brachialis zu vermuten war, wurde anschließend die Einspritzungsstelle freigelegt. Bei der Operation fand sich die Arterie nur wenige Millimeter unter der Vena mediana cubiti. An ihrer Vorderwand war ein, vielleicht von dem Einstich herrührender Blutpunkt zu sehen. Distalwärts von der Einstichstelle war die Arterie hochgradig kontrahiert. Durch Längsschnitt in das Gefäß wurde ein lockeres Blutgerinnsel entfernt, das jedoch nicht den Eindruck eines Thrombus machte. Auch nach diesem Eingriff stellte sich die Blutversorgung von Unterarm und Hand nicht wieder her, die spastische Kontraktion des Gefäßrohres blieb vielmehr bestehen. Sieben Tage nach der offensichtlich intraarteriell statt intravenös erfolgten Natriumcholatinjektion mußte wegen völliger Nekrose und Mumifikation der Hand und des Unterarms die Absetzung des Gliedes oberhalb der Ellenbeuge ausgeführt werden.

Der anatomische und histologische Untersuchungsbefund bestätigte die schon bei der Operation gewonnene Auffassung, daß die in der Arterie gefundenen Blutgerinnsel einfache Gerinnungspfröpfe darstellten, eine echte Thrombose also sicher nicht vorlag. Die distal der Pfropfbildung gelegenen Gefäßabschnitte zeigten eine dem allgemeinen Gewebstod parallel gehende Nekrose, aber keine fortgeleitete Thrombose. Als Erklärung für den eingetretenen Gewebstod des Armes blieb infolgedessen nur die Annahme eines durch den chemischen Reiz der Injektion und die kaustische Wirkung der injizierten Lösung auf die Gefäßwand hervorgerufenen starken Gefäßkrampfes, der den Blutzufluß zum Gewebe restlos abgesperrt hatte.

Um den ursächlichen Zusammenhang zwischen der Injektion und der Nekrose des Armes weiter zu klären, stellte O. Stör Tierversuche an, bei denen er peri- und intraarterielle Natriumcholatinjektionen in die Ohrvene des Kaninchens und in die Arteria femoralis des Hundes vornahm. Diese Versuche ergaben, daß die eintretenden Schädigungen der Stärke der Reize parallel liefen, und daß auch beim Tier Funktionsstörungen der arteriellen Gefäßversorgung eintreten, während nur unter ganz besonderen Voraussetzungen eine Thrombose zustande kommt. Zunächst beeinträchtigt der chemische Reiz, gleichgültig, ob er von außen oder innen an der Gefäßwand angreift, stets die Funktion. In allen Versuchen trat sofort eine starke Kontraktion des arteriellen Gefäßes ein, die sich zwar teilweise wieder löste, wenn der Reiz nicht allzustark war, die aber stets die Blutzufuhr verminderte. Periarterielle Injektionen riefen eine Entzündung der Gefäßwand hervor und führten bei längerer Einwirkung zur Nekrose der Wand. Trotz Wandschädigung fand sich keine Thrombose, wohl aber eine sichtbare Behinderung der Blutdurchströmung als Ausdruck dafür, daß auch hierbei die Funktionsstörung im Vordergrund der Erscheinungen stand.

Dasselbe zeigte sich nach intraarteriellen Injektionen, obwohl die eintretenden Wandschädigungen wesentlich geringer waren. Die festgestellten Veränderungen der Gefäßinnenhaut waren lediglich durch feste fibrinöse Auflagerungen gekennzeichnet. Verschlußthromben fanden sich nicht. Erst die Verbindung von peri- und intraarterieller Injektion steigerte die Gefäßschädigung bis zur Nekrose der Gefäßwand. Die erhöhte Schädigung drückte sich klinisch in der großen Schnelligkeit und Stärke des Eintritts örtlicher Durchblutungsstörungen aus. Das Gefäßrohr verlegende Thrombosen wurden vermißt. Auch nach sehr starker und langdauernder Einwirkung des Reizmittels auf die Gefäßwand, die durch Drosselung des Blutstromes noch gefördert wurde, bildeten sich lediglich Gerinnungsthromben. Der Grad der auftretenden Schäden entsprach demnach der Stärke der schädigenden Einwirkungen. Dabei erwies sich die Art des Reizes von ebenso großer Bedeutung, wie die Dauer und Stärke seiner Einwirkung. Die Durchblutungsschäden, die durch eine rein intraarterielle Injektion hervorgerufen wurden, waren wesentlich geringer als die, welche durch gleichzeitige peri- und intraarterielle Injektion entstanden.

Die von O. Stör angestellten Tierversuche bestätigen damit weitgehend die klinischen Beobachtungen; der durch die Einspritzung ausgelöste Gefäßkrampf steht im Mittelpunkt der auftretenden Schäden, die sich auch ohne Thrombose oder Embolie bis zum Gewebstod im ganzen Bereich des injizierten arteriellen Versorgungsgebietes steigern können.

O. Stör hat in seiner Arbeit eine Reihe weiterer Fälle angeführt, bei denen sich im Anschluß an eine beabsichtigte intraarterielle Injektion eine Gangrän des zugehörigen Gliedes entwickelte und die gleichen Entstehungsbedingungen anzunehmen waren. Besonders bemerkenswert ist die von ihm mitgeteilte Beobachtung einer versuchten Einspritzung von Natriumcholat in die Armvene eines 72jährigen Kranken, dem keinesfalls eine meßbare Menge der 10%igen Lösung injiziert wurde, da schon unmittelbar nach dem Einstich heftige Schmerzen im Arm auftraten. Trotzdem stellte sich unter den gleichen Erscheinungen wie in dem oben beschriebenen Fall eine Gangrän des Armes ein. Bei dem alten Mann mit seinen arteriosklerotisch veränderten Gefäßen und der dadurch bereits völlig unzureichend gewordenen Blutversorgung der peripheren Kreislaufabschnitte hatte offenbar ein ganz kleiner Reiz, vielleicht schon der Einstich allein, genügt, die Gefäßfunktion aufzuheben und zur Gangrän zu führen.

In anderen Fällen, die O. Stör und W. Perret aus dem Schrifttum zusammengestellt haben, stellten sich nach unbeabsichtigter peri- oder intraarterieller Einspritzung verschiedener Arzneimittel, wie Neosalvarsan, Avertin, Argoflavin, Strophantin u. a., darunter auch solche, die als chemisch indifferent gelten können, wie Evipan und Digalen, zum Teil erst nach Stunden Weichteilschwellungen in der Gegend des Einstiches ein, die sich unter starken örtlichen Entzündungserscheinungen zu peripheren Ernährungsstörungen entwickelten. In diesen Beobachtungen trat der Anteil der spastisch-funktionellen Gefäßstörungen also durchaus hinter dem Bild der örtlichen Entzündung zurück. Infolgedessen hatte es den Anschein, als sei die schädigende Einspritzung in der Hauptsache in die Nachbarschaft des Gefäßes erfolgt und habe erst auf dem Umweg über die lokale Wandschädigung den nachfolgenden Gewebstod herbeigeführt. Diese Auffassung fand bei der Untersuchung eines abgenommenen Armes um so mehr eine Stütze, als sich an der Stelle der Wand- und Innenhautschädigung auch thrombotische Massen an die Gefäßwand angelagert hatten. Es ist daher als erwiesen anzusehen, daß die paraarterielle Injektion von Stoffen, die für das Gewebe nicht gleichgültig sind, wie z. B. Thorotrast, sehr ernste Folgen nach sich ziehen kann.

Nach Thorotrast wurden namentlich bei Arteriographien schwere Gewebsschäden beobachtet. So sah G. Rintelen nach Thorotrastinjektion in die freigelegte Arteria femoralis einige Male eine Gangrän auftreten oder bereits vorhandene brandige Gewebsbezirke rasch fortschreiten. Dabei handelte es sich allerdings stets um Kranke, die schon vorher schwerste Durchblutungsstörungen an den Gliederenden aufwiesen.

Sussi (Ann. ital. Chir. **9**, 575) berichtete über die schnelle Ausdehnung einer anfänglich geringen Gangrän nach der Arteriographie mit Jodnatrium.

Den geschilderten Schädigungsmöglichkeiten gegenüber treten die Gefahren der *Nachblutung und der Blutsackbildung* nach intraarteriellen Injektionen offenbar durchaus in den Hintergrund. Die Möglichkeit ihres Auftretens wurde zwar häufig erörtert und als Einwand gegen die arterielle Heilmittelzuführung vorgebracht, nach dem vorliegenden Schrifttum zu urteilen, sind sie aber nur selten wirklich beobachtet worden, wenngleich nicht geleugnet werden soll, daß man bei brüchigen und wandgeschädigten Gefäßen mit ihnen rechnen muß. Es kann auch nicht überraschen, daß J. DEMIRLEAU und GUENANT bei einem Kranken, der schon mehrere perkutane intraarterielle Injektionen in das gleiche Gefäß erhalten hatte, nach Ausführung einer periarteriellen Sympathektomie an den alten Einstichstellen feinste Strahlblutungen aus den Einstichen auftreten sahen; da sie sich in keiner Weise beherrschen ließen, mußte die Arterie reseziert werden. Die Sympathektomie nach vorausgegangenen Punktionen oder Injektionen einer Arterie wird deshalb besser unterlassen oder an einer Stelle vorgenommen, die dazu noch nicht herangezogen wurde. Aus dem gleichen Grunde empfiehlt es sich, zusätzliche Einspritzungen in die Schlagadern gelegentlich der Ausführung einer Gefäßentnervung an einer Strecke des Gefäßes vorzunehmen, die nicht von der Adventitia entblößt ist.

Im Ganzen gesehen, kommt es aber nur in vereinzelten Fällen von versehentlich oder bewußt ausgeführten intraarteriellen Einspritzungen zu ernsten Zwischenfällen. Die mitgeteilten Beobachtungen schwerster Folgeerscheinungen stellen, wie O. STÖR, W. PERRET u. a. ausdrücklich betonen, wirklich Seltenheiten dar. Sie können deshalb nicht Anlaß sein, die arterielle Einspritzungsbehandlung abzulehnen oder gar in Bausch und Bogen zu verdammen. Ein derartiger Standpunkt wäre um sie weniger gerechtfertigt, als die perkutane Injektion in ein arterielles Hauptgefäß nach erlangter Übung und bei Beherrschung der Technik keine größeren Schwierigkeiten als die intravenöse Injektion bereitet. Jedenfalls beweisen die vielen tausend Arteriographien, die schon seit geraumer Zeit vorwiegend perkutan ohne wesentliche Störungen oder Zwischenfälle weder seitens der Hirngefäße noch der Schlagadern an den Gliedmaßen ausgeführt wurden, ohne Frage die weitgehende Gefahrlosigkeit intraarterieller Einspritzungen.

Zugegebenermaßen heben allerdings nahezu alle Berichte über zahlreiche und ohne Zwischenfälle ausgeführte Arteriograhien und arterielle Heilmitteleinspritzungen die mehr oder weniger große Schmerzhaftigkeit, namentlich von Kontrastmitteln, hervor und geben damit eine nicht geringe Reaktion von Seiten der Gefäße zu. Dazu kommt, daß ein Teil der im Schrifttum niedergelegten katastrophalen Folgen bei der Verwendung von Lösungen aufgetreten ist, die in zahlreichen anderen Fällen anstandslos vertragen wurden. Infolgedessen ist schließlich bei jeder intraarteriellen Injektion mit Gefahren zu rechnen, die dadurch eintreten können, daß der Reiz des Injektionsmittels eine gewisse Grenze überschreitet oder daß die individuell verschieden starke Erregbarkeit des Gefäßnervensystems in diesen Ausnahmefällen besonders groß ist.

Wie können nun die zweifellos vorhandenen Gefahrenmomente der arteriellen Einspritzungsbehandlung vermieden oder zumindest auf ein Mindestmaß herabgesetzt werden? In erster Linie sicherlich durch einwandfreie Technik und Verwendung reizloser Mittel. Vor allem darf nur dann in die Schlagader eingespritzt werden, wenn die Hohlnadel sich auch wirklich in der Lichtung des Gefäßrohres befindet. Intramurale und periarterielle Injektionen müssen unter allen Umständen vermieden werden. Im allgemeinen darf angenommen werden, daß Lösungen, die für intravenöse Injektionen geeignet sind und deren aktuelle Reaktion der des Blutes entspricht oder ihr angeglichen wird, auch bei arterieller Zuführung vertragen werden. Für paraarterielle Injektionen hat diese Schlußfolgerung keine Geltung. Bestehen also Zweifel an der richtigen Lage der Nadel im Gefäß, so ist die Einspritzung unbedingt zu unterlassen.

Aus dem gleichen Grunde ist die Einspritzung in allen Fällen, bei denen schon zu Beginn der Injektion erhebliche Schmerzen im Versorgungsgebiet der Arterie auftreten, sofort abzubrechen, da derartige Gefäßkrisen nach den vorliegenden Erfahrungen als Vorboten drohender Gefahren anzusehen sind. Besonders gefährdete Kranke herauszufinden und von vornherein von dieser Behandlungsweise auszuschließen, dürfte dagegen eine fast unlösbare Aufgabe darstellen. Offenbar spielen auch individuelle Verschiedenheiten und konstitutionelle Einflüsse für die mehr oder weniger starke Empfindlichkeit des Gefäßsystems eine Rolle. Anders ist es kaum zu verstehen, daß die Injektionen einer Lösung, die von dem einen Kranken ohne jeden Nachteil vertragen wird, bei dem anderen zu den schwersten Folgeerscheinungen führt. Man wird deshalb besonders bei Vasomotorikern im Sinne O. MÜLLERS mit der Anzeige zur arteriellen Heilmittelanwendung zurückhaltend sein müssen.

Veranlaßt durch das Auftreten eines schweren vasomotorischen Schocks gelegentlich einer Arteriographie hat BAZY ein *Testverfahren* empfohlen, das darin besteht, daß vor jeder intraarteriellen Injektion ein Hautreaktionsversuch mit einer Einspritzung von 1—2 Tropfen Adrenalin $^1/_{1000}$ in die Haut angestellt wird; bildet sich nach der intrakutanen Injektion an Stelle des sonst beobachteten anämischen Hautbezirkes ein livider Fleck, der längere Zeit bestehen bleibt, dann ist es richtiger, von jeder intraarteriellen Einspritzung, gleichgültig welchen Mittels und welcher Konzentration der Lösung, abzusehen. Erfahrungen über die Zuverlässigkeit des von BAZY angegebenen Tests liegen meines Wissens bisher nicht vor.

Um Nachblutungen aus der Punktionsstelle der Arterie vorzubeugen, wird man ferner bei hochgradigen arteriosklerotischen Gefäßveränderungen und starker Blutdruckerhöhung besondere Vorsicht bei der Ausführung intraarterieller Einspritzungen, insbesondere im Wiederholungsfall, walten lassen. Gelingt die Punktion in solchen Fällen nicht auf Anhieb, dann sollte die Einspritzung unterbleiben. Vor allem ist von wiederholten Versuchen, daß Gefäß zu punktieren, abzuraten, um Wandschädigungen zu vermeiden.

Daß die Arterienpunktion nicht durch ein akut entzündliches Gewebsgebiet hindurch ausgeführt werden soll, bedarf wohl keiner näheren Begründung.

Auf die Nachteile und Gefahren, die mit jeder unsachgemäß angelegten oder zu lange durchgeführten künstlichen *Blutleere* verbunden sind, ist schon so oft, zuletzt von SCHWIEGK (Zbl. Chir. **1943**, H. 45) und E. SCHÜTZE (Chirurg **1947**, 314) hingewiesen worden, daß sich eine Erörterung an dieser Stelle erübrigt. Das Anlegen eines Blutleereschlauches nach intraarterieller Injektion darf nur unter der Voraussetzung sachgemäßen Vorgehens und nur für eine verhältnismäßig kurze Zeit erfolgen; im allgemeinen soll die Dauer einer Stunde nicht überschritten werden.

Die an Stelle der Blutleere angewandte venöse *Blutrückstauung* birgt ohne Zweifel wesentlich geringere Gefahren. Bekanntlich wurden auch gegen die von A. BIER so warm empfohlene Venenstauung zahlreiche Einwände erhoben. Sie beziehen sich in erster Linie auf die Möglichkeit der Entstehung von Gefäßwandthrombosen. Mit dieser Gefahr ist allem Anschein nach namentlich bei frischen entzündlichen Gewebsveränderungen zu rechnen. Soweit ich das Schrifttum übersehe, wurde jedoch mit einer Ausnahme noch von keiner Seite über Thrombosen im Anschluß an die BIERsche Stauung nach intraarterieller Heilmitteleinspritzung berichtet. Die arterielle Therapie ist allerdings ein noch zu wenig verbreitetes Behandlungsverfahren und die zusätzliche venöse Stauung dabei zu selten angewendet worden, als daß bereits größere Erfahrungen über nachteilige Auswirkungen dieses Vorgehens vorliegen könnten.

Bisher beobachtete nur A. LANG, der bei vier Kranken mit schweren Phlegmonen an den Gliedmaßen intraarterielle Vucininjektionen ausführte und anschließend staute, solche Thrombosen. Sie traten in zwei Behandlungsfällen auf. Als Ursache vermutete LANG den nachteiligen Einfluß der Stauung. Er führte deshalb im Tierversuch Vucin- und Kochsalzeinspritzungen in Schlagadern mit und ohne zusätzliche Drosselung des Blutabflusses durch und erlebte nur an den gestaut gewesenen Gliedmaßen Thrombosen. Er ist infolgedessen geneigt, ihre Entstehung auf die zusätzlich angewendete Venenstauung zurückzuführen. Auf Grund seiner zahlenmäßig allerdings nur wenig umfangreichen experimentellen Untersuchungen war er dazu zweifellos berechtigt. Da aber weitere gleichlautende Erfahrungsberichte bisher nicht vorliegen, wird man eine Bestätigung abwarten dürfen, bevor die Anwendung einer mäßigen venösen Stauung als unterstützende Maßnahme bei Durchführung der arteriellen Therapie abzulehnen ist.

Schlußbetrachtungen

Die in den vorangehenden Kapiteln zur Darstellung gebrachte arterielle Therapie fügt sich gewissermaßen als Schlußstein in die bekannten und üblichgewordenen Darreichungsformen von Heilmitteln ein. Wie diese besitzt sie bestimmte Vorteile und Nachteile. Aus ihrer Eigenart als gezielte intravasale Heilmittelzuführung, die nur regionär in einem Segment des Gefäßsystems zur Auswirkung kommt, ergeben sich die Anzeigen für ihre Anwendung. Alle Behandler, die sich bisher theoretisch oder praktisch mit der arteriellen Therapie beschäftigt haben, vermochten sich auch den bestechenden Vorzügen dieses Behandlungsweges nicht zu entziehen. Innerhalb ihres Anzeigebereiches überwiegen die Vorteile der arteriellen Heilmittelanwendung durchaus deren Nachteile und Gefahren. Im Einzelnen sind in Anlehnung an die einleitend angeschnittenen Fragegestellungen folgende Gesichtspunkte besonders hervorzuheben:

Das Verfahren verbindet die Vorzüge der örtlichen Arzneimittelanwendung mit denen der Heilmitteleinwirkung durch Vermittlung des Blutkreislaufes. Durch die arterielle Therapie werden Krankheitsherden im Stromgebiet arterieller Stammgefäße Arzneimittel in sonst nicht zulässiger Menge und Konzentration unmittelbar zugeleitet. Die Zuführung erfolgt mit dem physiologischen Blutzufluß. Sie gewährleistet eine gleichmäßige, auf alle erkrankten Gewebsabschnitte sich erstreckende Auswirkung der eingespritzten Heilmittellösungen. Beim Vorliegen örtlicher Infektionen erfolgt die Heranbringung antibakteriell wirkender Stoffe außerdem entgegengesetzt der Ausbreitungsrichtung der Infektion.

Schon die Beschränkung der Methode auf ein Teilgebiet des Körpers erlaubt wesentlich höhere Dosierungen als jede andere Darreichungsform mit Ausnahme vielleicht der örtlichen Anwendungsweise. Dabei bleibt die einzelne Arzneimittelgabe weit unter der Menge, die unter Benutzung des gesamten Kreislaufes benötigt würde, um eine gleichstarke Wirkung vom Blut aus zu erzielen. Gleichzeitig werden mögliche nachteilige Allgemein- oder Nebenwirkungen der verwendeten Heilmittel auf ein Geringstmaß herabgesetzt, da sie erst nach Passage der peripheren Strombahnen in den allgemeinen Kreislauf gelangen. Zudem erfahren die eingespritzten Stoffe im Gebiet der Endstrombahn je nach ihrer Wirkungsweise und chemischen Zusammensetzung eine weitgehende Umwandlung, Anlagerung oder Entgiftung, die auf eine Abschwächung ihrer allgemeinen Wirksamkeit hinausläuft.

Der Wirkungsbereich der arteriell zugeführten Arzneimittel umfaßt außer den Gefäßen und den gefäßsteuernden Nerven die Gewebssäfte und das Gewebe selbst. Grad und Art der Wirkung sind in hohem Maße von der Antwortfähigkeit der Zellen abhängig, die sich unter physiologischen wie pathologischen Bedingungen verschieden verhalten. Therapeutische Einflüsse werden sowohl mit echtgelösten Stoffen wie mit speicherbaren Substanzen erzielt. Inwieweit die unmittelbare Heranführung großer Arzneimittelmengen auf dem Gefäßwege eine weitere Wirkungssteigerung bedeutet, ist noch ungewiß. Vieles spricht dafür, daß mit der größeren Reaktionsgeschwindigkeit nach intraarterieller Stoffzuführung eine gesteigerte Heilmittelwirkung verbunden ist.

Ungeklärt ist ferner, in welchem Umfange und in welcher Zeit arteriell zugeführte Stoffe ihren pharmakologischen Einfluß ausüben. Diese Frage ist in doppelter Weise bedeutsam, einmal für die Abschätzung der Menge des Stoffes, die nach Durchlaufen der peripheren Strombahn in das Gesamtblut gelangt, zum anderen im Bezug auf die Wirkungsstärke der Heilmittel, die nur kurze Zeit im regionären Stromgebiet verweilen. Auf die Verweildauer kommt es vor allem dann an, wenn die Einspritzung eines Mittels zwar in großer Menge und hoher Konzentration erfolgt, aber nicht wiederholt werden kann. Nach den vorliegenden klinischen Erfahrungen ist mit einer ausreichenden therapeutischen Wirksamkeit bereits bei einmaliger intraarterieller Einspritzung geeigneter Heilmittel zu rechnen.

Die Art der verwendeten Stoffe bestimmt Angriffsort und Wirkungsweise. Gefäßmittel greifen an anderen Zellverbänden an und wirken anders als Seren und Vakzine; Antibiotika sind in ihrer Wirkung auf Erreger abgestellt und Insulin entfaltet seinen Einfluß bereits in der Gewebsflüssigkeit. Allen Heilmitteleinspritzungen gemeinsam scheint ein Umstimmungsreiz auf das Gewebe des arteriellen Stromgebietes zu sein.

Die Wahl des Heilmittels richtet sich nach Krankheitsursprung und therapeutischer Absicht. Dabei ist es durchaus möglich, mehrere Stoffe verschiedener Angriffs- und Wirkungsweise zusammen anzuwenden.

Der Zutritt arteriell zugeführter Stoffe zum Gewebe läßt sich durch vorausgeschickte Blutleere oder Stauung steigern, da beide Maßnahmen die Durchlässigkeit der Gefäßwände erhöhen.

Ausbreitung und Verweildauer der zugeführten Heilmittellösungen hängen außer von der Art der verwendeten Arzneimittel weitgehend von den örtlichen Durchblutungsverhältnissen ab. Hyperämie steigert infolge erhöhter Strömungsgeschwindigkeit die Ausbreitung wie die Aufsaugung und Abführung der in die Gewebsflüssigkeit übergehenden Stoffe, Strömungsverlangsamung und venöse Stauung erhöhen dagegen ihre Verweildauer. Aus diesen Feststellungen ergeben sich Beeinflussungsmöglichkeiten des therapeutischen Vorgehens Schon kurzdauernde Absperrung der Arterie oberhalb der Einspritzungsstelle drosselt den Blutzufluß zum

Gewebe und verlangsamt dadurch die Durchströmung des Versorgungsgebietes. Blutleere nach der Injektion wirkt gleichartig und zudem wie venöse Stauung. Venenstauung allein hemmt den Blutrückfluß und bewirkt dadurch eine Verzögerung des Abtransportes der eingespritzten Mittel.

Dagegen empfiehlt es sich nicht, aktive Hyperämie mit der arteriellen Therapie zu verbinden, weil sie den Stoffwechsel steigert und die Verweildauer der Stoffe im Stromgebiet herabsetzt. Vorhandene Durchblutungsstörungen machen hyperämisierende Maßnahmen in der Regel überflüssig, weil die intraarterielle Injektion allein schon eine reaktive Hyperämie nach sich zieht. Die Reizung des Gefäßnervengeflechtes führt zu Erweiterungsreaktionen in der Kreislaufperipherie. Außerdem wirkt jede arterielle Stoffzuführung zum Gewebe durch Freisetzen körpereigener Wirkstoffe mit gefäßerweiternder Wirkung im gleichen Sinne.

In Entzündungsgebieten ist künstliche Hyperämisierung erst recht unnötig, da entzündliche Gewebsveränderungen stets mit örtlicher Strömungsverlangsamung einhergehen; dagegen ist zusätzliche venöse Stauung angezeigt, um die Verweildauer gelöster Stoffe zu erhöhen.

Durchblutungsstörungen und Infektionen in der Peripherie des Körpers sind die beiden wichtigsten Anwendungsgebiete der arteriellen Therapie. Die Behandlung der Durchblutungsstörungen geht in der Hauptsache die innere Medizin an, die Infektionsbekämpfung fällt in den Aufgabenbereich der Chirurgie. Der arteriellen Therapie funktionell wie anatomisch bedingter peripherer Durchblutungsstörungen kommt die Bedeutung eines selbständigen Behandlungsverfahrens zu. Für die chirurgische Therapie lokalisierter Infektionen ist die arterielle Heilmittelzuführung von ergänzendem und unterstützendem Wert; sie macht operative Eingriffe weder überflüssig noch schließt sie diese aus.

Für den großen therapeutischen Nutzen des arteriellen Blutweges bei der Heilmittelanwendung sprechen die von fast allen Befürwortern des Verfahrens beobachteten außerordentlichen Erfolge selbst nach nur einmalig durchgeführter Einspritzung. Bereits mit völlig unzulänglichen Mitteln wurden überraschende Ergebnisse erzielt, doch steht es außer Zweifel, daß anhaltendere und durchschlagendere Wirkungen nur durch eine wiederholte Anwendung intraarterieller Heilmitteleinspritzungen zu erreichen sind. Das gilt namentlich für die therapeutische Beeinflussung von Durchblutungsschäden; ihre fast ausnahmslos chronische Verlaufsform macht die Verabreichung wirksamer Gefäßmittel über längere Zeit hin erforderlich.

Bei schweren eitrigen Infektionen der Gliedmaßen bereits von einer einzigen Heilmittelzuführung einen Umschwung zu erwarten, scheint gleichfalls zuviel verlangt. Erstaunlicherweise aber haben trotzdem die an Stelle der früher benutzten antiseptischen Lösungen verwendeten modernen Antibiotika wiederholt schon bei einmaliger arterieller Verabfolgung überraschend günstige Wirkungen auf Allgemeinzustand und örtlichen Infektionsverlauf erzielen lassen. Die arterielle Anwendung von Sulfonamiden und Penicillinen scheint die Chirurgie dem Fernziel, Infektionen im wahrsten Sinne des Wortes im Keime ersticken zu können, wesentlich näher zu bringen.

Die Musterung der klinischen Erfolge, wie sie das Schrifttum ausweist, läßt ferner bei arterieller Verwendung von Seren und Vakzinen therapeutische Ergebnisse erkennen, die in diesem Maße nicht zu erwarten waren. Die arterielle Therapie greift offenbar viel unmittelbarer und bedeutend wirkungsvoller in das Zell- und Gewebsleben ein, als jede andere Heilmitteldarreichung. Das scheint insbesondere für die bisher viel zu wenig gewürdigten örtlichen Schutz- und Abwehrleistungen des Körpers zuzutreffen. Auch in dieser Beziehung ist die direkte Erreichbarkeit des Krankheitsherdes und die Vermeidung jeder Verzettelung der Heilmittelwirkung durch den Umweg über den Gesamtkreislauf zweifellos von ausschlaggebender Bedeutung. Es wird daher Aufgabe weiterer Untersuchungen, vor allem experimenteller Art, sein müssen, die beobachteten Wirkungen in ihren Grundlagen zu klären und klinisch nutzbar zu machen.

Die therapeutische Beeinflußbarkeit spezifischer Infektionen durch intraarterielle Einspritzungen liegt ebensowenig außerhalb des Bereiches der Möglichkeiten; ihr steht bisher, namentlich im Hinblick auf die Behandlung von Organ- und Gelenktuberkulosen, das Fehlen geeigneter Heilmittel entgegen.

Sollten Stoffe aufgefunden werden, die wirklich krebszellenvernichtend wirken, dann würde ihre Zuführung auf dem Blutwege auch bei inoperablen bösartigen Geschwülsten, die ihren Sitz im Versorgungsgebiet zugänglicher arterieller Gefäße haben, nichts im Wege stehen.

Die technischen Schwierigkeiten und die Gefahren der arteriellen Einspritzungsbehandlung sind einerseits nicht so groß, daß sie ein Hindernis bilden könnten oder die Anwendung des Verfahrens auf breiterer Grundlage ausschlössen. Der Ausbau der perkutanen Injektionstechnik läßt sowohl Wiederholungseinspritzungen wie eine Erweiterung der Anzeigegebiete zu. Die arterielle Therapie wird zwar niemals Allgemeingut, in der Hand geübter und die Gefahrenquellen beachtender Behandler aber sicherlich ein wichtiger Bestandteil des ärztlichen therapeutischen Rüstzeugs werden können und der Bedeutung der intravenösen Zuführungsweise von Arzneimitteln kaum nachstehen. Die Technik ist bei einigem Geschick zu erlernen, die Gefahren lassen sich vermeiden.

Andererseits ist kaum zu befürchten, daß die arterielle Therapie, wie so viele andere, rasch in Mode gekommene Heilverfahren zunächst eine überschwängliche Aufnahme erfährt, um dann in unverdiente Vergessenheit zu geraten. Vielmehr ist zu erwarten, daß sich die arterielle Anwendungsweise bei bestimmten örtlichen Krankheitszuständen jeder anderen Form der Arzneimittelverabfolgung gegenüber als überlegen erweisen wird. Diese Aussicht besteht zumindest für schwere örtliche Eiterungen an den Gliedmaßen, deren therapeutische Beeinflussung sich in so eindrucksvoller Weise, wie es mitunter durch eine einzige arterielle Sulfonamid- oder Penicillinzuführung gelingt, weder durch örtliche Anwendung der gleichen Mittel noch durch perorale oder parenterale Stoßbehandlung erreichen läßt.

Schrifttum

ADLER, H., und F. REIMANN, Beitrag zur Funktionsprüfung des retikulo-endothelialen Apparates. Z. ger. u. exp. Med. **47**, 617 (1925).

AMORIEN, A., Vom Gebrauch intraarterieller Injektionen bei der Behandlung der Knochen- und Gelenktuberkulose. Rev. Tbc. (Bras.) **6**, 561 (1937); Ref. Z. org. Chir. 88, 438 (1938).

ANDREOIU, C., und K. COCORA, Intraarterielle Chemotherapie in Fällen von Infektionen der Gliedmaßen. Spital **60**, 92—94 (1940); Ref. Z. org. Chir. **86**, 486.

ANGENANDT, Inaug. Diss. Kiel 1945.

ARNULF und FRIEH, Intraarterielle antiseptische Injektionen bei Infektionen der Extremitäten. Presse med. Nr. 31.

BACHLECHNER, K., Die intrakardiale Injektion. Erg. Chir. u. Orthop. **16**, 1 (1923).

BARATH, E., Über neue Methoden zur Feststellung von peripheren Gefäßstörungen. Klin. Wschr. **1940**, 1289.

BERBERICH, J., und S. HIRSCH, Die röntgenologische Darstellung der Arterien und Venen am lebenden Menschen. Klin. Wschr. **1923**, 2226.

BERCZELLER, L., Die Organisation des lebenden tierischen Gewebes vom funktionellen Standpunkt. Klin. Wschr. **1926**, 1669.

BEUTEL, A., und O. KLEIN, Perkutane Arteriographie als therapeutische Methode. Ref. Med. Klin. **1936**, 899.

BIER, A., Hyperämie als Heilmittel. Vogel, Leipzig 1907.

BIRGOLAW, Zur Frage der Bedeutung der Abschnürung bei intravaskulärer Einführung des Kokains. Wratsch **1910**, Nr. 43; Ref. Zbl. Chir. **1911**, 46.

BLEICHRÖDER, F., Intraarterielle Therapie. Berl. klin. Wschr. **32**, 1503 (1912).

BÖHM, F., Chemotherapieforschung gegen Tuberkulose. Dtsch. med. Wschr. **1947**, 679.

BOSSE, P., G. BOSSE und H. M. JÄGER, Die örtliche Sulfonamidtherapie. Wiss. Verlagsges., Stuttgart 1943.

BORELLI, A., Segmentäre intraarterielle Vakzinebehandlung. Dtsch. med. Wschr. **1937**, 61.

BRAUN, H., Die örtliche Betäubung. Ambr. Barth, Leipzig 1921.

Ders., Die arteriovenösen Anastomosen. Med. Klin. **1944**, Nr. 9/10.

BROBEIL, A., Verbesserte Methode zur perkutanen Arteriographie. Dtsch. med. Wschr. 1947, 257.

BROMANN, T., Weitere Untersuchungen über die Farbindikatormethode als Funktionsprobe der Bluthirnschranke (BHS.) im Tierexperiment. Acta Physiologica Scandinavica **1941**, Vol. 2.

BRUNNER, W., Chemotherapie mit Sulfonamidverbindungen unter Berücksichtigung der chirurgischen Infektionen. Zbl. Chir. **1941**, 482.

Ders., Über die ersten Versuche der Behandlung chirurgischer Infektionen mit Sulfonamidthiazol. Dtsch. Z. Chir. **255**, 28 (1941).

BÜRKLE, H., — DE LA CAMP, Blutgefäßdarstellung bei gefäßverengernden Vorgängen, Arch. klin. Chir. **173**, 798 (1932).

CHARBONNEL et MASSÉ, Arteriographie des membres avec l'iodure de sodium. Sa valeur dans les arterites et gangrenes. (Arteriographie der Gliedmaßen mit Jodnatrium. Ihr Wert bei Arterisitis und Gangrän.) Bord. chir. **1**, 5—22 (1930).

CLARA, M., Die arterio-venösen Anastomosen. Leipzig 1939.

CZYLARZ und DONATH, Über Entgiftung im Tierkörper. Zbl. inn. Med. **1900**, Nr. 13.

DEMEL, R., Die diagnostische und therapeutische Bedeutung der Kontrastfüllung peripherer Gefäße bei Extremitätengangrän. Arch. klin. Chir. **173**, 792 (1932).

DEMEL, R., V. KOLLER und M. SGALITZER, Zur Klinik der Arteriographie. Bruns Beitr. **152**, 609—617 (1931); Ref. Z. org. Chir. **56**, 482 und **57**, 240.

Diess., Die klinischen Ergebnisse der Arteriographie bei Erkrankungen peripherer Arterien. Mitt. Grenzgeb. Med. u. Chir. **42**, 357—391 (1931).

DEMIRLEAU, J., und GUENANT, Die intraarterielle Sulfonamidbehandlung der schweren Infektionen der Gliedmaßen. Presse med. **42**, 580—581 (1942).

DENECKE, K., Technik und Anwendungsmöglichkeiten der Extremitätenarteriographie. Arch. klin. Chir. **180**, 415 (1934).

DENK, W. Zur Behandlung der arteriellen Embolie. Münch. med. Wschr. **1934**, 437.

DIMITZA, A., und W. JAEGER, Zur Arteriographie der Extremitäten. Arch. klin. Chir. **196**, 631 (1939).

DRESSEL, K., und F. HIMMELWEIT, Zur Technik der Arterienpunktion. Klin. Wschr. **1929**, 504.

DYES, O., Angiographie. Fschr. Röntgenstr. **63**, 63 (1941).

EHRISMANN, O., Vergleichende Untersuchungen über die intraarterielle und intravenöse Applikation von Giften. Arch. exper. Path. (D.) **131**, H. 3/4 (1928).

ENDERLEN, E., und JUSTI, Zur Technik der intraarteriellen Injektion bei Gehirnerkrankungen. Dtsch. Z. Chir. **154**, 214.

FELIX, K., Die Physiologie der körpereigenen gefäßerweiternden Substanzen. Oeynhausener Ärztevereinskurs 1936. Verlag Steinkopf, Dresden.

FLÖRKEN, H. Das heilende Skalpell. Verlag Urban & Schwarzenberg, Berlin 1947.

FOURMESTRAUX, J. DE, und DE FREDET, La voie artérielle en thérapeutic chirurgicale. (Der arterielle Weg in der chirurgischen Behandlung. Mém. Acad. Chir. **63**, 1347—1354 (1937). Ref. Z. org. Chir. **87**, 324 (1938).

FORSSMANN, W. Die Sondierung des rechten Herzens. Klin. Wschr. **1929**, 2085.

FREY, S., und H. G. ZWERG, Die röntgenologische Darstellung der Gefäße am lebenden Tiere und Menschen (Vasographie). Dtsch. Z. Chir. **232**, 173 (1931); Ref. Z. org. Chir. **55**, 532.

FRIED, W., Der sowjetische Fünfjahresplan für Medizin. Dtsch. Gesdh.wes. **1947**, 433.

FRIEDEMANN, U., und A. ELKELES, Über isolierte Hirn- und Rückenmarksnarkose. Z. exper. Med. **80**, 1 und 2 (1931).

Diess., Kann die Lehre von der Bluthirnschranke in ihrer heutigen Form aufrechterhalten werden? Dtsch. med. Wschr. **1931**, Nr. 46.

Diess., Experimentelle Untersuchungen über die Blutzirkulation im Gehirn unter physiologischen und pathologischen Bedingungen. Klin. Wschr. **1931**, Nr. 49.

FRIEDEMANN, ZAGER und HOLLANDER, J. Immunol. (Am.) **36**, 219 und 473 (1939).

FRIEDRICH, H., Extremitätengangrän nach intraarterieller Injektion. Med. Klin. **1938**, 1643

FRITZSCHE, E., Beitrag zur intraarteriellen Serumbehandlung des Tetanus. Chirurg **1936**, 450

GLASUNOW, M., Durchspülungsversuche mit Trypanblau an überlebenden Aorten. Virchows Arch. **161**, 837 (1926).

GIRADIER, J. DE, Behandlung von Erfrierungen durch Sympathikustherapie. Presse med. **1941**, Nr. 5/6; Ref. Zbl. Chir. **1941**, 1714.

GOLDHAHN, R., Erblindung nach Magengeschwürsblutung, ein Behandlungsvorschlag. Zbl. Chir **1944**, 96.

GOINARD, P., MOND, ZAIN LEMAIRE und PIÉTRI, Intraarterielle Injektionen von Gentianaviolett. Presse med. **1935**, Nr. 5.

GOYANES, Arterielle Anästhesie. 3. spanischer Chirurgen-Kongreß, 1910; Ref. Zbl. Chir. **1911**, 1600.

Ders., On nuovo me'todo de anestesia regional. (Eine neue Methode der regionären Anästhesie.) Rev. cliniko de Madrid **1909**, 1; Ref. Zbl. Chir. **1909**, 791 und Dtsch. med. Wschr. **1909**, 198.

HÄMMERLI, Über die Extremitätenarteriographie mit Äthyltrijodstearat. Fschr. Röntgenstr. **60**, 173 (1939).

HARPUDER, K., I. D. STEIN und J. BYER, Effect of arterio-venous shunt in peripheral vascular disaese. (Die Wirkung arterio-venöser Kurzschlüsse bei Erkrankungen peripherer Gefäße. Arch. phys. Ther. **19**, 272—278 (1938); Ref. Z. org. Chir. **89**, 620.

HAWILCZEK, H., Die Durchblutung der Niere im Rahmen des Gesetzes der Leistungszweiteilung des Kreislaufes. Ärztl. Forschg. **1948**, H. 17, 265.

Ders., Vasa privata und Vasa publica. Verlag Hippokrates 1929.

HELLNER, A., Erfahrungen über Einspritzungen von Sulfonamiden in Gelenke. Chirurg **1948**, 334.

HENRIET, J., A propos de la therapeutique par voie arterielle. Un cas de gangrene gazeuse traite par le serum et le mercurochrome intra-arteriels (guerison). (Zur Behandlung mit Einspritzungen in die Arterien. Heilung eines Falles von Gasbrand durch Injektion von Gasbrandserum und Merkurochrom.) Rev. méd. Suisse rom. **57**, 817 (1937); Ref. Z. org. Chir. **87**, 87 (1938).

HENSCHEN, K., Die Wiederbelebung des Herzens durch peri- und intrakardiale Injektion, durch Herzaderlaß und Herzinfusion. Schweiz. med. Wschr. **1920**, Nr. 14.

HESS, FR. O., Intraarterielle Injektion zu therapeutischen Zwecken. Dtsch. med. Wschr. **1923**, 29—30.

Ders., Die Wirkung intraarterieller Adrenalininjektion auf den arteriellen und venösen Blutdruck beim Menschen. Arch. exper. Path. (D.) **91**, (1921).

HOFF, F., und W. LAUWER, Permeabilität der menschlichen Kapillaren. Z. exper. Med. **51**, 1 (1926).

HOMUTH, O., Die Rolle der Körperflüssigkeiten bei der Vitalfärbung von Zellen und Fasern. Z. exper. Med. **55**, H. 3/4 (1927).

HOOK, W., Vorläufige Mitteilung über intraarterielle Penicillininjektionen. Dtsch. Gesdh.wes. **1948**, 242.

HOTZ, Arterielle Anästhesie. Beitr. klin. Chir. **76**, H. 3 (1911).

HOYER, H., Über die unmittelbaren Verbindungen zwischen Arterien und Venen. Leipzig 1872.

HUNEKE, Krankheit und Heilung — anders gesehen. Verlag Staufen, Köln.

IVANOW, V., et V. KUVANOV, Au sujet de l'injection arterielle de solutions antiseptiques dans un but therapeutique. (Über die Einführung von antiseptischen Flüssigkeiten in die Arterien zu therapeutischen Zwecken.) Chirurgija (russ.), **1939**, Nr. 9, 28—31.

JARISCH, A., Medikamentöse Beeinflussung von Kälteschäden. Klin. Wschr. **1944**, H. 21/26.

JORNS, G., Intraarterielle Sulfonamidanwendung. Chirurg **1947**, 625.

Ders., Der Stoffzutritt zum Gehirn. Ärztl. Fortbildg. **1944**, 245.

Ders., Zur Frage des Stoffaustausches zwischen Blut und Gehirn. Med. Klin. **1936**, Nr. 1.

JUNG, A., und H. FELL, Arteriographie, Sympathikusinfiltration und Sympathektomie bei Erfrierungsschäden. D. Z. Chir. **255**, 249 (1942).

KALBFLEISCH, H. H., Zur allgemeinen Pathologie der malignen Tumoren mit Hinweis auf die Segmentpathologie der Tumoren des Magen-Darmkanals. Dtsch Gesundh.wes. **1947**, 41.

KATZ, K., und W. v. STRENGE, Untersuchungen über die arteriovenösen Anastomosen des Mesenterialkreislaufes. Arch. klin. Chir. **4**, 191 (1938).

KLEIN, O., und A. SCHALLY, Über die Einwirkung von Perabrodil und Uroselectan auf die Zirkulation und den inneren Gaswechsel bei peripheren Zirkulationsstörungen. Med. Klin. **1937**, Nr. 42, 1395.

Diess., Über die Zweiphasenwirkung von Kapillargiften auf den inneren Gaswechsel und deren Bedeutung in therapeutischer Hinsicht. Klin. Wschr. **1938**, 504.

KLEIN, O. und K. GOTSCH, Über die Wirkung des Strophantins auf den inneren Gaswechsel bei intraarterieller Injektion. Z. exper. Med. **101**, 219 (1937).

KLEINE, Über Entgiftung im Tierkörper. Z. Hyg. usw. **1901**, 36.

KNAUER, A., Über die Behandlung der Paralyse und der Hirnsyphilis mit Salvarsaninjektion in die Karotiden. Münch. med. Wschr. **1919**.

KOHLHARDT, Über Entgiftung des Kokains im Tierkörper. Verh. dtsch. Ges. Chir. **1901**, 2.

KRAMER, W., Fortschritte auf dem Wege zu einer Chirurgie ohne Eiter. Zbl. Chir. **1948**, 120.

KRAUS, H., Die Wirkung verschiedener Jodpräparate auf die peripheren Gefäße nach intraarterieller Injektion. Arch. exper. Path. (D.) **179**, H. 4/5 (1935).

KUGELMEIER, L. M., Eupaverin bei Embolie in der Arteria femoralis. Med. Klin. **1939**, 49.

Ders., Intraarterielle Infusion und Transfusion. Münch. med. Wschr. **1944**, 261.

Ders., Embolischer Verschluß beider Arteriae communes mit ischämischer Paraparese der unteren Extremitäten bei Mitralendokarditis. Dtsch. med. Wschr. **1940**, H. 6.

KUHLENDAHL, H., Betrachtungen zur Frage endolumbaler Behandlung mit Sulfonamiden. Zbl. Neurochir. **1943**, 234.

LÄWEN, A., Pathologie und Therapie des peripheren Kreislaufes. Oeynhausener Ärztevereinskurs. Verlag Steinkopf, Dresden III/1936.

LANG, A., Über innere Desinfektionsversuche mit Vuzin usw. Dtsch. Z. Chir. **158**, 390 (1920).

LAUWERS, Behandlung von Krebs mit intraarteriellen Einspritzungen. (Vortrag.). Arch. klin. Chir. **173**, 242 (1932).

LEINER, W., Arterielle Embolie. Klin. Wschr. **1937**, Nr. 18.

LÉRICHE, R., A propos de la therapeutique des infections par voie intraarterielle. (Zur Therapie der Infektionen auf intraarteriellem Wege. Mém. Acad. Chir., Par. **66**, 47 (1940).

Ders., Zur intraarteriellen Behandlung von Infektionen. Mém. Acad. Chir., Par. **64**, 220 (1938).

LÉRICHE, R., und FONTAINE, Notwendige Bedingungen, Resultate und Technik der Arterioektomie bei arterieller Obliteration. Dtsch. med. Wschr. **1936**, Nr. 9; Med. Welt **1935**, 851.

LETTERER, E., Histologische und experimentelle Untersuchungen über die Brauchbarkeit der Funktionsprüfungen des retikulo-endothelialen Systems. Z. exper. Med. **93**, 89 und 103 (1934).

Ders., Probleme der Speicherung und der Speicherkrankheiten. Ärztl. Forschg. **1948**, H. 9/10.

LEWIS, TH., Gefäßstörungen der Gliedmaßen. Verlag Georg Thieme, Leipzig 1938.

LIPPROSS, Vergleichende Gewebsthermometrie. Klin. Wschr. **1**, 49 (1941).

LÖB, W., Bemerkungen zur intraarteriellen Therapie. Berl. klin. Wschr. **1912**, 1504.

LÖFFLER, L., Die Arteriographie der Lunge und die Kontrastdarstellung der Herzhöhlen am lebenden Menschen. Verlag Georg Thieme, Leipzig 1946.

LUCCARELLI, V., L'angioterapia arteriosa nelle affezioni gravi degli arti. (Die arterielle Angiotherapie bei den schweren Erkrankungen der Gliedmaßen.) Policlinico **1938**, 1985—1999, 2038—2044; Ref. Z. org. Chir. **92**, 684.

Ders., Über intraarterielle Injektionen bei Infektionen an den Extremitäten. Policlinico **1935**, H. 46; Ref. Zbl. Chir. **1936**, 2347.

MARQUES, R. und ABREU e LIMA, Intraarterielle Injektionen bei Infektionen der Extremitäten Arqu. brasil. Cir. e Ortop. **6**, 374—385; französische u. englische Zusammenfassung 884 (1938).

MARSOVSZKY, P. v., Die reaktive Erwärmung der Haut bei peripheren Durchblutungsstörungen. Klin. Wschr. **1941**, 768.

MEIER, R., und R. TH. MEYER, Über den peripheren Angriffspunkt des Priscols am Gefäßsystem. Schweiz. med. Wschr. **1941**, 1206.

MEYER, Grundlagen der spasmolytischen Behandlung der Extremitätenembolie. Fschr. Ther. **15**, H. 4, 209; Ref. Dtsch. med. Wschr. **1939**, H. 35.

MONIZ, E., Die zerebrale Arteriographie und die intrakranielle Drucksteigerung. Rev. neur. B. Air. **36**, 1122 und 1136; Ref. f. d. R. **41**, H. 1, 114 (1930).

MOSER, H., Über Erfrierungen. Dtsch. med. Wschr. **1942**, 549.

MÜLLER, H. A., Über das Lumen der Arteria radialis. Klin. Wschr. **1928**, H. 1, 700.

NASSETTI, Dell' anestesia regionale endovasale. Policlinico **1911**, Nr. 11; Ref. Z. Chir. **1912**, 478.

NIKITIN, Transfusion arterialisierten Blutes als Maßnahme beim Schock, Blutverlust und klinischem Tod. Chir. „Grekow" **67**, H. 1 (1947).; Ref. Zbl. Chir. **1948**, H. 5.

NONNENBRUCH und WENZEL, Intraarterielle Trypaflavintherapie septischer Herde an den Extremitäten. Dtsch. med. Wschr. **1932**, 456.

NOVAK, E. v., Über die intrakardiale Injektion. Dtsch. Z. Chir. **250**, 310 (1938).

NUSSELT, H., Beitrag zur Unterbindung der Arteria carotis communis. Chirurg **1947**, 503.

NYSTRÖM, G., Zur Therapia sterilisans localis paracapillaris. Zbl. Chir. **1918**, Nr. 46.

OPPEL, W. A. v., Zur Frage der arteriellen Anästhesie. Wratsch **1910**, Nr. 2; Ref. Zbl. Chir. **1910**, 547.

Ders., Experimentelle Grundlagen der arteriellen Anästhesie. Wratsch **1909**, Nr. 19; Ref. Münsch. med. Wschr. **1909**, 1772.

PEREIRA, S., und A. RODRIGUES, Die Behandlung schwerer Gliedmaßeninfektionen auf arteriellem Wege in Verbindung mit der äußeren örtlichen Therapie. Rev. Orthop. (Fr.) **27**, 19 (1941); Ref. Zbl. Chir. **1942**, 143.

PEREIRA, S., A. RODRIGUES und R. CARVALHO, Die lumbale Sympathektomie, die lumbale Novocaininjektion, die unilaterale Splanchnikusresektion und der Vergleichswert dieser Maßnahmen auf die Beurteilung des Kollateralkreislaufes der Glieder. Presse med. **1939**, Nr. 87,; Ref. Zbl. Chir. **1942**, Nr. 3, 121.

PERRET, W., Die versehentliche intra- oder periarterielle Injektion bei intravenöser Injektion in der Ellenbeuge. Chirurg **1947**, 458.

PHILIPPIDES, D., Klinische Untersuchungsmethoden bei peripheren Gefäßstörungen. Chirurg **13**, 129 (1941).

Ders., Die Technik der Arteriographie. Chirurg **1942**, 585.

RATSCHOW, M., Leistung und Bedeutung der Vasographie als Funktionsprüfung der peripheren Blutgefäße. Fschr. Röntgenstr. **1937**, 253.

Ders., Die peripheren Durchblutungsstörungen. Med. Praxis **27**. Verlag Steinkopff, Dresden 1946.

Ders., Die Bedeutung der Arteriographie für die Diagnose und Behandlung der Gefäßkrankheiten. Ther. Gegenw. **80**, 359 (1939).

REGENBOGEN, E., Über intrakardiale Bluttransfusion und Infusion. Dtsch. med. Wschr. **1946**, Nr. 9/10.

RENDANO, C., Intraarterielle Eupavererininjektion zur Behandlung trophischer Störungen an den Extremitäten infolge Gefäßerkrankungen. Policlinico **1941**, H. 12; Ref. Zbl. Chir. **1943**, 1420.

REPETTO, E., Le modificazioni istologiche prodotte dalle iniezioni endoarteriose di violetto di genziana. Ricerche sperimentali. (Die histologischen Veränderungen nach endoarteriellen Gentianaviolettinjektionen.) Policlinico **45**, 134 (1938); Ref. Z. org. Chir. **88**, 436 (1938).

RINTELEN, G., Die Arteriographie als diagnostisches und therapeutisches Hilfsmittel. Zbl. Chirg. **11**, 615 (1937).

RITTER, C., Zur Resorption wasserlöslicher Stoffe im blutleeren Gewebe. Arch. klin. Chir. **138**, 381 (1925).

ROSENOW, G., Technik der Arterienpunktion. Klin. Wschr. **1927**, II/1378.

Ders., Vortragsreferat. Ref. Chirurgie **1936**, H. 22.

SANTOS, R. DOS, L'arteriographie en serie. (Serien-Arteriographie.) Bull. Soc. nat. Chir. **59**, 35 (1933).

Ders., Arterialinjections with states in the therapy of infections. Surgery (Am.) **5**, 436 (1939).

Ders., La voie arterielle dans la semeiologie et la therapeutique. Arteriographie et Arteriotherapie. (Der arterielle Weg in der Symptomatologie und Therapie, Arteriographie und Arteriotherapie. Arch. ital. Chir. **51** (1938); Donati-Festschrift **2**, 764; Ref. Z. org. Chir. **97**, 170.

SEIFERT, E., Über Kausalgie ohne Nervenverletzung. Ein Beitrag zur Frage der Unterbindung schußverletzter Schlagadern. Dtsch. Z. Chir. **257**, 543 (1943).

SGALITZER, M., und R. DEMEL, Unterscheidung funktioneller und organischer Erkrankungen der Extremitätenarterien durch die Röntgenuntersuchung. Das Doppelinjektionsverfahren. Fschr. Röntgenstr. **56**, 387 (1937).

SIEGEL, J., Durchführung und Erfolge der Sulfonamidtherapie im Kindesalter. Z. ärztl. Fortbildg. **1944**, 337.

SIEGMUND, H., Bemerkungen zur pathologischen Anatomie und Pathologie der Gefäßwandveränderungen bei peripheren Durchblutungsstörungen. Oehnhausener Ärztevereinskurs 1936. Verlag Steinkopff, Dresden.

SINGER, R., Die arterielle Injektion als Behandlungsmethode für periphere Durchblutungsstörungen. Mitt. Grenzgeb. Med. u. Chir. **47**, 69 (1944).

Ders., Zur Behandlung arterieller Durchblutungsstörungen. Vortragsreferat. Med. Klin. **1943**, Nr. 25/26.

SPEHL, G., A propos de quelques cas d'arteriographie des membres. (Über einige Fälle von Extremitäten-Arteriographien.) J. Chir. etc. (Belg.) **1933**, 2; Ref. Z. org. Chir. **63**, 691.

SUNDER-PLASSMANN, P., Zum Raynaud-Problem. Zbl. Chir. **1938**, Nr. 17.

Ders., Die Raynaudsche Erkrankung und ihr Formenkreis. Chirurg. **251**, 125 (1938).

SCHMIDT, W., Die Vasographie mit Uroselectan, eine Methode zur röntgenologischen Darstellung und Funktionsprüfung des peripheren Kreislaufes. Autorreferat nach „Chirurg" **1930**, H. 14, S. 652.

SCHNEIDER, E., Ergebnisse der modernen Chemotherapie in der Chirurgie und ihre topographischen Bedingungen. Med. Klinik **1941**, 385.

SCHNETZ, H., Zur Behandlung peripherer Durchblutungsstörungen. Fschr. Ther. **18**, 315 (1942).

SCHREIBER, M., Zur Behandlung septischer Extremitätenprozesse durch intraarterielle Penicillinverabreichung. Zbl. Chir. **1947**, 1231.

SCHUBERT, G., Künstliche radioaktive Substanzen. Dtsch. med. Wschr. **1944**, 191.

SCHÜLLER, J., Die Ausführung der Arteriographie der Extremitäten. Zbl. Chir. **1944**, 1143.

Ders., Zweijährige Erfahrung in der Arteriographie. Zbl. Chir. **1930**, 1434; Ref. Z. org. Chir. **57**, 181.

SCHÜRER, F. v., Periarterielle Sympathektomie bei schweren Erfrierungen. Zbl. Chir. **1942**, 486.

SCHÜTZE, E., Gefahren der Esmarchschen Blutleere. Chirurg. **1947**, 314.

SCHULEMANN, W., Chemische Konstitution und Wirkung von Arzneistoffen. Med. u. Chem. **1933**.

Ders., Pharmakologische Grundlagen der Infiltrationsanästhesie im Kiefergebiet. Dtsch. Zahn- usw. Hk. **2**, H. 7 (1935).

Ders., Über die Problematik der Beziehungen zwischen chemischer Konstitution und pharmakologisch-therapeutischer Wirkung. Arch. exper. Path. (D.) **181**, 1 (1936).

Ders., Chemische Konstitution und Wirkung von Arzneistoffen. Med. u. Chem. **1933**.

SCHULZE, W., Untersuchungen über die kapillaren und postkapillaren Venen lymphatischer Organe. Z. Anat. u. Entw.gesch. **76**, 421 (1925).

SCHWIEGK, H., Die Gefahren der Esmarchschen Blutleere für den Kreislauf. Zbl. Chir. **1943**, Nr. 45.

STARLINGER, F., Versuche zur Behandlung der eitrigen Hirnhautentzündung. Arch. klin. Chir. **156**, 474 (1929).

STÖR, O., Intraarterielle Einspritzungen, Fehler und Gefahren. Chirurg **1933**.

STRECKER, A., Die kapillare Stromeinheit. Dtsch. Gesundh.wes. **1948**, 359.

STRUPPLER, V., Arteriographie-Nadel. Chirurg **1939**, 736.

STUTZIN, J., Über intraarterielle Desinfektion. Dtsch. med. Wschr. **1918**, Nr. 43.

TRUSS, F., Über die Lymphstrom- und Resorptionsverhältnisse in verschieden stark durchbluteter Haut. Untersuchungen mit Hilfe der Suprareninquaddel. Inaug. Diss., Göttingen 1949.

TUOHY, E. B., Die Technik der Bluttransfusion in die abdominale Aorta. Surgery (Am.) **67**, 510 (1903).

UNGER, E., Bemerkungen zur intraarteriellen Therapie. Berl. klin. Wschr. **1919**, 1504.

WANKE, R., und CHR. RAMM, Klinischer und physiologischer Beitrag zur Osmotherapie (Dehydration) bei Hirndruck. Dtsch. Z. Chir. **231**, H. 7 (1931).

WATZKA, M., Über Gefäßsperren und arteriovenöse Anastomosen beim Menschen. Z. ärzt. Fortbildg. **40**, 5 (1943).

WIEGAND, R., u. E. HEITZ, Zur Funktionsprüfung des reticuloendothelialen Systems (RES.) bei Tuberkulösen. Klin. Wschr. **1**, 388 (1928).

WILDEGANS, H., Arteriographische Untersuchungen beim Gasödem. Chirurg. **1944**, **195**.

WINKLER, A., Sulfonamide und Lokalanästhetika. Med. Klin. **1944**, 237.

WOLFF, H., und G. SCHALTENBRAND, Die perkutane Arteriographie der Gehirngefäße. Zbl. Neurochir. **1939**, Nr. 4, 233.

WÜLFINGHOFF, W., Überempfindlichkeit gegen Kongorot. Dtsch. med. Wschr. **1938**, Nr. 16, 566.

Sachregister

Nachtrag

Da sich das Erscheinen dieses Bandes der „Chirurgie in Einzeldarstellungen" aus äußeren Gründen verzögert hat, macht sich eine *Nachlese* notwendig. Seit der Abfassung des Buches, die in das Jahr 1948/49 fällt, hat die „Arterielle Therapie" eine wesentliche *Weiterentwicklung* erfahren, die ihren Niederschlag in zahlreichen neuen Veröffentlichungen gefunden hat. Namentlich die Einführung des intraarteriell hervorragend verwendbaren Penicillins und die Auffindung neuartiger gefäßwirksamer Stoffe hat die Anwendungsmöglichkeiten der i.a. Einspritzungsbehandlung außerordentlich erweitert. Große Fortschritte und neue Erkenntnisse sind ferner auf dem Gebiet der i.a. Blutübertragung, die inzwischen Eingang in die klinische Chirurgie fand, erzielt worden.

Einer der Punkte, auf die ich im Nachgang zurückkomme, betrifft die

Gefahren der arteriellen Therapie.

Perkutane Arterienpunktion und -injektion stellen mechanische und chemische Reize dar, die durch Erregung vasokonstriktorischer Fasern des Gefäßnervengeflechtes und Irritation der Gefäßmuskulatur eine schmerzhafte Gefäßzusammenziehung am Orte des Einstiches bewirken. Dieser schmerzhafte Verengerungszustand wird bei Verwendung indifferenter, arteriell verträglicher Lösungen in der Regel sehr rasch von einer kräftigen Erweiterungsreaktion abgelöst, die therapeutisch erwünscht und auch diagnostisch verwertbar ist. Anders liegen die Dinge, wenn Lösungen *differenter Mittel* in Arterien eingespritzt werden oder gar paraarteriell oder intramural injiziert werden. Als Folge kann ein hochgradiger, von der Injektionsstelle ausgehender und auf den ganzen peripheren Stromabschnitt übergreifender Gefäßkrampf auftreten, der im ungünstigsten Falle unter Auslösung heftigster Schmerzen den Blutzufluß zum Gewebe völlig absperrt und zur Nekrose führt. In solchen Vorkommnissen liegen die S. 121ff. geschilderten Gefahren der Methode. Die mitgeteilten Beobachtungen dieser Art stellen jedoch, wie ausdrücklich hervorgehoben wurde, *Ausnahmeereignisse* dar. Besonders erfreulich ist in diesem Zusammenhange die Feststellung, daß auch in den vielen neuen Veröffentlichungen, die sich mit der i.a. Einspritzungsbehandlung beschäftigen, über keinerlei ernste Zwischenfälle berichtet wird. Bei technisch sachgemäß durchgeführten Einspritzungen indifferenter Lösungen arteriell verwendbarer Mittel sind demnach keinerlei Gefäßwandschädigungen zu befürchten. Um so eindringlicher ist aber, wie es u. a. H. Steindl getan hat, auf unsachgemäße i.a. Injektionen hinzuweisen. Vor allem sollte der die Injektion begleitende *initiale Gefäßschmerz* als Gradmesser sowohl für die individuell verschiedene Reaktionsbereitschaft des peripheren arteriellen Gefäßsystems, wie für die Verträglichkeit der verwendeten Heilmittel stets sorgfältig beachtet und die Anwendung von Lösungen, deren Einspritzung heftige Schmerzen und starke Gefäßwandreaktionen hervorruft, unterlassen werden.

Um die Schmerzreaktion nicht zu verschleiern, ist der vielfach gebräuchliche *Novocainzusatz*, der völlige Schmerzfreiheit der i.a. Injektion gewährleistet, nur bei solchen Arzneimittellösungen zulässig, deren einwandfreie Verträglichkeit erwiesen ist.

Es gibt übrigens noch andere Gründe für den gelegentlichen Verzicht auf die Beigabe von Novocain oder des jetzt häufiger empfohlenen Procains. So ist der Zusatz bei der Verwendung von Sulfonamidlösungen zu vermeiden (S. 94). R. SINGER verzichtet auf den Novocainzusatz auch bei Azetylcholininjektionen wegen der cholinesterasehemmenden Wirkung des Novocains.

Sehr zweckmäßig ist die Vornahme der *Arterienpunktion in örtlicher Betäubung*, da die Reaktionsbereitschaft der arteriellen Gefäße nach den Beobachtungen STÖRS u. a. dadurch erheblich herabgesetzt wird. Die meisten der in örtlicher Betäubung vorgenommenen Einspritzungen in die arterielle Strombahn werden völlig reaktionslos vertragen. Ein reaktionsmindernder Einfluß kommt ferner der *Novocainausschaltung des sympathischen Grenzstranges* zu. Die Novocainblockade ist deshalb besonders geeignet, drohende Gefahren abzuwenden.

Wie schon R. dos SANTOS beobachtete und spätere Mitteilungen (W. PERRET u. a.) bestätigten, ist die Bereitschaft zur spastischen Gefäßzusammenziehung bei Einspritzungen in die Armschlagadern bedeutend größer als die in die Beinschlagadern. Infolgedessen kommt sowohl vorbeugend wie zur Abwendung von Gefahrenzuständen bei der Vornahme i.a. Injektionen in die Art. axillaris oder brachialis in erster Linie die Stellatumanasthesie in Frage, die bereits dos SANTOS anwandte.

Zur **Injektionstechnik**

selbst wurden nur wenig neue Gesichtspunkte beigesteuert. Die Punktion wird im allgemeinen mit kurz abgeschliffener Kanüle und aufgesetzter Spritze vorgenommen. Sie ist an der Armschlagader etwas heikler als an der Beinschlagader. Die Art. brachialis wird leichter am sitzenden als am liegenden Kranken punktiert. Schlecht tastbare Arterien werden nach R. SINGERS Empfehlung mit der Nadel allein punktiert; die Spritze wird erst nachträglich aufgesetzt, um ein Durchstechen der rückwärtigen Gefäßwand sicherer zu vermeiden. Dies Vorgehen hat sich uns ebenfalls bewährt. Mein Mitarbeiter Dr. PEIN läßt dabei ein leicht verschiebliches Mandrin in der Kanüle liegen. Die richtige Lage der Nadelspitze im Gefäßlumen wird dann durch das pulsatorische Heben und Senken des Mandrins angezeigt.

Im Gegensatz zur Arterienpunktion und -injektion in die Stammarterie ist die

Erfüllung der peripheren arteriellen Strombahn

mit der Injektionsflüssigkeit und der Übergang der eingespritzten Lösungen in das Gewebe *nicht* mit Gefahren verknüpft. Auch die Blutkonstanten, an denen der Organismus ohnehin zäh festhält, werden durch die Zuführung von Heilmitteln, selbst in nicht blutisotonischen oder gar stark hypertonischen Lösungen, nicht erheblich verändert oder aber rasch wieder ausgeglichen. Wesentlich ist jedoch, daß die aktuelle Reaktion der Lösungen mit der des Blutes möglichst übereinstimmt.

P. HUET u. D. BARGETON sowie P. WILMOTH, welche experimentelle Untersuchungen über die Wirkungsweise und Verträglichkeit i.a. Injektionen veröffentlichten, konnten nachweisen, daß die Lösungen um so besser vertragen wurden, je mehr ihr p_H dem des Blutes entsprach.

Die Ausbreitung und Verteilung der injizierten Mittel auf die gesamte Verästelung der Stammarterie und das zugehörige Kapillargebiet ruft freilich infolge Reizung der Gefäßwände und Gefäßnerven ebenfalls erhebliche Reaktionen hervor. Die auftretenden Reaktionen beruhen einmal auf einer starken reaktiven Erweiterung der arteriellen Strombahn im Sinne der Mehrdurchblutung des Gewebes, die durch Ausschaltung des vasokonstriktorischen Nerveneinflusses zustande kommt. Hierauf ist es zurückzuführen, daß auch die i.a. Verabfolgung von Mitteln, die an sich nicht gefäßerweiternd wirken, eine Hyperämie nach sich zieht. Diese Beobachtung kann man z. B. bei Arteriographien mit nicht jodhaltigen Kontrastmitteln fast regelmäßig machen. Der synzitiale Aufbau des sympathischen Nervensystems und die Beteiligung der übergeordneten Zentren erklären es ferner, daß die reaktiv-hyperämisierende Wirkung i.a. Injektionen nicht auf die periphere Strombahn der injizierten

Arterie beschränkt bleibt, sondern zentralwärts weitergeleitet wird und so auf die arterielle Strombahn der unbehandelten Gliedmaße übergreift. Derartige Beobachtungen wurden von R. SINGER u. a. wiederholt gemacht. Sie haben eine Parallele in der Auswirkung von Stellatum- oder Grenzstrangblockaden mit Novocain auf die Gegenseite.

Wichtiger als die reaktive Strombahnerweiterung erscheint die stets zu beobachtende

allgemeine Umstimmungsreaktion.

Hierbei handelt es sich weniger um eine Reizung der Gefäße, als um eine Einflußnahme auf den Stoffwechsel. Die im Niveau der Kapillaren ablaufenden Stoffwechselvorgänge bilden die Grundlage für die örtliche Selbststeuerung der peripheren Gewebsdurchblutung. Unter der Vielzahl von Vorgängen, die in das örtliche Kreislaufgeschehen eingreifen, spielt nach REIN die unmittelbare Einwirkung der im Gewebe gebildeten Stoffwechselprodukte und Wirkstoffe auf das Gefäßnetz ebenso eine Rolle, wie die von der Peripherie her ausgelöste Steuerung durch übergeordnete nervöse Zentren. Jede i.a. Injektion bedeutet mithin unabhängig von der beabsichtigten therapeutischen Wirkung einen „Stoß“ in den Gewebsstoffwechsel. der um so stärker ausfällt, je größer der chemische Reiz der arteriell zugeführten Stoffe ist. Darüber hinaus ist, namentlich bei Verwendung von Seren, Vaccinen und Speicherstoffen, an eine Beeinflussung der Gefäßendothelzellen als eines Teiles des reticuloendothelialen Apparates zu denken. Sie läuft auf eine unspezifische Reizkörpertherapie großen Stiles hinaus, die sowohl zu örtlich immunisierenden wie zu allgemein umstimmenden Vorgängen führt.

Diese allgemeinen Auswirkungen i.a. Injektionen stellen eine nur dieser Methode zukommende Besonderheit dar, die als Vorzug zu werten ist. Schon LERICHE und Mitarbeitern fiel die Umstimmungsreaktion auf (S. 83). Zahlreiche spätere Beobachter bestätigten dies. Erst kürzlich deutete O. WENZL gleichartige Beobachtungen nach i.a. Penicillininjektionen als antitoxische Wirkung, die er dem Antibiotikum zuschreibt. Überragende Bedeutung aber scheint der Umstimmungsreaktion bei den Erfolgen i. a. Blutübertragungen bei Wiederbelebung und Schockbekämpfung zuzukommen.

Daß die i.a. Zuführungsweise bei Verwendung wäßriger Heilmittellösungen tatsächlich zu einer raschen und vollständigen

Durchdringung des Gewebes

führt, beweist außer dem Beispiel der regionären arteriellen Anästhesie nach GOYANES (S. 30) die neuerdings entwickelte *Fluorescinprobe*.

Der Leuchttest wurde von amerikanischen (BOYD, LANGE, NELLER) und französischen Forschern (CAMUS, LEMAIRE, FAULONG) benutzt, um aus der eintretenden peripheren Gewebsfluoreszenz diagnostische Rückschlüsse auf die funktionelle Leistungsfähigkeit und Durchlässigkeit der arteriellen Gefäße zu ziehen. Während die Amerikaner die intravenöse Anwendung des völlig gewebsunschädlichen Farbstoffes bevorzugten und ihn wegen seiner gefäßerweiternden Wirkung auch therapeutisch verwandten, spritzten die Franzosen eine 5%ige Fluorescin-Natriumlösung in die Gliedmaßenarterien ein. Wie sie hat sich ferner H. C. a WENGEN der i.a. Zuführung des Leuchtstoffes bedient, um den stets unsicheren Faktor der Resorption bei anderen Einverleibungsarten auszuschließen. Bei ausreichender Gewebsdurchblutung ergibt die Leuchtprobe stets eine gleichmäßige Fluoreszenz des Gewebes, die durch kleine oberflächliche Hautkratzer noch deutlicher sichtbar gemacht werden kann. Schwere pathologische Gefäßveränderungen mit ungenügender Durchblutung des Gewebes lassen dagegen deutliche Ausfallserscheinungen erkennen.

Der raschen Durchdringung und Ausbreitung wäßriger Lösungen im Gewebe entspricht ein ebenso schneller Durchgang der Stoffe durch das Kapillargebiet. Der fast augenblicklich einsetzende Stoff- und Flüssigkeitsaustausch im Niveau der Kapillaren scheint die

Verweildauer der Stoffe in der Gewebsflüssigkeit

so stark einzuschränken, daß mit therapeutischen Wirkungen so gut wie gar nicht zu rechnen ist. Dieser Haupteinwand gegen die arterielle Therapie wurde u. a. von F. Mörl unter Hinweis auf entsprechende arteriographische Beobachtungen auch wiederholt geltend gemacht. Er ist jedoch nicht stichhaltig. Bei der Behandlung von Durchblutungsstörungen werden gefäßerweiternde Mittel eingespritzt, die an den Gefäßen selbst angreifen. Übertritt und Verweildauer dieser Stoffe im Gewebe ist also gar nicht erforderlich. Und bei der Bekämpfung bakterieller Infektionen mit i.a. Sulfonamid- oder Penicillininjektionen verzögert offenbar die reaktive Weiterstellung der peripheren Strombahn und die Strömungsverlangsamung im Entzündungsgebiet einen beschleunigten Abtransport der zugeführten Heilmittel. Dafür sprechen jedenfalls die günstigen klinischen Erfahrungen, die auch nach den neuesten Arbeiten gemacht wurden. Experimentelle Beobachtungen sprechen im gleichen Sinne.

So ergaben Studien uber die „Sulfonamidverteilung in Organen“ (P. Egger) geradezu eine „*Anreicherung* derselben am *Entzündungsort*“ (G. Domagk). Während die Sulfonamidkonzentration im Gewebe nichtentzündeter Organe stets niedriger als im Blute gefunden wurde, kehrte sich dieses Verhältnis in Entzundungsgebieten geradezu um. Diese Stoffanreicherung wird u. a. mit dem wahrend des Entzündungsablaufes gesteigertem Plasmaaustritt in die Gewebsflüssigkeit in Verbindung gebracht (W. Driesen u. W. Rummel). Demnach begünstigt der Entzündungsvorgang die Dauer der ortlichen therapeutischen Einwirkung. Ähnliche Verhältnisse liegen bei der örtlichen Penicillinanwendung vor, für die sich in vielen Fällen die i.a. Zuführungsweise am besten eignen dürfte. Nach Untersuchungen von Florey über den Penicillingehalt des Wundsekretes ergibt bereits eine einmalige Einbringung von Penicillin in den Entzündungsherd nicht etwa nur für kurze Zeit, sondern für 24—48 Stunden eine Penicillinkonzentration am Infektionsort, die angeblich um das Vieltausendfache höher liegt als der Blutspiegel bei der intramuskulären Verabfolgung gleichgroßer Penicillinmengen.

Die an sich sehr beschränkte Verweildauer echtgelöster Stoffe im Kapillargebiet stellt also keinen grundsätzlichen Nachteil der Methode dar, zumal sie durch *künstliche Stauung des Blutabflusses* fast beliebig verlängert werden kann. Den damit zusammenhängenden Fragen ist J. O. Shaffer in ebenso eindrucksvoller wie überzeugender Weise nachgegangen.

Shaffer bediente sich dazu vergleichender intravenöser und intraarterieller Einspritzungen von radioaktivem Phosphor (P 32, 4/10 Millicurie in 10 ccm physiologischer Kochsalzlösung) in die Schenkelschlagader. Grad und Dauer der Phosphorablagerung im Gewebe wurden an drei verschiedenen Stellen des Fußes (Zehe, Mittelfuß und Fußrücken) mit dem Geiger-Müllerschen Zählrohr bestimmt. Messungen an gesunden Versuchspersonen ergaben bedeutende Unterschiede zwischen i.a. und i.v. Verabreichung. Die nach i.a. Injektion am nichtinjizierten Bein erhaltenen Werte blieben im Durchschnitt stets hinter den nach i.v. Injektion erhobenen Durchschnittswerten erheblich zurück (Abb. 1). Der größte Teil des arteriell zugeführten Phosphors wird danach im Stromgebiet der Schlagader zurückgehalten und gelangt nicht in den allgemeinen Kreislauf.

Umgekehrt lagen die nach i.a. Injektion am injizierten Bein gemessenen Werte für einen Zeitraum von drei Stunden weit über dem Durchschnitt der bei i.v. Zuführung gewonnenen Zahlen. Bei nur leichter venöser Stauung (80 mm Hg) ergab sich bereits nach wenigen Minuten ein Höchstwert von über 200 Stromstößen in der Minute, während die Konzentration des Stoffes nach i.v. Injektion den Höchstwert von 70 Stromstößen in der Minute erst nach 1 Stunde erreichte. Im Stromgebiet der injizierten Arterie tritt also in aller kürzester Frist eine nur durch i.a. Zuführung erreichbare Höchstkonzentration auf, welche erst nach drei Stunden auf die in den anderen Körperabschnitten gemessene und während dieses Zeitraumes ziemlich gleichbleibenden Durchschnittswerte abfallt (Abb. 2). Demnach ist die Verweildauer im arteriellen Versorgungsgebiet zeitlich keineswegs so begrenzt, wie allgemein angenommen wird.

Gleichzeitig prüfte Shaffer den Einfluß von venoser Stauung und von Blutleere auf Ausbreitung und Verweildauer der eingespritzten radioaktiven Substanz. Zwecks Blutrückstauung wurde vor der Injektion ein Blutdruckmesser angelegt, auf 80 mm Hg aufgeblasen und in dieser Höhe 10 Minuten lang erhalten. In anderen Versuchen wurde Blutleere durch Aufblasen der Manschette bis zu einem Druck von 280 mm Hg erzeugt. Nach i.a. Injektion bei gleichzeitiger venöser Stauung lagen die am injizierten Bein erhobenen Maximalwerte für die Dauer von

Abb. 1. Nachweis radioaktiven Phosphors nach intraarterieller Injektion in die Beinschlagader ohne und mit Stauung des Blutabflusses in verschiedenem Grade. Messungen am n i c h t injizierten Glied im Vergleich zur i. v. Injektion (nach O. Shaffer) ⟶

Abb. 2. Nachweis radioaktiven Phosphors nach i. a. Injektion in die Beinschlagader und Drosselung des Blutabflusses in verschiedenem Grade, Messungen am i n j i z i e r t e n Bein im Vergleich zur i. v. Injektion und zu den am nichtinjiziertem Glied gemessenen Werten (nach O. Shaffer)

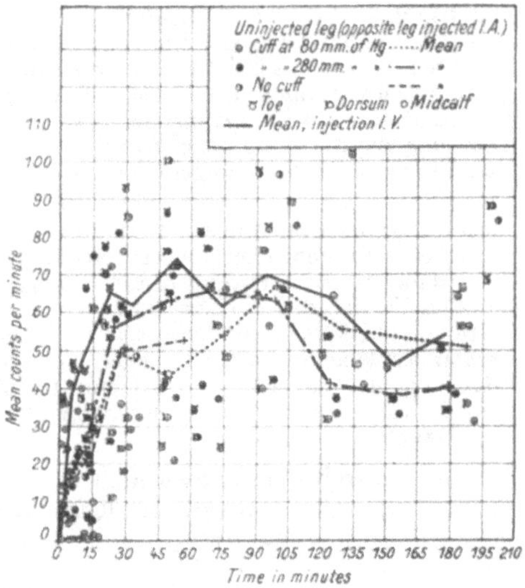

Abb. 1

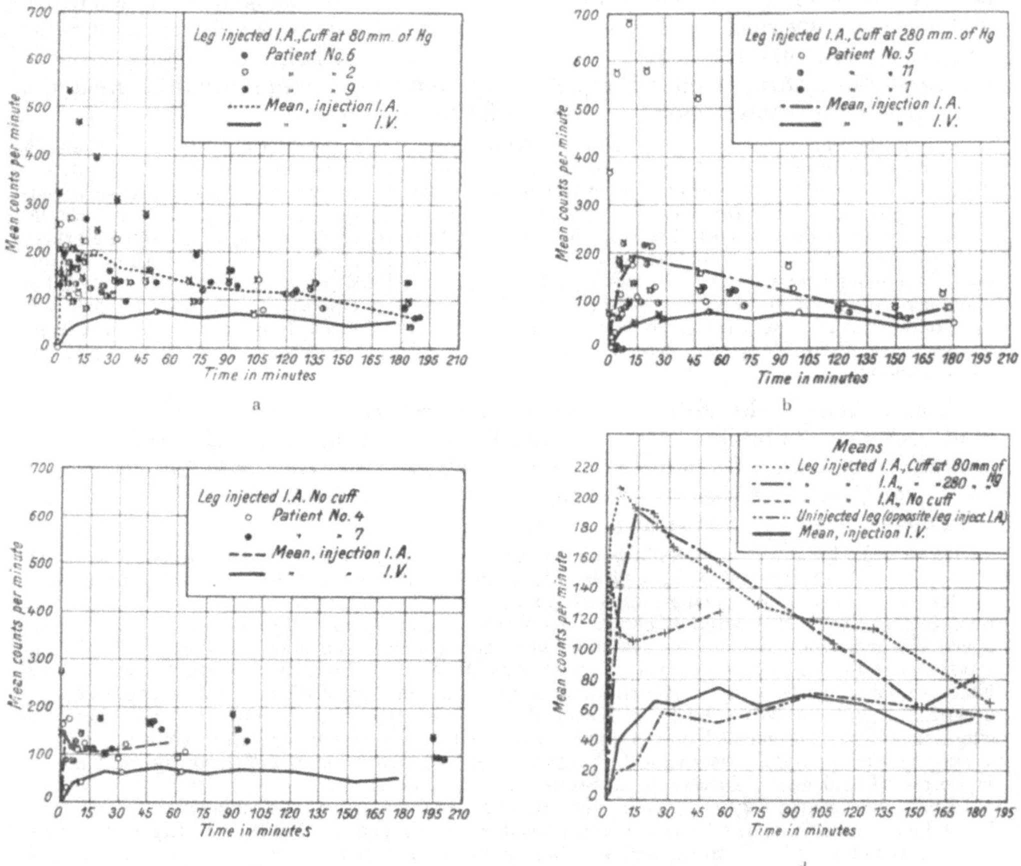

Abb. 2

30 Minuten über dem Doppelten der Maximalwerte ohne Anwendung des Blutdruckmessers. Sie fielen zu letzteren erst im Verlaufe von 90 Minuten ab (Abb. 2). Durch Verminderung des venösen Blutabflusses läßt sich also eine wesentlich höhere Stoffkonzentration im arteriellen Stromgebiet als ohne sie erreichen. Blutleere von 10 Minuten Dauer ergab dagegen keine höhere Konzentration, auch erfuhr der Kurvenabfall keine Änderung. Demnach reicht die venöse Stauung zur Erzielung hoher Gewebskonzentrationen völlig aus; sie ergibt nach SHAFFER „wahrscheinlich sogar beständigere Resultate" als die Blutleere.

Auf Grund seiner experimentellen Feststellungen legt SHAFFER die Blutdruckmanschette bereits *vor* der Injektion des Heilmittels unterhalb der Injektionsstelle an, pumpt sie auf 80 mm Hg, bei vorbestehenden venösen Stauungszuständen sogar nur auf 60 mm Hg auf und nimmt erst dann die Einspritzung in die Schlagader vor. Diese Art des Vorgehens hat zweifellos den großen Vorzug, daß die Drosselung des Blutabflusses bereits im Augenblick der Injektion wirksam ist und keine Zeit durch das nachträgliche Anlegen der Stauung verloren geht. Ich gehe schon seit längerer Zeit in gleicher Weise vor und beschränke mich ebenfalls auf kurzdauernde Stauung, um die sich anschließende reaktive arterielle Hyperämie auszunutzen. Sie gewährleistet nach SHAFFER eine gleichmäßigere Ausbreitung und Verteilung der zugeführten Stoffe im Gewebe.

Erst durch die nachweislich ausreichende Verweildauer der auf arteriellem Wege zugeführten Heilmittel im Kapillargebiet gewinnt die regional-segmentäre Anwendungsweise die Bedeutung einer

gezielten Therapie,

bei der die Wahl des Injektionsortes eine genaue Begrenzung der Arzneimittelwirkung und außerdem so *hohe Konzentrationen* des Heilmittels am Ort des Krankheitsgeschehens zuläßt, wie sie sonst höchstens durch örtliche Anwendung erreichbar sind. Ein eindrucksvolles Beispiel für die gezielte Anwendungsweise stellt die moderne Thromboseprophylaxe in der Gefäßchirurgie dar.

Um nach Embolektomien und Gefäßresektionen eine Thrombosierung an der Nahtstelle zu verhüten, wurde von N. E. FREEMAN, E. J. WYLIE u. R. S. GILFILLEN an mehreren auf den Eingriff folgenden Tagen *Heparin* perkutan in die operierte Arterie oberhalb der Operationsstelle eingespritzt. Sie hatten mit diesem Vorgehen bei „einer ganzen Serie von Fällen" Erfolg. Sie heben als besonderen Vorteil hervor, daß das Mittel bei dieser Zuführungsweise seine stärkste Wirkung an der Nahtstelle entfaltet und dementsprechend auf die allgemeine Gerinnungszeit nicht hemmend einwirkt. Die Heidelberger Chirurgische Klinik (K. H. BAUER) bedient sich bei Embolektomien des gleichen Verfahrens, indem während der Operation mehrfach Thromboeid i.a. eingespritzt wird (K. SPOHN). Wir haben hier also ein Beispiel gezielter regionaler Anwendung, wie es hinsichtlich der großen Vorzüge des arteriellen Zuführungsweges nicht besser gedacht werden kann.

Die Umgehung des Körperkreislaufes bei arterieller Heilmittelzuführung verhindert aber nicht nur die Verdünnung und Verzettelung der eingespritzten Lösungen, sondern trägt auch zur *Vermeidung unerwünschter Allgemein- und Nebenwirkungen* bei. Das ist besonders bei Verwendung von Arzneimitteln mit zentral angreifender Wirkung von großer Bedeutung.

So ist z. B. für das Azetylcholin bekannt, daß es bei i.v. Verabfolgung die ernstesten Folgeerscheinungen hervorrufen kann, weil es sehr schnell zentralwärts abfließt und so unmittelbar zu den nervösen Zentren gelangt. Es war infolgedessen ein großes Wagnis, als R. SINGER dazu überging, an Stelle des arteriell bereits erprobten Eupaverin das Azetylcholin in die Schlagadern einzuspritzen, um den im Gewebe leicht zerstörbaren Wirkstoff möglichst schnell und unverändert in das Gebiet des gewünschten Angriffsortes zu bringen. Bei i.a. Einspritzungen bleiben nachteilige Störungen jedoch vollkommen aus, da der Stoff bereits im Kapillargebiet unwirksam gemacht wird. Wird das Mittel aber versehentlich statt in die Arterie in die Vene eingespritzt, was gelegentlich vorkommen kann, so tritt sofort ein schwerer, wenn auch rasch vorübergehender Kollapszustand auf. Ähnliche Unterschiede je nach Zuführungsweise sind bei Hydergin (Blutdruck!), Insulin u. a. Stoffen zu beobachten.

Auf Grund seiner Eigenart macht der arterielle Weg auch das „Einschleichen" durch möglichst langsame Injektion oder das Vorspritzen kleiner Mengen des Mittels zur Erzeugung einer Art von Schnellschutz (C. HENSCHEN) vollständig entbehrlich. Die i.a. Stoffzuführung wirkt sich offenbar schon von allein in dieser Weise aus. Die genannten Vorsichtsmaßnahmen werden bekanntlich zur Einleitung intravenöser Narkosen in Form einer kleindosierten Voranästhesie sowie für die Injektion different wirkender Pharmaka mit zentraler Angriffsweise empfohlen, weil sie dem Körper als Ganzem wie in seinen Erfolgsorten und Schutzorganen die Zeit und Möglichkeit geben, sich auf die chemischen Reize des verwendeten Mittels einzustellen. Hierdurch tritt ein schon von A. BIER auf Grund von Transfusionsbeobachtungen vermutetes allgemeingültiges Prinzip, das der Schnellgewöhnung oder Tachyphylaxie (G. BILLARD) bzw. Schnellanpassung oder Tachysyneth'e (G. H. ROGER) in Erscheinung. Beide Begriffe bringen zum Ausdruck, daß eine leichte Vergiftung durch Auslösung von Schutzmechanismen, die keinen Antigen-Antikörper-Charakter besitzen, sondern unspezifischer Natur sind (DOERR), eine fast augenblicklich eintretende Resistenz gegen schwere Vergiftungen der gleichen Art nach sich zieht.

Da sich die arterielle Therapie, mit Ausnahme der karotidiellen Injektionen, auf periphere Strombahnen beschränkt, die den nervösen Zentren ferngelegen sind, genügt es zur Vermeidung von Zwischenfällen, die Einspritzung je nach Flüssigkeitsmenge in ½—1 Minute vorzunehmen. Langsameres Spritzen ist unnötig, denn das Durchlaufen der Endstrombahn bringt bereits eine starke Verzögerung und Abbremsung der Stoffzufuhrung mit sich.

Die i.a. Heilmittelanwendung bietet ferner einen Schutz auch bei Verwendung übergroßer Flüssigkeitsmengen. Wie unvermittelt verabreichte große Arzneimitteldosen, so wirken sich erfahrungsgemäß dadurch, daß sie plötzlich einen unverhältnismäßig großen Konzentrationsunterschied zwischen dem Blutstrom auf der einen und dem Gewebe auf der anderen Seite schaffen, auch rasch erfolgende Einspritzungen übergroßer Lösungsmengen nachteilig aus (E. ROTHLIN). Die zustandekommende Reizwirkung, deren Ausmaß zudem noch von der Geschwindigkeit abhängt, in welcher das Konzentrationsgefälle das Erfolgsorgan erreicht, vermag Schockerscheinungen seitens der lebenswichtigen Zentren der Atmung und des Kreislaufes auszulösen. Bei der Heilmitteleinspritzung in Gliedmaßenarterien entfallen diese Gefahrenmomente gänzlich, da der allgemeine Körperkreislauf nicht belastet wird.

Nur für wenige Heilmittel, wie für das Penicillin, das im Blut und Gewebe keine nennenswerte Veränderung erfährt und daher nach seiner Ausscheidung aus dem Harn großtenteils zurückgewonnen werden kann, treten auch nach Passieren des Kapillarkreislaufes in solcher Menge in den Körperkreislauf über, daß mit einem therapeutisch wirksamen Blutspiegel zu rechnen ist.

Nach den vorstehend mitgeteilten Ergänzungen, welche die Grundlagen der arteriellen Therapie betreffen, wende ich mich ihren speziellen Anwendungsgebieten zu und beginne mit den Fortschritten, die in den letzten drei Jahren in der

Behandlung peripherer arterieller Durchblutungsstörungen

erzielt worden sind. Sie gründen sich vorwiegend auf Erfahrungen mit neuentwickelten vasoaktiven Stoffen, deren größter Teil auch i.a. verwendbar ist. Ihnen gegenüber haben jedoch Azetylcholin und Priscol ihren Platz durchaus behauptet. Über weitere günstige Erfahrungen mit diesen Heilmitteln haben u. a. berichtet: S. FLORKEN, A. KAPPERT, E. BERNHARD, M. K. ARTHOLD, GABRIEL u. SPITZER, W. KRUMMEL, N. v. JAGIC, F. JUDMAIER, F. MANDL, H. STEINDL, WEISSENBACH u. FAULONG, G. GASPARONI, K. H. RÖMER, COSTE u. HOCHFELD, CHOFFEL, MALAN u. ENRIA, PÉCHER und vor allem R. SINGER, der 1944 einen Erfahrungsbericht über 120 mit i.a. Injektionen gefäßerweiternder Mittel behandelte Gefäßleiden vorlegte, 1950 aber über 1368 so behandelte Kranke mit größtenteils organisch bedingten Durchblutungsstörungen an den unteren Gliedmaßen und über 50 Fälle mit vorwiegend funktionellen Gefäßleiden an den oberen Gliedmaßen bei einer Gesamtzahl von 5500 Fällen dieser Art berichtete.

Wie aus den angeführten Zahlen hervorgeht, hat SINGER nur einen verhältnismäßig kleinen Teil seines großen Krankengutes i.a. behandelt. Er hält die arterielle Therapie nicht für „wahllos bei allen Fällen anwendbar und zweckmäßig" und schließt die leichteren wie die ganz schweren organischen Durchblutungsschäden von dieser Behandlungsweise aus. Auch in der Dosierung ist SINGER gegen früher zurückgegangen.

Gute Ergebnisse sah R. SINGER auch von der kombinierten Anwendung gefäßerweiternder Mittel und Sulfonamiden oder Penicillin. Er hebt ferner die ausgezeichnete Wirkung kleiner i.a. Azetylcholingaben *nach* Grenzstrangunterbrechung hervor.

Um die Wirksamkeit der i.a. verabfolgten Gefäßmittel verläßlich beurteilen zu können, arbeitete SINGER zusammen mit ECKELBERG ein Meßverfahren aus, bei dem vor und nach jeweils 5, 10 und 15 i.a. Injektionen die Oszillometer- und Hauttemperaturwerte in Ruhe und nach Leistungsbeanspruchung bestimmt wurden. Das Verhältnis zwischen Ruhe- und Leistungswert vor und nach der Behandlung zeigte bei den daraufhin untersuchten 71 Kranken eindeutig, daß es allein durch die i.a. Zuführungsweise möglich ist, unabhängig von der Sofortwirkung lange anhaltende, wesentlich verbesserte Durchblutungsverhältnisse an den Gliedmaßen zu erzielen, die sich hauptsächlich auf die noch funktionstüchtigen mittelgroßen Arterien und Arteriolen erstrecken.

Die neueingeführten, z. T. auch i.a. anwendbaren Gefäßpharmaka lassen sich mit M. RATSCHOW in mehrere Untergruppen einteilen. Hier sind zunächst einige Cholinabkömmlinge (Carbaminoylcholinchlorid, Doryl, Lentyl, CCC) zu nennen. Sie reichen nach den vorliegenden Erfahrungen jedoch in keiner Weise an die nach wie vor unübertroffene Wirkung des Azetylcholins heran.

Erwähnt sei ferner das Dehydasal, ein Spaltprodukt des Novocains, dessen bekannte gefäßerweiternde Nebenwirkung auf diesem Anteil beruht. Dehydasal erweitert ziemlich regelmäßig die peripheren Gefäße und eignet sich seiner blutdruckherabsetzenden Wirkung wegen vornehmlich zur therapeutischen Beeinflussung von Durchblutungsstörungen, die mit Hypertonie vergesellschaftet sind.

E. BARTH schreibt dem Dehydasal eine vorwiegend peripher angreifende Wirkungsweise zu. Die von ihm gewählte Versuchsanordnung, bei der die Hauttemperatur vor und nach einer in Blutleere vorgenommenen i.a. Einspritzung gemessen wird, ist allerdings nur bedingt geeignet, als Beweis für seine Auffassung zu dienen. Von anderen wird Dehydasal ebenso wie Dibenamin und Tetraäthylammonium als vorwiegend zentral angreifendes Heilmittel angesehen und als ausgesprochenes Sympathikolytikum bezeichnet (M. RATSCHOW und Mitarbeiter, P. LINDER).

Sympathikolytische Eigenschaften besitzen auch die dehydrierten Secalealkaloide, die im Gegensatz zu den natürlichen Alkaloiden den Tonus der Gefäßmuskulatur herabsetzen. Sie eignen sich infolgedessen für die Behandlung funktioneller wie organischer Durchblutungsstörungen; besondere Anerkennung hat das Hydergin gefunden.

Auch die Sympatolabkömmlinge Vasculat und Dilatol haben nach M. RATSCHOW die Therapie peripherer arterieller Durchblutungsstörungen entscheidend verbessert, da sie wirklich gezielt in den Ausbau der Ersatzbahnen eingreifen.

Für die Nikotinsäure-Ester und -Alkohole ist nach M. RATSCHOW anzunehmen, daß sie unmittelbar an den Endstromgefäßen angreifen und diese erweitern. Sie eignen sich in erster Linie zur Behandlung der bislang kaum beeinflußbaren Angiolopathien (der RATSCHOWschen Einteilung).

Das von ihm angegebene Meßverfahren benutzte R. SINGER auch dazu, um ein Urteil über den Wert einiger dieser neuen Gefäßmittel zu gewinnen. Als gut wirksam erwiesen sich ihm das Vasodilatan, ferner das von A. KAPPERT u. a. warm empfohlene DHE/45 „Sandoz“ sowie Ronicol, ein Nicotinsäurealkohol; als wenig wirksam dagegen Laevosan, das von ASCHENER u. MEYER sowie MUHLBERGHUBER als i.a. verwendbar und gefäßerweiternd empfohlen wurde. Die ebenfalls i.a. verabreichten Heilmittel Nikovasodilatan und Dilavasan ergaben sehr starke regionale Wirkungen und auch Steigerungen der Durchblutung, vorwiegend im Bereich der oberen Körperhälfte. Bei der Verwendung des Hydergin vermißte SINGER eine Beeinflussung der Oszillometerwerte, während A. KAPPERT und Mitarbeiter gerade dieses Mutterkornpräparat als besonders wirksam rühmen. Auch L. ZUCKSCHWERT hat das Hydergin auf Grund vergleichender Untersuchungen hinsichtlich der Sofortreaktion für das bisher wirkungsvollste Mittel erklärt, mit dem er oft überraschende und vor allem anhaltende Erfolge erzielte. Durch i.a. Verabfolgung gelang es ihm wiederholt, selbst eine drohende Gangrän abzuwenden. Gute Erfahrungen machten auch W. ZEMAN u. H. FINKE. ZUCKSCHWERT empfiehlt die i.a. Hydergin-Anwendung allerdings nur nach Versagen der Novocainausschaltung des Grenzstranges und erfolgloser peroraler und intramuskulärer Verabfolgung. Einen ähnlichen Standpunkt nimmt P. LINDER ein, der über erfolgreiche i.a. Hydergin-Gaben — auch in Verbindung mit i.a. Penicillinanwendung — bei beginnender, auf embolischer oder arteriosklerotischer Grundlage aufgetretenen Gangränfällen berichtet hat.

Meine eigenen Erfahrungen mit der i.a. Behandlung peripherer Durchblutungsstörungen wurden inzwischen auf über 30, etwa nach den Richtlinien SINGERS ausgesuchte, schwere Erkrankungsfälle erweitert.

Außer den bewährten Heilmitteln Azetylcholin und Priscol wurde neben Hydergin besonders Dehydasal verwendet, das auch von A. BARTH in einigen Fällen erfolgreich i.a. verabfolgt wurde. Die Ergebnisse bestätigten durchaus die günstigen Erfahrungen des Schrifttums. Mehrfach konnte eine Prägangrän zum Rückgang gebracht und die Gliedabsetzung dadurch vermieden werden. In solchen Fällen wurde die Kombination mit i.a. Penicillingaben besonders erfolgreich durchgeführt. Da sich herausstellte, daß die arterielle Therapie der Durchblutungsstörungen nach vorausgeschickter Novocainblockade des Lendengrenzstranges am wirkungsvollsten ist — eine Beobachtung, die denen von R. SINGER, E. BUNSEN u. a. entspricht —, wurde diese Anwendung grundsätzlich im Wechsel vorgenommen. Die namentlich bei schweren arteriosklerotischen Durchblutungsschäden an den unteren Gliedmaßen erzielten Erfolge sind für den Chirurgen vor allem auch deshalb erfreulich, weil dadurch vielfach die Möglichkeit gegeben ist, auch *den* Kranken noch helfen zu können, bei denen die Erkrankung bereits zur Absetzung eines Gliedes geführt hat und nach kürzerer oder längerer Frist das andere ebenfalls bedroht.

Von anderer Wirkungsweise als die vorstehend genannten vasoaktiven Stoffe ist offenbar das von W. HADORN zur i.a. Verwendung empfohlene Calcium. Die von ihm erzielten Behandlungserfolge sind in verschiedener Hinsicht beachtenswert.

Er behandelte insgesamt 13 Kranke mit arteriosklerotischen und endangiitischen Durchblutungsschäden ohne jeden Zwischenfall mit wiederholten i.a. Einspritzungen. Diese Behandlung führte zum Rückgang von Spontanschmerz und Kältegefühl in den Gliedmaßen. Häufig hielt die Beschwerdefreiheit wochen-, ja monatelang an. Auch das Verschwinden beginnender Nekrosen wurde beobachtet. Vergleichende Untersuchungen zeigten, daß die arterielle Calciumtherapie der i.v. Verabfolgung des Mittels in jeder Hinsicht überlegen war. Sehr eindeutig spiegelte sich die verbesserte Durchblutung in dem reaktiven Verhalten der Hauttemperatur auf Wärme- und Kältereize wieder. Eine ganze Reihe von Kranken ließ eine Normalisierung der Reaktionen erkennen.

HADORN hat ferner Calcium- mit Penicillininjektionen bei chronisch-entzündlichen Lymphstauungen u. a. Gliedmaßeninfektionen verknüpft. Auch uns hat sich diese Kombination bei gleicher Anzeigestellung bewährt.

Von anderen Behandlungsvorschlägen sei vor allem das Strychnin erwähnt, welches bei akuter Verschlimmerung von Altersdurchblutungsstörungen rasch und überzeugend wirken kann (M. RATSCHOW). Ferner sei angeführt, daß A. DALLA VOLTA Insulin zur Behandlung von Durchblutungsstörungen anwendet und daß von J. FIOLLE und P. FIOLLE bei Arteriosklerosen der Beingefäße gasförmiger Sauerstoff in die Beinschlagadern eingeleitet wird.

In bezug auf die

Bekämpfung eitriger Infektionen

durch i.a. Heilmittelanwendung ist festzustellen, daß das Penicillin zweifellos das Übergewicht über die Sulfonamide erlangt hat. Intraarterielle Penicillininjektionen haben inzwischen starke Verbreitung gefunden.

Im ausländischen Schrifttum haben u. a. S. T. GLASSER, J. J. HERRLIN u. B. POLLACK, J. O. SHAFFER, G. M: DIN, F. BRANCHO-RIBEIRO über i.a. Penicillintherapie berichtet.

Beachtenswert sind vor allem die Erfahrungen SHAFFERS, der unter Anführung der Krankengeschichten über insgesamt 40 Kranke berichtet hat. Er behandelte neben schweren Infektionen an den Gliedmaßen und infizierten Operationswunden auch Frostschäden und Fälle von arteriosklerotischer sowie diabetischer Gangrän mit gleichzeitiger Infektion und erzielte mit perkutanen Injektionen in die Arm- und Beinschlagadern ausgezeichnete Erfolge. Als Gegenanzeigen läßt er lediglich örtliche Entzündungen im Bereich des Injektionsortes und frische Thrombophlebitiden gelten. In allen Fällen konnte ein schnellerer Rückgang der Infektion erreicht werden als mit der bisherigen Anwendungsweise des Penicillins.

Da das inländische Schrifttum außer der Arbeit O. WENZLS (s. u.) keine neueren Erfahrungsberichte enthält, darf ich zunächst auf die von mir gemachten Beobachtungen eingehen.

Auch mir hat sich die i.a. Penicillinanwendung bei Phlegmonen, insbesondere bei Sehnenscheideneiterungen und anderen eitrigen Infektionen an den oberen und unteren Gliedmaßen außerordentlich bewährt. Die Erfolge sind derartig eindrucksvoll und der fortlaufender Penicillinverabreichung so eindeutig überlegen, daß ich die i.a. Zuführungsweise bei schweren fortschreitenden Gliedmaßeneiterungen in geeigneten Fällen regelmäßig anwende. Die technische Seite stößt jedenfalls nie auf Schwierigkeiten. Das perkutane Vorgehen hat sich so eingespielt, daß meine Assistenten die Injektionen routinemäßig ohne Zwischenfall vornehmen. Selbstverständlich wird der Penicillintherapie die operative Eröffnung der Eiterherde vorau geschickt. Bisher wurden in dieser Weise auswählend insgesamt 29 eitrige Infektionen behandelt. Unter der Voraussetzung ausreichenden chirurgischen Vorgehens waren die Erfolge in den meisten Fällen geradezu erstaunlich: schlagartiger Umschwung des Krankheitsbildes, Rückgang von Schmerz und Temperatur, Umschlag im Aussehen der Wunden und Aufhören der eitrigen Absonderung. Besonders erfreulich ist die Tatsache, daß bei der Mehrzahl der behandelten Sehnenscheideneiterungen die Sehnen mit voller Funktion erhalten blieben. Diese Erfolge wurden fast ausnahmslos mit zwei, höchstens drei Penicillingaben erzielt.

Nicht weniger überraschende Erfolge hatte O. Wenzl bei Phlegmonen (17 Fälle), akuten (11 Fälle) und chronischen Osteomyelitiden (15 Fälle) und Gelenkempyemen (6 Fälle).

Einzelheiten müssen in der erst kürzlich erschienenen Veröffentlichung Wenzls nachgelesen werden. Hier sei nur erwähnt, daß W. in die Armschlagadern jeweils 200000 E und in die Beinschlagadern jeweils 400000 E einspritzte und bei Osteomyelitiden fallweise auch mit Sulfonamiden abwechselte.

Vor allem aber dehnte Wenzl die i.a. Penicillintherapie auf die Infektionsvorbeuge bei schweren Verletzungen (32 Fälle, darunter mehrere offene Knochenbrüche) mit überzeugendem Ergebnis aus. Bei intraabdominalen Eingriffen hat W. das Penicillin auch unmittelbar in die Aorta injiziert. Er hat außerdem insofern einen neuen Weg beschritten, als er die Schulter- und Hüftgelenksgegend retrograd dadurch zu erreichen suchte, daß er die Injektion in die Art. brachialis bzw. femoralis mit der Drosselung der injizierten Arterien unterhalb der Injektionsstelle verband; dadurch wird eine Rückstauung des Blutes und eine Überschwemmung der höhergelegenen Körpergebiete mit Penicillin erreicht. An Stelle dieses retrograden Weges empfiehlt Wenzl ferner die schon von Bleichröder (S. 67) angewandte Einführung eines Ureterkatheters in die Art. femoralis in zentraler Richtung. Auf diese Weise soll die i.a. Penicillinanwendung bei chirurgischen und gynäkologischen Unterbaucherkrankungen durchgeführt werden, während die Einführung eines Katheters von der linken Art. brach. aus die Zuführung von Penicillin in bisher nicht erreichbarer Konzentration zum Herzen und besonders zu den Herzklappen ermöglichen soll. Auch Lungengewebe und Mittelfellraum können sowohl retrograd wie durch Katheterbenutzung über die linke Art. brach. erreicht werden.

Es unterliegt wohl keinem Zweifel, daß die Darlegungen Wenzls der arteriellen Therapie namentlich auf dem Gebiet der Heilmittelzuführung zu Organen und Organsystemen auf dem Wege über die Schlagadern neue Perspektiven eröffnen.

Als drittes Anwendungsgebiet der arteriellen Therapie ist zu der Behandlung peripherer arterieller Durchblutungsstörungen und der Bekämpfung von Infektionen die

intraarterielle Schmerzbekämpfung

hinzugekommen. Die Möglichkeit, peripher ausgelöste Schmerzzustände durch Novocaineinspritzung in die zuführende Schlagader einer Körperregion aufzuheben, erstreckt sich sowohl auf das spinale wie auf das vegetative Nervensystem.

Die sensiblen Nervenfasern und Nervenendigungen werden dabei einmal durch Erfüllung der Gewebsflüssigkeit mit der anästhesierenden Lösung erreicht, zum anderen wird das cerebro-spinale Nervensystem über den Sympathikus beeinflußt. Auf diesem Wege wirkt das Novocain dämpfend auf die Erregbarkeit und Leitfähigkeit der den Schmerzreiz fortleitenden Nervenfasern ein (W. Schmitt).

Wesentlicher erscheint die Beeinflußbarkeit von Schmerzen und Reizzuständen, die von den sympathischen Nervengeflechten selbst ausgehen oder von ihnen unterhalten werden. In Analogie zu den Erfahrungen mit wiederholten Stellatum- und Grenzstrangblockaden kann auch durch i.a. Novocainblockade der peripheren Sympathikusabschnitte eine sich mählich summierende schmerzaufhebende Wirkung erzielt werden. In erster Linie kommt die i.a. Novocainanwendung *zusätzlich* zur Bekämpfung von Gefäßschmerzen, insbesondere des Gefäßinjektionsschmerzes in Frage. Darüber hinaus besteht die Möglichkeit, durch Novocain *allein* die mit fast allen funktionell und organisch bedingten Gefäßleiden verbundenen Schmerzzustände günstig zu beeinflussen.

Für sich allein angewendet, entspricht die i a. Novocainblockade bis zu einem gewissen Grade der Zielsetzung der z. Zt. viel erörterten i.v. Novocaininjektion, deren Wirksamkeit durch Umstimmung erklart wird (H. Althoff, U. Ritter, W. Block u. a.) und deren Angriffsweise als überwiegend peripher aufgefaßt wird, da sie sich besonders in *den* Gebieten auszuwirken pflegt, die am starksten sensibilisiert sind. Deshalb durfte der gezielten Novocainzuführung bei vasokonstriktorischen Angioneuropathien, vegetativen Dystonien und kausalgieartigen Schmerzzuständen eine Berechtigung nicht abzusprechen sein. Außer W. Hadorn hat Plisan die i.a. Novocainzuführung bei Amputationsstumpfkausalgien und Trigeminusneuralgie erfolgreich angewendet. Vor der i.v. Gabe dürfte sie den Vorzug voraus haben, daß der Einfluß des Mittels auf das Versorgungsgebiet der Arterie beschränkt bleibt und die sonst trotz langsamen Spritzens häufig beobachteten und nicht ungefährlichen toxischen Neben- und Allgemeinerscheinungen infolgedessen vermieden werden.

Zum Schluß gehe ich auf die

intraarterielle Blutübertragung

als Sonderform der i.a. Heilmittelanwendung ein. Die *Geschichte* dieser Transfusionsart ist bedeutend älter als die der arteriellen Therapie. Ihre Spur geht auf die Anfänge der Bluttransfusionen überhaupt zurück und verliert sich im Mittelalter.

In einem 1796 bei Hermsdorf und Anton in Gorlitz erschienenen „Anekdotenbuch für Ärzte und Nichtarzte“ heißt es S. 83: Die erste Idee der Transfusion schreibt man dem Libavius zu. Diese Operation macht viel Gerausch. Man sagt, sie sei eine Nachahmung der Fabel von der Medea. „Man nehme“, sagt Libavius, „einen gesunden munteren Menschen und nehme einen abgemergelten Körper, in dem kaum ein lebendiger Odem ist. Nun nehme man zwei silberne Röhrchen, öffne dem Gesunden eine Arterie, bringe in die Wunde eine silberne Rohre hinein. Nun öffne man ebenfalls bei dem Kranken eine Schlagader und bringe die andere Röhre in das Gefäß. Hierauf vereinigt man beide Röhren vollkommen genau, damit das Blut des Gesunden in den kranken Körper ubergehe, es wird ihm zur Quelle des Lebens und alle Schwachheit verliert sich.“

Auch die Entwicklung der heutigen Blutübertragungsmethoden ist zunächst den *arteriellen* Weg gegangen. Bevor die jetzt allgemein übliche unmittelbare Überführung des Spenderblutes in die *Vene* des Empfängers sich durchsetzte, wurden bereits Blutübertragungen — mit vollem Erfolg und ohne jede Schädigung des Kranken — in die freigelegte Schlagader vorgenommen. Die Übertragung erfolgte dabei in der Strömungsrichtung des Blutes. Landois hat diese Methode bereits in seinem 1875 erschienenen Lehrbuch der Transfusion geschildert, Halstead erwähnt sie 1883 ebenfalls.

Das Ungewöhnliche der Blutübertragung in das arterielle Gefäßsystem liegt nicht nur in der Anwendungsform, sondern auch in der Verwendung gemischter, teils wäßriger, teils kolloidaler Lösungen. Ein wesentlicher Anteil der zugeführten Stoffe gelangt infolgedessen nicht über die Gefäßgrenze hinaus, sondern verbleibt in der Blutbahn. Das gilt für die suspendierten Bestandteile des übertragenen Blutes ebenso wie für den größten Teil der Serumeiweißkörper. Die therapeutische Besonderheit dieses Zuführungsweges, der deshalb mit der gewöhnlichen i.v. Übertragungsweise nicht einfach auf eine Stufe gestellt werden kann, dürfte mithin einmal auf die Erfüllung der arteriellen Strombahn, zum anderen auf die Auslösung und Ausbreitung von Reaktionen hinauslaufen, die sich aus dem „Stoß“ in die innere Steuerung des Gewebsstoffwechsels, aus der Einwirkung auf die Endstromgefäße und aus der Erregung des Gefäßnervengeflechtes als des terminalen Ausläufers des vegetativen Nervensystems ergeben.

Wir haben ferner zwischen der Zuführung des Blutes in *peripherer* Richtung, also *mit* der Blutströmung, und der Zuführung in *zentraler* Richtung, entgegen der Blutströmung, zu unterscheiden. Das erstgenannte Verfahren erscheint besonders geeignet, starke Gewebsreize auszulösen und kommt deshalb vor allem zur raschen Überwindung schwerer Schockzustände in Betracht, während bei der zentralwärtsgerichteten Blutübertragung die Aufgabe überwiegt, zentrale Organe — Herz, Gehirn — mit frischem sauerstoffreichem Blut zu versorgen und auf diese Weise zu „beleben“. Diese unterschiedliche Wirkung geht aus der historischen Entwicklung recht klar hervor. Es ist deshalb nicht ohne Reiz, hier auch die Vorläufer der i.a. Transfusion mitanzuführen.

1. Intraarterielle Blutübertragung in peripherer Richtung

C. Hueter, der sich als einer der ersten für die Verwendung von defibriniertem Aderlaßblut aussprach und an Stelle der in damaliger Zeit noch vorzugsweise ausgeführten Tierblutübertragungen die Benutzung menschlichen Blutes empfahl, war, soweit ich sehe, auch der erste, der vielfach die Arterie des (menschlichen) Empfängers als Transfusionsort wählte. Er benutzte dazu die Art. rad. oder dors. pedis, gelegentlich auch die Art. uln. und ließ das Blut *peripherwärts* in die freigelegte Schlagader einfließen. Durch die Passage des Kapillargebietes sollte das transfundierte Blut von allen Beimengungen, insbesondere von Fibringerinnseln, befreit und damit die Emboliegefahr herabgesetzt werden: auch eine plötzliche Blutüberfüllung des rechten Herzens würde dadurch mit Sicherheit vermieden. Er führt also in der Hauptsache mechanische Gesichtspunkte als Vorzüge an. Anzeigen erblickte er in hochgradiger Anämie, schweren Vergiftungen und drohendem Verbrennungstod. Auch bei frischen Erfrierungen dritten Grades wandte er die i.a. Transfusion bewußt als gezielte örtliche Behandlungsmaßnahme an. Auf diese Weise war es ihm möglich, das gewöhnlich eintretende Absterben des Gewebes zu verhüten, weil das zugeführte frische Blut das geschädigte aus den Kapillaren des Fußes verdrängt und in die Venen austreibt; die Gefäße werden dadurch wieder frei für den normalen Kreislauf und die absterbenden Gewebe durch die Frischblutzuführung unmittelbar „dem Leben wiedergegeben“.

Die behaupteten Vorteile suchte E. Küster von der indirekten auf die direkte Bluttransfusion zu übertragen, indem er die Arterie des Spenders mit der des Empfängers verband. Auf dem Chirurgenkongreß 1874 berichtete er über zwei ohne ernstere Schädigung bei Menschen von Arterie zu Arterie ausgeführte Blutübertragungen mit verhältnismäßig großen Blutmengen (250 und 215 ccm).

Erst in neuerer Zeit wurde der Gedanke der i.a. In- und Transfusion wieder aufgegriffen. Nachdem H. A. Davis, R. J. Jermstad u. R. M. Choisser 1937 i.a. Infusionen hypertonischer Salzlösungen zur Bekämpfung schwerer Schockzustände vorgenommen hatten, berichtete 1940 L. M. Kugelmeir über eine ganze Anzahl von Kranken, bei denen er Infusionen und Transfusionen in das arterielle Gefäßnetz in Strömungsrichtung ausgeführt hatte. Ich habe seine Erfahrungen S. 69 angeführt.

2. Intraarterielle Blutübertragung in zentraler Richtung

Der Vornahme i.a. Bluttransfusionen *entgegen* der Blutströmung liegt ein ähnlicher Gedankengang zugrunde, wie er C. Hueter für die Transfusion in der Strömungsrichtung bei Erfrierungen an den Gliedmaßen vorschwebte. Während sich H. von der Frischblutzuführung eine Wiederbelebung des absterbenden Gewebes der *Peripherie* versprach, soll das gleiche Ziel beim sterbenden Organismus dadurch erreicht werden, daß den lebenswichtigen *Zentralorganen* sauerstoffgesättigte Nährlösung oder Blut durch die Lebensadern zugeleitet wird. Wiederbelebungsversuche dieser Art haben demnach das Ziel, das Triebwerk des Herzens, den Rhythmus der Atmung und die Steuerungseinrichtungen der nervösen Zentren wieder in Gang zu setzen. Da die Atmung durch künstliche Beatmung der Lunge ohne Mühe stundenlang passiv in Bewegung gehalten werden kann, ohne einen entscheidenden Einfluß auf die Wiederbelebung des Herzens auszuüben, waren die Bemühungen vorzugsweise darauf gerichtet, die Herztätigkeit anzuregen und auch noch nach eingetretenem Herzstillstand durch Zuführung arteriellen Blutes oder sauerstoffgesättigten Aderlaßblutes *entgegen der Strömung* im Gefäßsystem wieder zu beleben. Infolge der großen Zähigkeit, mit der das Herz seine Fähigkeit zur rhythmischen Reizbildung und Reizleitung aufrecht erhält, gelang es in der Tat, ausgehend von den bekannten physiologischen Experimenten an überlebenden Tierherzen und anderen Organen, mehrfach, auch das isolierte menschliche Herz wieder zum Schlagen zu bringen (Langendorff u. a.). So konnte z. B. das einer in Hamburg hingerichteten Mörderin entnommene Herz viele Stunden lang schlagend erhalten und zur Prüfung von Herzmitteln verwendet werden.

Bereits 1908 berichtete O. Zeller über Tierversuche mit dem Ziel, durch i.a. Blutzuführung zum Herzen den *ganzen* Organismus nach klinisch feststehendem Tode wieder zu beleben.

Zeller konnte eine ganze Anzahl von Hunden, die durch Ausblutung oder Chloroformvergiftung getötet waren, auf diese Weise in das Leben zurückrufen. Er legte die Halsschlagader frei und ließ unter Druck eine sauerstoffreiche Nährflüssigkeit oder, was sich als wesentlich wirkungsvoller erwies, Blut herzwärts einfließen. Die arterielle Durchströmung erwies sich als ein fast sicheres Mittel, das Tierherz wieder zum Schlagen zu veranlassen. In glücklich ausgehenden Versuchen überdauerte der die Herztätigkeit anregende Erfolg die künstliche Speisung der Kranzgefäße; das Herz arbeitete anhaltend, sobald eine ausreichende Füllung des arteriellen Gefäßsystems erreicht war.

Das Ziel, welches sich C. Hueter mit der i.a. Blutübertragung für einen peripheren Strombahnabschnitt gesetzt und in günstigen Fällen auch erreicht hatte, konnte O. Zeller also für das zentrale Organ des Blutkreislaufes erreichen: die Wiederherstellung der Funktion. Allerdings erwies sich die Frist, innerhalb deren eine Wiederbelebung möglich ist, als auf wenige Minuten beschränkt. Nicht nur das Herz, sondern in weit höherem Maße das Gehirn, ist überaus empfindlich gegen die Absperrung der Sauerstoffzufuhr. Infolgedessen sind der Aussicht, den klinischen Tod durch künstliche Wiederingangsetzung der Herztätigkeit bei plötzlichem Kreislaufversagen zu überwinden, sehr enge zeitliche Grenzen gesetzt.

Die Beobachtungen O. Zellers wurden u. a. durch Tierversuche A. Winkelbauers bestätigt und ergänzt. Auch ihm gelang die Wiederbelebung von Hunden, die den Verblutungstod gestorben waren, durch Wiederherstellung der Herztätigkeit innerhalb der erlaubten Wartezeit von 5—6 Minuten. In 40 Versuchen hatte er 15mal Erfolg. Die Wiederbelebungsversuche waren immer dann erfolglos, wenn das vorher angefertigte EKG. keine Spuren von Herztätigkeit mehr anzeigte.

Die klinischen Zeichen des Todes fallen demnach nicht mit dem völligen Erlöschen der Herztätigkeit zusammen, und nur *vor* dem endgültigen Stillstand des Herzens ist eine Wiederbelebung durch i.a. Blutübertragung möglich.

Bemerkenswert ist ferner die Feststellung Winkelbauers, daß während der letzten „kritischen Minuten die Infusion in das arterielle System der in das venöse überlegen zu sein scheint“. Sie findet ihre Erklärung in der hochgradigen agonalen

Blutüberfüllung des venösen Systems. Eine Transfusion in das ohnehin überlastete Venensystem hat daher allenfalls nach einem großen Aderlaß einen Sinn, während Infusionen und Transfusionen in das arterielle Gefäßsystem geeignet sind, den Leerlauf des linken Herzens abzustellen. So ergaben auch alle Wiederbelebungsversuche dieser Art, einschließlich der am Menschen ausgeführten, daß allein die Wiederauffüllung des *arteriellen* Gefäßsystems mit frischem oder mit sauerstoffgesättigtem, reinfundiertem Aderlaßblut wirksam ist.

Der Frage, ob die Wiederingangsetzung der Herztätigkeit durch die herzwärts, also stromgegenläufige und deshalb eigentlich unphysiologisch ausgeführte i.a. Transfusion auch zur Wiederbelebung der am schnellsten endgültig versagenden Gehirnfunktionen ausreicht, ist C. Henschen zusammen mit R. Haas nachgegangen.

Beim asphyktischen Scheintod kohlensäurevergifteter Hunde wurden zwischen 100 und 700 ccm sauerstoffgesättigten, zumeist dem betreffenden Tier selbst entnommenen Blutes unter einem Druck von 200—250 mm Quecksilber *hirnwärts*, in einigen Versuchen auch *herzwärts* oder — unter Verwendung einer T-förmigen Kanüle — in beiden Richtungen in die Art. carot. comm. transfundiert. Innerhalb von 25 Sekunden nach Beginn der Blutübertragung kehrte der Puls zurück und auch die Atmung setzte wieder ein. Bei den meisten Hunden wurde der Versuch mit dem gleichen Ergebnis mehrmals in derselben Sitzung wiederholt. Dabei ergab sich kein wesentlicher Unterschied in der Wirksamkeit der hirn- *und* herzwärts oder nur hirnwärts ausgeführten Transfusion. C. Henschen empfahl deshalb für die „Transfusion der letztmöglichen Minute bei Frischtod durch Entblutungskollaps mit drohendem terminalen Leerlauf oder bereits eingetretenem Leerstillstand des Herzens“ die hirn- *und* herznahe arterielle Blutzuführung über die Halsschlagader.

Weitere erfolgreiche Tierversuche wurden von Birillo (1939), V. Negowski (1945) sowie von L. Binet u. Strumza (1947) veröffentlicht.

Wie O. Zeller und C. Henschen, so haben sich auch die meisten anderen Forscher für die i.a. Bluttransfusion aus dieser Anzeige der Halsschlagadern bedient. Es kann jedoch, allerdings unter Verzicht auf die hirnwärts gerichtete Blutzuführung, auch jede andere größere Körperschlagader benutzt werden. Herzberg, Kolomin u. a. wählten z. B. die Art. rad. und Nikitin wies nach, daß die herzwärts gerichtete Auffüllung des arteriellen Gefäßsystems von der Art. brach. aus ebenso rasch wie von der Art. carot. comm. her erfolgt.

Beim Menschen wurde das Verfahren der i.a. Blutübertragung bisher nur von sowjetischer Seite angewandt. Während des letzten Krieges gelang es russischen Ärzten in rund 50 Fällen von einfachem Kreislaufversagen die kurze Spanne zwischen klinischem und biologischem Tode erfolgreich auszunutzen und soeben Verstorbene wieder in das Leben zurückzurufen. Einige Male war der Wiederbelebungsversuch von anhaltendem Erfolg gekrönt.

Besonders eindrucksvoll ist der noch von O. Zeller selbst kommentierte Fall Negowskis, der einen am 3. 3. 1944 durch Oberschenkelschuß verwundeten Soldaten 3½ Minuten nach dem einwandfrei festgestellten klinischen Tode wieder beleben und am Leben erhalten konnte. In diesem Falle konnte auch die allmähliche Wiederkehr der Gehirnfunktion, u. a. die sehr langsam erfolgende Rückkehr des Sehvermögens, genau beobachtet werden. Negowski berichtet, daß er bei 10 derartigen Wiederbelebungsversuchen 5mal Erfolg hatte, der aber 4mal nur vorübergehender Art war.

Nikitin, der die Blutübertragung ebenso wie Negowski in die Speichenschlagader vornahm, hatte bei zwei Wiederbelebungsversuchen einmal Erfolg.

Damit haben sich die Erwartungen bestätigt, denen C. Henschen vor mehr als 15 Jahren am Schluß seiner Arbeit über die „Wiederbelebung des Gehirns“ mit folgenden Worten Ausdruck verlieh:

„Der Ausspruch E. v. Bergmanns, daß die Chirurgie am Sterbenden Halt machen müsse, hat eigentlich bis heute jeglichen Versuch einer Chirurgie der letzten Lebensminuten als Frevel vor der Majestät des Todes erscheinen lassen. Dieser Bannspruch verliert an Recht und Geltung, wenn wir die Wiederbelebungstechnik der feineren Erkenntnis der klinischen Physiologie des Scheintodes und der prämortalen Lebensspanne anpassen und durch Wiederankurbelung des Herz-Lungen-Hirntriebwerkes für einen dann wieder möglichen und sogar aussichtsvoll gewordenen chirurgischen Eingriff neuen, tragenden Boden gewinnen."

In diesem Sinne hat die herzwärts gerichtete i.a. Blutübertragung, unterbaut durch weitere umfangreiche experimentelle Untersuchungen, inzwischen *Eingang in die klinische Chirurgie* gefunden. Ihre Vornahme am Lebenden zur Bekämpfung schwerer Schockzustände und des lebensbedrohenden Blutungskollapses hat ihre volle Gleichberechtigung *neben* der i.v. Blutübertragung, der sie in vielen Fällen unzweifelhaft überlegen ist, erwiesen. Sie hat damit ihre eigenen, scharf umrissenen Anzeigegebiete gewonnen. Als das grundsätzlich Wesentliche hat sich dabei die zunächst unphysiologisch anmutende Blutzuführung entgegen dem arteriellen Blutstrom herausgestellt. Wenn daher heute von intraarterieller Blutübertragung die Rede ist, so ist damit stets eine *mit* dem Blutstrom mittels Überdruckes herzwärts gerichtete Blutzufuhr gemeint! Nur auf diese Weise ist es möglich, den lebenswichtigen Zentralorganen, insbesondere dem Herzmuskel, die infolge der stark verminderten Blutmenge und der verlangsamten Blutströmung in ihrer funktionellen Leistungsfähigkeit auf das Äußerste behindert sind, sauerstoffreiches Blut zuzuführen, ohne das Herz zusätzlich zu belasten, wie es bei der i v. Zuführung zwangsläufig der Fall ist. Das i.a. und unter Druck zugeführte Blut gelangt bei Benutzung peripherer Arterien vom Transfusionsort „retrograd" in die Aorta, erreicht die Aortenklappen und damit die Kranzgefäße. Dadurch erhält der Herzmuskel frisches Blut, bevor dem Herzen eine Mehrarbeit abverlangt wird. Bis das transfundierte Blut in die Hohlvene gelangt, ist das Myokard wieder sauerstoffversorgt und leistungsfähig. So gelingt es also, gleichsam mittels eines „zweiten Herzens außerhalb des Organismus" (J. Schneider), die Herztätigkeit ohne erneute Belastung zu kräftigen und aufrechtzuerhalten.

Dieser Zielsetzung entsprechend, wurde auch in den zahlreichen neuen Tierversuchen, die der klinischen Anwendung der i.a. Blutübertragung vorausgingen, die Versuchsanordnung nicht bis zur „Tötung" der Tiere, sondern nur bis zum Eintritt eines schwersten Blutungskollapses getrieben. So wurde den Versuchstieren, bei den Untersuchungen von Kohlstadt und Page, solange Blut entnommen, bis der systolische Blutdruck auf 50—70 mm Hg. abgesunken war; $^1/_2$—1 Stunde nach Eintritt des Kollapszustandes wurde die gesamte aufgefangene Blutmenge teils i.v., teils i. a. reinfundiert mit dem Ergebnis, daß 75% der i.v. und 100% der i.a. behandelten Tiere überlebten. In anderen Versuchen wurde nur die Hälfte des Aderlaßblutes zurückübertragen; 30% der i.v. und 75% der i.a. fundierten Tiere erholten sich wieder und blieben am Leben

Weitere Tierversuche von Robertson, Trincher und Dennis, von Porter, Sanders und Lockwood, von P. Maillet-Guy, R. Feit und H. Vignon u. a. bestätigten in jeder Beziehung die überlegene Wirkung der Blutübertragung in das arterielle System. Sie ist in der unmittelbaren Zuleitung des Blutes zu den linken Herzräumen, in der besseren Durchblutung der Kranzgefäße und des Gehirns, in der raschen Wiederherstellung des Gleichgewichtes zwischen der Füllung des venösen und des arteriellen Systems mit Besserung auch der peripheren Durchblutungsverhältnisse sowie in der schnellen Wiederauffüllung der Blutmenge begründet.

Wie P. G. Jones und Mitarbeiter weiter nachwiesen, wird bei dieser Übertragungsweise gleichzeitig die Durchblutung des Gehirns gebessert und die vorher unregelmäßige Atmung in kürzester Zeit zum normalen Rhythmus zurückgeführt. Sie stellten ferner fest, daß etwa 30 Sekunden nach Beginn der Transfusion die Urinausscheidung in den Nieren wieder einsetzt. Diese Beobachtung ist wesentlich, weil A. C. Corkoran und Mitarbeiter im Tierversuch feststellten, daß bei einem Blutdruckabfall unter 70 mm Hg systolisch die Harnabsonderung überhaupt aufhört.

Von besonderer Bedeutung für die klinische Verwertbarkeit der i.a. Blutübertragung erwies sich die Beobachtung, daß ihr stets ein sofortiger Anstieg des abgesunkenen Blutdruckes folgt. Der Wiederanstieg geht dabei viermal so rasch wie nach i.v. Blutzuführung vor sich und setzt schon bald nach Beginn der Transfusion ein, so daß er weniger auf die transfundierte Blutmenge oder die verbesserte Durchblutung des Herzens, als vielmehr auf Reizwirkungen zurückzuführen sein dürfte, die über zentral-nervöse Steuerungseinrichtungen ablaufen. Nach Bykow ist dieser Reiz bei Blutzuführung entgegen der Strömungsrichtung des Blutes besonders ausgesprochen.

Über die klinische Brauchbarkeit der i.a. Blutzuführung zur Schockbekämpfung beim Menschen liegt bereits eine größere Anzahl amerikanischer, sowjetischer, französischer, englischer und italienischer Arbeiten vor. Sie berichten über eindeutige Erfolge. Ich nenne nur Birillo, Page, Robertson, Trincher u. Dennis, Sablatini, Mallet-Guy u. Mitarbeiter, Porler u. Mitarbeiter sowie L. O. Kettler.

Letzterer hat die i.a. Blutübertragung wegen extremen Blutverlust, Schock und Darmintoxikation bei insgesamt 12 fast nicht mehr erholungsfahigen Kranken vorgenommen. Er verwandte dazu ein gewöhnliches Transfusionsgerat und übertrug 500 ccm Blut und 100 ccm 40%ige Traubenzuckerlösung mit Zusatz von 1 ccm 1%iger Adrenalinlösung.

Keiner der Autoren berichtet über Nachteile bei technisch einwandfreier Ausführung der Transfusion. Es wird lediglich davor gewarnt, Plasma oder einfache Blutersatzflüssigkeiten zu verwenden, weil danach Durchblutungsschäden an der zur Transfusion benutzten Gliedmaße beobachtet wurden.

Wie bereits erwähnt, muß die i.a. Blutübertragung *unter Druck* erfolgen, um den entsprechenden Strömungsdruck im Gefäßrohr zu überwinden. Die Angaben über die Höhe des anzuwendenden Transfusionsdruckes gehen auseinander. Während Page eine Druckhöhe von 20 mm Hg über den jeweils gemessenen systolischen Blutdruck empfiehlt, schlägt Robertson einen Überdruck von 50 mm Hg vor. L. O. Kettler führt die Überleitung bei Drucken zwischen 180 und 220 Hg durch. Diese Werte erscheinen jedoch unnötig hoch. Auch ist bei Einstellung der Druckhöhe auf den jeweiligen Blutdruck ständige Kontrolle erforderlich. Um dies zu vermeiden, rät Jones, den Transfusionsdruck auf 100 mm Hg fest einzustellen. Sein Vorschlag leuchtet am meisten ein, denn dieser Mitteldruck entspricht etwa der mittleren Blutdruckhöhe des gesunden Menschen. Erholt sich der Organismus nach der Transfusion und zeigt der Blutdruck wieder normale Werte, so kommt der Transfusionsdruck von selbst zum Stillstand.

Zur *Technik* ist zu sagen, daß die i.a. Blutübertragung mit einfachsten Mitteln durchgeführt werden kann. Ein Standgefäß oder auch eine einfache Flasche als Blutbehälter und ein Gebläse genügen vollkommen. J. Schneider empfiehlt die Merke-Transfusionsflasche. Um den Transfusionsdruck kontrollieren zu können, ist es notwendig, einen Manometer zwischen Gebläse und Flasche einzuschalten. Zu dieser Anordnung wurden verschiedene Verbesserungen angegeben, u. a. auch komplizierte Vorrichtungen, um das Passieren von Luftblasen zu verhüten. Erwähnenswert ist die von Sabbatini angegebene Apparatur, bei der statt des Gebläses eine Sauerstoffbombe verwendet wird, die es gestattet, den gasförmigen Sauerstoff unter Druck durch das Blutreservoir fließen zu lassen, wodurch die Übertragung maximal sauerstoffgesättigten Blutes gewährleistet wird.

Zur Übertragung sind sowohl Zitratblut wie Blutkonserven geeignet. Als Transfusionsort werden gewöhnlich Art. rad., tibial. post. oder dors. pedis nach Freilegung verwendet. Nach beendigter Übertragung müssen die Gefäße unterbunden werden, was sich jedoch nicht nachteilig für den Kranken auswirkt. Bei eröffneter Bauchhöhle wird in Aorta oder Art. subclavia transfundiert, aber auch die direkte Punktion der Aorta vom Rücken her ist möglich. In eiligen Fällen kann dadurch die Zeit für die Arterienfreilegung eingespart werden.

In der geschilderten Form hat sich die i.a. Bluttransfusion sowohl bei der Behandlung des schweren Blutungskollapses als auch zur Bekämpfung traumatisch oder toxisch bedingter Schockzustände bewährt. Eine besonders eindrucksvolle Anwendung hat das Verfahren in der operativen Chirurgie gefunden. Wenn während oder nach großen intrathorakalen Eingriffen eine lebensbedrohliche Blutung mit Absinken des Blutdruckes auf nicht mehr meßbare Werte eintritt und die i.v. Blutzufuhr sich als unzureichend erweist oder versagt, ist die i.a. Soforttransfusion das einzige Mittel, welches noch Erfolg verspricht. Diese Anzeige kann natürlich auch auf große Blutverluste bei anderen Eingriffen auf chirurgischen und gynäkologischem Gebiete ausgedehnt werden. In Deutschland hat P. Schostok aus der Gießener Chir. Klinik über die ersten klinischen Erfahrungen mit dieser Anwendungsweise berichtet. Bei bisher 7 Fällen wurde 5mal eine überzeugende, geradezu lebensrettende Wirkung der i.a. Blutzuführung beobachtet. Insbesondere konnte bei dem ersten in Deutschland erfolgreich operierten Fall von Isthmusstenose der Aorta (F. Bernhard) jedesmal, wenn der Blutdruck in bedrohlicher Weise absank, was insgesamt 3mal der Fall war, durch Blutübertragung unmittelbar in die Aorta das Gefahrenmoment prompt überwunden werden.

Mit ihrer Einführung in die operative Chirurgie hat sich also die von deutschen Chirurgen angeregte und durch zahlreiche experimentelle Untersuchungen zu einem praktisch brauchbaren Verfahren entwickelte Methode der Blutübertragung in das arterielle Gefäßsystem schließlich doch noch erfolgreich durchgesetzt.

Nachtrag zum Schrifttum

ALTHOFF, H., Die therapeutische Novocainanwendung in der inneren Medizin. Verlag Steinkopf, Dresden und Leipzig 1947.

BARTH, E., Über die Wirkung und die therapeutischen Erfolge mit Diäthylaminoäthanol (Dehydasal) bei peripheren Durchblutungsstörungen und artverwandten Leiden. Das Deutsche Gesundheitswesen **1950**, 1288.

BINET, L., und M. V. STRUMZA, Le probleme de la reanumation apres des hemorrhagies doudroyantes. La transfusion intraarterielle et intrajugulaire. Sem. Hop. Paris 1947, 2282.

BIRILLO, Transfusion intraarterielle. Khirurgiya **1939**, 1.

BERNHARD, E., „Praxis“ **1945**, 753.

BRANCHO-RIBEIRO, E., Penicilina por via arterial, An. paulist. de med. e. cir. **48**, 93—94 (1944).

BLOCK, W., Anasthesie als Therapie. D. Ges. Wes. **1949**, 49.

COSTE und HOCHFELD, Revue du Rhumatisme **12**, 144. 1945.

CHOFFEL, Bull. med. **61**, 169, 1947.

COHEN, S. M., Zufallige intraarterielle Injektion von Heilmitteln. The Lanzet **255**, 6524 (1948).

DOMAGK, G., Pathologische Anatomie und Chemotherapie der Infektionskrankheiten. Verlag Thieme, Stuttgart 1947.

DRIESEN, W., und W. RUMMEL, Der Einfluß vegetativ-nervoser Permeabilitätsänderungen auf die Sulfonamidverteilung. Deutsche med. Wschr. **1949**, 965.

DIX, G. M., Brit. med. Journ. **1948**, 4544.

DALLA VOLTA, A., Insulin bei Arteriitis der unteren Gliedmaßen. Arch. path. klin. Med. **27**, 5, 283 (1949).

EGGER, P., Verteilung der Sulfonamide in Organen. Verlag Schwabe, Basel 1946.

FIOLLE, J., und P. FIOLLE, Essais d'hematose artificielle et d'angeio therapie artérielle. Marseille méd. **16**. 597 (1914).

GLASSER, S. T., J. J. HERRLIN und B. POLLACK, Intra-arterial Injection of Penicillin for Infections of the Extremities. J. A. M. A. **128**, 796—802, 1945.

GASPERONI, G., Blutdruckschwankungen bei intraarterieller Anwendung verschiedener Substanzen. Giorn. chir. med. **1950**, 421.

HUET, P., und D. BARGETON, Sur quelques effets des injection intra-arterielle. Presse med. **44**, 677 (1936).

HENSCHEN, C., Schnellschutzende (tachyphylaktische) Voranasthesie und tachyphylaktische Veneninjektion. Der Chirurg **6**, H. 7, 255.

Ders., Wiederbelebung des Gehirns durch Transfusion oder durch Re-infusion sauerstoffgesattigten korpereigenen Aderlaßblutes in die Arteria carotis communis. Munch. med. Wschr. **1934**, 931.

HERBST, R., Wien. med. Wschr. **1946**, H. 14/15.

HADORN, W., Über Versuche mit intraart. Calciumtherapie, mit besonderer Berücksichtigung der arteriellen Durchblutungsstorungen. Schweiz. med. Wschr. **77**, 1947, Nr. 1/2.

KAPPERT, A., „Praxis“. Schweizer Rundschau fur Medizin **1927**, 421.

Ders., Helvet. med. Acta **15**, 25 (1948) und **16**, 78 (1949).

KETTLER, L. O., Zur Frage der arteriellen Bluttransfusion bei extremsten Blutverlust, Schock und Darmintoxikation. Russ. Grekow **1950**, 16. Ref. Zbl. Chir. **1951**, 910.

KOHLSTAEDT, K. G., und J. H. PAGE, Hemorrhagic Hypotension and Its Treatment by Intraarteriel and Intravenous Infusion of Blood. Arch. surg. **47**, 178 (1943).

KRUMMEL, W., Wien. med. Wschr. **1949**, 49.

LANDOIS, F., Die Transfusion des Blutes. Vogel, Leipzig 1875.

LINDER, P., Periphere Gefäßstörungen und ihre Behandlung. Therapiewoche.

MALAN und ENRIA, Terapia endoarteriosa. Verlag Minerva Medica S. A., Turin 1947.
MALLET-GUY, P., R. FEIT, M. RADEMAKER und H. VIGNON, La transfusion intraarterielle. Lyon Chirurgical **1949**, 539
MANDL, F., Wien. med. Wschr. **1949**, 309.
MÖRL, F., Intraarterielle Injektion. Med. Klinik **1951**, 386.
MÜHLBERGHUBER, K., Wien. med. Wschr. **1949**, 543.

NEGOWSKI, V., Etats agoniques et mort clinique. Problemes de reanimation. Am. Rev. Sov. Med. **2**, 303 (1945).

OUDOT, J., Perfusions artérielles vaso-dilatatrices au cours des oedemes chirurgicaux (Arterielle Perfusion bei chirurgischen Ödemen zwecks Vasodilatation). Presse méd. **72**, 834 (1948).

PAGE, I. H., Treatment of Shock by Intra-arterial Infusion. Bull. U. S. Army M. Dept. **7**, 366 (1947).
PÉCHER, Presse méd. **55**, 252 (1947).
PLISAN, Die intraarterielle Arzneimittel-Applikation als therapeutische und prophylaktische Methode. Chirurg. Mitteilungen Grekov (Russ.) **68**, I (1948).
PORTER, M. R., B. K. SANDERS und J. S. LOOKWOOD, The Factor of Rate of Transfusion with Partikular Reference to the Intra-arterial Route. Ann.-surg. **128**, 865 (1948).

RATSCHOW, M., Grundlagen zur Therapie der peripheren Durchblutungsstörungen. Das Deutsche Gesundheitswesen **1950**, 1533.
Ders., Genese und Therapie der Angioneuropathien. Med. Kongreß, Berlin Nov. 1949.
RITTER, U., Zur Grundlage der intravenösen Novocainbehandlung. Das Deutsche Gesundheitswesen **1949**, 813.
ROBERTSON, R. L., L.-H. TRINCHER und E. W. DENNIS, Intra-arterial Transfusion. Surg. Gyn. Obst. **87**, 694 (1948).
ROTHLIN, E., Arch. f. exp. Path. **144**, 197 (1929).
ROMER, K. H., Die Brachialgie. Das Gesundheitswesen **1950**, 1168.

SABBATINI, C., La transfusione endoarteriosa di sangue ossigenato nelle squasso emorragico. Giornale italiano di Chirurgia **6**, 137 (1950).
SANTOS, R. dos, Arterial Injections with Stasis in the Therapie of Infections. Surgery **5**, 436 (1939).
SCHMITT, W., Zur Wirkungsweise von Sympathikuseingriffen, unter besonderer Berücksichtigung der Novocainblockade. D. med. Wschr. **1949**, Nr. 46, 1392—1394.
SCHNEIDER, J., Die intraarterielle Transfusion — eine neue Aufgabe. „Praxia" **1951**, Nr. 8.
SCHOSTOK, P., Das intratracheale Narkoseverfahren mit Berücksichtigung seiner Durchführbarkeit. D. med. Wschr. **1950**, 345 und 67. Tagung der D. Gesellsch. f. Chir. in Frankfurt a. M. **1950**.
SHAFFER, J. O., Intra-Arterial Penicillin in the Surgical Treatment of Infections of the extremities. Surgery (Am) **21**, 692 (1947) und Brit. Med. J. **45**: 8, 1940 (1947).
SINGER, R., Wien. klin. Wschr. **1947**, 514 und **1949**, 798.
Ders., Neue Erfahrungen mit intraarteriell anwendbaren Heilmitteln bei peripheren arteriellen Durchblutungsstörungen. Wien. med. Wschr. **1950**, 469.
Ders. und ECKELBERG, Wien. med. Wschr. **1949**, 238 u. 262.
SPOHN, K., Zur Verwendung des Heparinoids Thrombocid in der Therapie thrombo-embolischer Zustände. Med. Welt **1950**, 1713.
STEINDL, H., Wien. med. Wschr. **1949**, 530.

WEISSENBACH und FAULONG, Revue du Rhumatisme **13**, 5, 1946.
WENGEN, H. C. à, Zur Frage der peripheren Gefäßdurchlassigkeit in der Chirurgie. Schweiz. med. Wschr. **1947**, 763.
WENZL, O., Die Beschickung der Organe mit Antibiotika durch intraarterielle Injektion. Zbl. Chir. **1951**, 1083.
WIGGERS, C. J., Myokardial Depression in Shock. Ann. Heart. J. **33**, 633 (1947).

ZELLER, O., Wiederbelebung bei klinischem Tod. Med. Klinik **1948**, 470.
ZEMAN, W., und H. FINKE, Erfahrungen mit Hydergin bei der Behandlung arteriosklerotisch bedingter Durchblutungsstörungen. D. med. Wschr. **1951**, 1207.
ZUCKSCHWERDT, L., Periphere Durchblutungsstörungen. Med. Welt **1950**, 907.

FSC
www.fsc.org
MIX
Papier | Fördert gute Waldnutzung
FSC® C083411

Zeitfracht Medien GmbH
Ferdinand-Jühlke-Straße 7
99095 Erfurt, Deutschland
produktsicherheit@kolibri360.de